# 药品注册申报实务

主　编　万仁甫
副主编　丁　静　万里晗　俞双燕　熊　瑾
编　者　（以姓氏笔画为序）
丁　静（浙江医药高等专科学校）
万仁甫（浙江医药高等专科学校）
万里晗（江西科技师范大学）
王克荣（北京卫生职业学院）
王琳琳（合肥医工医药股份有限公司）
朱瑞娜［开封制药（集团）有限公司］
刘从镖（上海健康医学院）
许冰莹（中肽生化有限公司）
许其浩（浙江医药高等专科学校）
吴振宇（浙江医药高等专科学校）
邹继华（美康生物科技股份有限公司）
宋　明（浙江医药高等专科学校）
周　静（浙江医药高等专科学校）
赵　静（浙江医药高等专科学校）
俞双燕（江西中医药大学）
熊　瑾（浙江医药高等专科学校）
潘　琪（浙江医药高等专科学校）

中国健康传媒集团
中国医药科技出版社

## 内容提要

本书参考医药行业对药品注册专员这一岗位的专业技能要求，按照《国务院关于改革药品医疗器械审评审批制度的意见》《药品注册管理办法》及其附件等法规、规章、制度的合规性要求编写而成。内容涵盖药品研发与注册管理立法、药品注册分类与药品命名、药品临床前研究、药品临床研究、药品注册电子申报表填写、药品注册资料整理、药品注册检验与现场核查、药品技术审评、药品技术转让、医疗机构制剂注册、药品国际注册、药品注册改革等内容，有较强的实用性和针对性。

本书主要供全国高职高专院校药学类专业（药品质量与安全、食品药品监督管理、药学、中药学、药品生产技术、药品经营与管理、药品服务与管理等专业）教学使用，也可供药品研发注册人员参考或医药行业培训使用。

## 图书在版编目（CIP）数据

药品注册申报实务 / 万仁甫主编.—北京：中国医药科技出版社，2019.10（2024.11重印）
ISBN 978-7-5214-1371-7

Ⅰ.①药…　Ⅱ.①万…　Ⅲ.①新药—注册—中国—高等职业教育—教材　Ⅳ.①R951

中国版本图书馆 CIP 数据核字（2019）第 220594 号

美术编辑　陈君杞
版式设计　友全图文

出版　**中国健康传媒集团** | 中国医药科技出版社
地址　北京市海淀区文慧园北路甲 22 号
邮编　100082
电话　发行：010-62227427　邮购：010-62236938
网址　www.cmstp.com
规格　787×1092mm $\frac{1}{16}$
印张　23 $\frac{1}{4}$
字数　432 千字
版次　2019 年 10 月第 1 版
印次　2024 年 11 月第 3 次印刷
印刷　北京印刷集团有限责任公司
经销　全国各地新华书店
书号　ISBN 978-7-5214-1371-7
定价　**55.00 元**

获取新书信息、投稿、为图书纠错，请扫码联系我们。

# 前言
QIAN YAN

"十三五"期间大健康产业政策如《"健康中国2030"规划纲要》《中国制造2025》《"十三五"国家药品安全规划》《中医药发展战略规划纲要（2016—2030年）》《"十三五"国家战略性新兴产业发展规划》《国务院关于改革药品医疗器械审评审批制度的意见》《国务院办公厅关于开展仿制药质量和疗效一致性评价的意见》《国务院办公厅关于印发药品上市许可持有人制度试点方案的通知》《中华人民共和国疫苗管理法》《中华人民共和国药品管理法》（第二次修订案）等陆续出台，迫切需要更多的医药人力资源的保障。药品是特殊商品，与人民的生命安全息息相关，需要高素质人才把控药品的质量，医药行业对药品质量与安全人才有较大的需求。

药物从研究开始到上市销售是一项高技术、高风险、高投入和长周期的复杂系统工程，主要研究与开发工作包括化合物研究、临床前研究、临床试验申请与默示许可、临床研究、药品注册申请与受理、立卷审查、技术审评与审批、药品技术转让以及上市后持续研究。20世纪90年代以来，大型跨国制药企业加速了全球化战略，在全球市场扩张，不断投资海外研发机构并将其纳入到全球研发体系中。同时我国药品管理法规的不断完善以及"四个最严"的落实，更凸显了药品的研发及注册申报过程合规管理的重要性。随着我国药品研发CRO行业进入了成长期，需要大量药品研发、注册方面的专业人员。

本课程是顺应药品研发注册人才需求的大趋势，针对药品质量与安全专业（药事管理方向）开设的一门新的专业课。开设目的是通过本课程的教学，促进学生了解、熟悉药品注册申报活动相关法律法规、规章制度的要求，能够合规、有序、规范地从事药品注册申报工作，为最终取得药品注册批件打好基础。

教材的编写意图主要是为了方便教学，更好地使课程标准落到课堂教学中，使教师按照统一的教学内容开展教学，提升教学效果；使药品质量与安全专业（药事管理）、药学等相关专业的学生能正确理解药品注册管理与法规的要求，培养能够正确、规范、科学地填写药品注册申报表，合规有序地整理药品注册申报资料等工作任务的能力，为今后从事临床研究协调员、药品注册专员、药品研发与注册项目经理等专业工作和继续深入学习打下基础。

本教材是开展课程教学的需要，也是课程建设、专业建设长期努力的成果。教材的编写根据药品生产企业、药品研发机构药品研发与注册工作任务所需要的职业能力要求、职业素养要求，力求实现与岗位实际的对接，充分体现工学结合和本课程的特色。

本教材围绕药品注册申报这一岗位的工作任务设计教学章节，力求体现理论知识与实践知识匹配，充分考虑医药行业对药品注册专员这一岗位的专业技能要求，提升学生药品注册申报能力，促进学生全面可持续发展的人才培养目标进行内容的选择与取舍。具体来说，教材的编写围绕合规、有序、规范填报药品注册申报表格、整理申报资料的专业能力培养而展开，按照《药品注册管理办法》及其附件等行政规章、制度的合规性要求，编写整理包括药品研发与注册管理立法、药品注册分类与药品命名、药品临床前研究、药品临床研究、药品注册电子申报表填写、药品注册资料整理、药品技术审评、药品技术转让、药品注册检验与现场核查、医疗机构制剂注册、药品国际注册、药品注册改革等内容。

由于编者水平有限，药品注册法律法规、规章制度不断更新，书中难免有疏漏之处，欢迎广大读者批评指正（通讯电子邮箱 renfuw@163.com），使教材不断完善，真正成为药品生产及研发企业药品研发人员、法务人员、注册专员的入门读本，药品上市许可持有人及普通读者的参考资料，药学院校师生的学习教材。

编　者
2019 年 8 月

# 目录

# 绪　论

在《药品注册管理办法》中，药品注册的定义是"国家药品监督管理部门根据药品注册申请人的申请，依照法定程序，对拟上市销售药品的安全性、有效性、质量可控性等进行审查，并决定是否同意其申请的审批过程"。药品注册申请包括新药申请、仿制药申请、进口药品申请、补充申请和再注册申请。药品注册具有政策性强、技术要求高、涉及领域广的特点，是药品研究开发、生产、流通、使用全过程的源头，更是药品安全性的源头。总之，药品注册管理是国家依法对新药、进口药品、仿制药进行的审评审批和上市许可管理，是依法管药的第一环节，是保证药品安全、有效的关键措施，是药品监督管理的重要部分。药品注册管理的目的是通过加强对药物从研究开发到上市成为药品的研制过程的监督管理，保证药品的试验资料真实、完整、准确、规范、可追溯，规范药品注册申报、审评行为，保证药品安全有效、质量可控。

药品是特殊商品，其质量关乎民众身体健康和生命安全。药品质量源于质量设计和生产，加强药品研制环节的质量控制与管理，严格审评审批，贯彻落实《药品注册管理办法》的各项要求，是强化药品注册全过程质量控制、保证药品质量安全有效、质量可控的基础。2007版《药品注册管理办法》第十条规定："办理药品注册申请事务的人员应当具有相应的专业知识，熟悉药品注册的法律、法规和技术要求。"《药品注册管理办法》的修订征求意见稿中更具体地提出："申请人应当确定药品注册专员负责办理药物研制及药品上市许可申请相关事务，并给予其充分授权。申请人指定、变更药品注册专员应当及时向药品监督管理部门备案。"按照国家药品技术审评和行政审批部门的工作机制要求，通常"只与药品注册申请人指定的委托人（药品注册专员）对话"。由于药品注册申报工作具有较强的专业性、政策性和时效性，药品注册申请的审评审批效率和质量与药品注册专员存在较为密切的关系。

据此，药品注册专员通常指经药品注册申请人授权办理药品注册申请事务的人员。药品注册专员应当具有相应的专业知识，熟悉药品注册的法律、法规及技术要求，掌握申报品种的具体信息；有能力组织实施申报资料真实性、完整性和规范性审查。

药品研发、注册申报工作是药事管理的一项重要内容，是药学类专业大学生应该掌握或者熟悉的重要知识和基本能力。药品注册专员不能仅满足于机械地为企业注册报送材料，更应积极拓展发展空间，发挥专业价值，对企业的品种实施一系列有序地申报和管理，全面考虑企业品种的结构情况、研发方向、专利保护、注册标准的提高、工艺改进、品种的再注册再评价等问题；协调不同项目、不同部门之间，申报注册与技术复核之间，临床研究与上报考评之间的关系；从药理、技术、社交、合规管理等多个层面整合药品研发立项、注册申报、生产投放市场的全过程。随着我国新药、仿制药的立项难度和投资的大幅度提高，注册工作的重要性愈加彰显，药品注册专员作为熟悉药事法规、行业资讯的专业人员，将更多地参与企业产品立项的决策工作。因此，优秀的药品注册人才将成为企业不可多得的人才而受到欢迎。

## 一、药品注册专员的职责

药品注册专员的工作单位涉及药品研究、生产、使用单位，其业务单位涉及省局药品受理中心、省局药品注册处、地方药检院所、国家局受理中心、国家药品审评中心、中国食品药品检定研究院、国家药典委、国家局药品注册管理司等单位或部门。因此。对药品注册专员的能力要求相对其他岗位较高：①熟知药品注册法律法规、技术指导原则、审评要求；②按照法规要求整理注册资料并跟踪审评进度；③参与药品临床前研究、药理毒理、临床试验、商标专利、市场销售等方面事务；④熟悉新药的研发和审评流程，具备良好的沟通协调能力，能高速有效地与工作人员沟通药品注册相关事宜。高层级的药品注册专员还应该成为公司领导的参谋，对企业新药立项进行战略性思考，提供新药立项的可行性分析；专业视野不止局限于任职所在的公司的研发品种，还应关注国际研发最新动向及先进研发手段。

其主要工作职责具体如下。

（一）参与市单位药品注册策略的制定

药品注册专员应当对药品研发、生产环节提供药品注册管理法规、技术指导原则等的指导，参与本单位药品注册策略的制定，对上市品种实行有序管理。

（二）审核报送药品注册资料，保证注册材料符合申报要求

基于业务精通、熟知药规的前提，药品注册专员承担本企业药品注册组织工作，负责对申报资料进行审核把关，有权决定该项申请能否上报。药品注册专员应按照程序及时申报，并配合药监部门办理相关手续；跟踪药品注册进度，使注册申请得以顺利批准。对于需要补充资料的注册申请，要在规定时限内完成补报；对于获准注册的申请，及时领取相关批件。

（三）掌握药品注册信息，维护企业利益

药品注册专员应通过多种途径，掌握药品注册政策和注册品种的最新动态，及时获取药品注册进展信息，避免因政策变化或滞后注册给企业造成损失。同时，对不公正的注册结果，应及时提出行政复议或提起行政诉讼，维护企业的合法利益。

（四）承担药品注册管理法规的宣导任务

药品注册管理法规是指从事药物研制和临床前研究、药物临床试验、药品生产、上市许可、药品注册检验、现场核查与检查、药品技术转让等监督管理的指法律、法规、规章及规范性文件。药品注册专员与药监部门接触最多，熟知药品注册管理法规。因

此，药品注册专员应承担药品注册管理法规的宣传和咨询任务，为企业领导和各业务部门提供药规信息，替企业决策做好参谋，同时对违法违规行为应及时指出。

（五）对产品研发提出参考建议

我国药品正逐步参与国际市场的竞争，药品注册专员在充分了解国际人用药注册技术协调会议（ICH）文件的基础上，应针对企业自身情况，尽快将ICH的规定结合到企业的产品研究开发、生产中去。在产品研发之初，药品注册专员应尽责使方案尽可能接近国际标准。

（六）设计合适的药品知识产权保护方案

创新药的知识产权保护方案涉及制药企业的核心竞争力。药品注册专员应审慎研究产品和竞品的注册进展及技术的领先程度，进行综合分析，设计出适宜的企业产品专利保护方案，从而使企业产品的市场占有期和专利保护期能够完美结合。同时应当注意的是，药品注册专员对接触了解到的企业技术秘密和商业秘密，应当做到保守秘密。

## 二、药品注册专员在药物研发过程中的重要作用

（一）药品立项的论证

药品研发立项与药品注册申报工作是所有药品生产投资和研究开发工作的浓缩点，一旦注册未获批准，没有取得药品注册批件，则投资失败。随着药品注册要求与国际接轨，新药强调原创、仿制药强调质量与疗效与参比制剂的一致性，这些都对药品注册专员提出了更高要求。注册资料综述资料项目中的第3号资料"立题目的与依据"要求药品注册专员应当能够基于对所申报药物的自身特点，临床应用的效益／风险，国内外有关该类药物研发、上市销售、生产使用情况以及知识产权等情况进行综合分析。

因此，药品注册专员应了解拟开发药品的概况，对其来源、知识产权与专利检索、行政保护、国内外同类品种研发情况、注册申请审评情况和市场情况都应熟悉；其次是新药开发技术分析，对其先进性、成熟性、复杂性及在本企业的可行性进行评估分析；再次是临床与市场评估，对新开发品种的临床表现与需求及该品种市场情况的SWOT分析，最后形成开发新药立项报告及建议。这样才能较好地就药品注册资料综述资料项目中的第3号资料"立题目的与依据"的内容发表自己专业的见解。

药品注册专员除了在研发源头开展项目论证的评估分析，更重要的是在药品生产、流通、使用过程中对药品的市场需求、质量、安全风险信息的反馈与处理，即通过对该药品和同类品种或竞品在市场上的情况进行评估决策，发现新的更好的开发项目，为下次产品的立项论证做好准备，也为企业趋新求精创制新药和减少低水平重复做出贡献，同时主动跟踪反馈药品安全信息，确保用药安全。

### （二）药品注册资料的整理

药品注册资料中综述资料、药学研究资料、药理毒理研究资料和临床研究资料四部分资料涉及了拟开发药物的所有信息，覆盖新药研发过程中每一个环节，也体现了药物研究的整体性和全面性。药品注册专员应确保资料的完整、规范、真实可靠，前后一致，除了根据相关标准、技术指导原则、指南进行审核把关外，更需要对药品研发流程中各环节的及时掌握与沟通协调，这就要求药品注册专员在职能部门间、项目间起到沟通桥梁作用，以提高药物研发的质量与效率。

### （三）注册审评的跟踪与沟通

药品注册申请人与药品审评机构的沟通交流，如在药物研发的特定阶段就重大决策、关键技术等问题进行讨论，在此基础上形成继续推进研究、中止研究、暂停研究等决策建议，对企业开展的药物研发具有重要意义。药品注册专员必须在药品注册资料报送后，随时与国家药品监督管理局药品审评中心（国家药品审评中心，CDE）、国家药品监督管理局（NMPA）药品注册管理司、国家药品监督管理局食品药品审核查验中心（国家药品核查中心）、省药品监督管理局、省药品检验院所等注册管理人员保持良好的联系与沟通，对其中核查、检查与审评过程中相关事宜的追踪与回复十分重要，直至审评程序结束获得NMPA批件。

### （四）国际市场开拓的先行者

药品国际认证与注册是我国医药产业融入国际药品供应链的门槛。不管是原料药还是制剂，走出国门的首要之事就是通过该国的注册，通过其认证。药品注册专员应当熟悉国际市场新药研究和药品注册相关法律法规要求，进行分析与比较，根据国际公认的标准，结合目标市场的具体要求，使本企业产品可以快速进入国际市场。

## 三、药品注册专员职业发展前景

药品注册具有政策性强的特点，而且药物研发过程又具有整体性和全面性的特点。药品注册专员应保持终身学习的状态，提高自身的药品注册法务管理能力、合规审核能力，努力使自己具备丰富深厚的专业知识、圆润通达的沟通技巧，在药品注册这个门槛低、要求高、挑战大的岗位上争取宽广的成长空间。尤其是我国加入ICH后国际注册成为必然，以及国内CTD格式的推行都预示着国内注册与国际注册的差异逐渐减少，推动药品进入国际市场，对药品注册专员的要求势必会再高一层，同时成长空间也更宽广。

药品注册专员需加强职业道德建设。由于药品的特殊性，药学从业人员都应具备良好的职业道德。为保证药品注册合法、有序、规范、高效的开展，药品注册专员应审核并确保药品注册资料的真实性、准确性、完整性和可追溯性。只有良好的职业道德和专业能力，才能更好地胜任这一职责。

## 四、药品注册专员业务能力提升

一个高层次的药品注册专员，需要有广博的见闻、丰富的资源以及深厚的专业底蕴；需要具备快速全面的信息搜集能力，迅速高效的归纳整合能力以及准确的分析判断能力；需要精晓国内外药品注册的相关法律和技术要求，能在法规限定的空间中趋利避害。

（一）药品注册专员的职业生涯

入门阶段：从基础做起，复印装订资料，然后来回于各有关部门和机构。通过学习，逐渐加深对药品注册管理法规的理解。

初级阶段：熟悉和掌握药品注册程序和要求；知道新药监测期、数据保护、行政保护、专利保护的意义；能够从法律角度分析一个药品是否可以注册申报，按几类申报，需要哪些证明性文件和申报资料；哪些要提供试验资料，哪些可以用文献替代；哪些可以免临床试验，哪些必须做生物等效性试验；能够写一些文献资料和综述资料。

中级阶段：已积累相当的资源，擅于查询文献，能够高效快速地搜集到所需信息，并作出分析判断；会从研发和生产的角度思考问题，懂试验操作；熟悉医药行业市场，能初步估计产品的市场前景。能以科研的眼光去理解法规和技术要求，指导研发，对申报资料给予技术把关。透过法规条款，看到的是其技术内核；透过审评原则，能评价该品种的试验、生产难度和风险；能把握审评原则和技术要求，检查出实验设计中的技术问题；能非常敏感地发现申报资料中的技术错误（例如，加强破坏试验做得是否合理，图谱分离度、基线、拖尾及设置量程等是否符合要求等），可看出有无方法学设计错误（例如，正交试验设计是否合理、有无设计空白，药理试验的动物模型是否合理、与功能主治或适应证是否一致，毒理的指标和脏器是否符合要求，统计学是否合理等），对试验结果和结论有判断能力（例如，结构确认的解谱是否正确，工艺收率或制剂处方是否合理等）。

高级阶段：会高屋建瓴地思考问题，能直指研发的命脉；谙熟国内外药品注册的法规，懂得规避法律法规风险；深谙专利申请的书写，擅于研究世界范围的专利药物，密切跟踪全球新药动态，发掘me-too、抢仿、抢注的机会；放眼国内外，致力于投资策划，着力于新药立项（真正的新药，而不是所谓的改剂型）；熟悉药品研发、申报、生产、销售的全过程，人脉深厚。

（二）药品注册能力的提升

提升药品注册能力的途径主要如下。

**1. 密切关注国内外药品监管部门等网站**　保持时常浏览国家药监局网站和国家药品审评中心网站、国家局受理中心公布的受理要求和文本样板，养成每日跟踪学习国家药品审评中心的电子刊物和指导原则的良好习惯；定期浏览国外/境外政府网站，尤其是美国FDA官网、欧洲药品质量管理局（EDQM）网站；经常关注国内外权威学术期刊搜索网站（如常用的 HighWire 和 Medline）、药学专业常用网址及一些医药行业协会（如国际药用辅料协会等）的网站。初学者国内常用网址如绪表-1。

绪表-1　国内药品监管部门常用网站

| 常用网站名称 | 网址 |
| --- | --- |
| 国家市场监督管理总局 | www.samr.saic.gov.cn |
| 国家药品监督管理局 | www.nmpa.gov.cn |
| 药品审评中心 | www.cde.org.cn |
| 中国食品药品检定研究院 | www.nifdc.org.cn |
| 食品药品审核查验中心 | www.cfdi.org.cn |
| 国家药典委员会 | www.chp.org.cn |
| 国家知识产权局 | www.sipo.gov.cn |
| 国家卫生健康委员会 | www.nhc.gov.cn |
| 国家中医药管理局 | www.satcm.gov.cn |
| 药品评价中心（不良反应监测中心） | www.cdr-adr.org.cn |

**2. 掌握技术要求**　首先，指导原则是一定要深入学习的，它是技术审评的基本尺度。已公布的指导原则可在国家药品审评中心网站下载。其次，是电子刊物，其中有很多审评思路，必须高度重视，时刻学习。此外，还有一些历史沿革的问题需要注意。有了新的技术要求和指导原则后，原来的旧版本就废止了，这是药品注册管理法规的时效性特点所决定的。这就要求我们随时把握最新的动向，一切以最新的《指导原则》为准，同时参考 CDE 尚在修订/征求意见的《指导原则》以及《电子刊物》，并跟踪最新的法规政策，才能做出正确的判断。做立项分析时，每一个环节都要有依据，对于《药品注册管理办法》《指导原则》和《电子刊物》等要达到熟练的程度，每一个观点都有法规和技术要求作为佐证。再次，ICH 的系列《药品注册的国际技术要求》，分为质量、安全性和临床的三部分要求，可以参考借鉴。

**3. 熟悉药品标准**　经常查阅并熟悉各版本《中国药典》及与之配套的中药 TLC 图谱集、红外光谱集、色谱集等等。对局颁标准、部颁标准、地标升国标、地方标准、转正标准等，亦当有所了解。

国外药典，如美国药典（USP）、欧洲药典（EP）、英国药典（BP）以及日本药局方（JP）在线查阅途径应当熟知并可查阅。有些药用辅料，若无药监部门颁布的标准，可到中国标准服务网检索查阅国标或行业标准。

**4. 了解行业网站**　国内的标准出处，可用药品标准来源查询。对毒性数据的查阅，可到中科院化学物质毒性数据库或到哥伦比亚环境研究中心、美国疾控中心职业安全健康国家研究所、MSDS、HighWire、Medline、elsevier、TOXNET 等网站查询。

药品专利的查询，可到中国专利信息网、世界知识产权组织、美国专利商标局、欧洲专利局网站查询，也可用 IPDL 或 Searching PAJ 查找。

化学物质的分子式、IR、NMR、MS 图谱等信息，可到 NIST Chemistry WebBook 网站查找。

**5. 能写市场分析报告**　市场分析报告对药品研发立项决策有一定的帮助。国外的市场分析报告，尤其是证券分析人员撰写的行业分析报告，具有很大利用和参考价值，因为它涵盖技术、市场、专利、竞争力、产品优劣、疗效、毒副作用、性价比、开发周期、风险、未来趋势等，且出处和依据明确，比较专业，参考价值较高。美国数百家生物医药上市公司的年报、季报、招股书、行业分析、风险投资商的项目介绍，以及投资论坛的许多资料，是药品注册专员研究和收集的资料来源，对于英文好的专业人员，容易检索到。

立项工作的前提之一是估算成本。品种研发注册成本高低是决定立项的关键，时间成本的长短也是重要的影响因素。时间越长，相应的研发人力成本越高，而且越占用流动资金，甚至延误商机，可以说时间就是金钱！攻克产品开发中遇到的技术难题的成本是多少？产品的推广费用是多少？市场成本收益分析对分析药品研发注册项目的立项可行性非常重要，有助于企业药品研发注册工作的良性发展。

而要搞清楚产品的市场前景，无疑需要把握相关的政策动向、法规法条、技术难度和要求、市场容量、竞争环境等情况，简而言之就是"药技""药规""市场"三大因素。

"药技"因素是相对恒定的"常数"，较易把握（作为立项者，只要能评估出技术难度所需的大致费用和时间即可）；而"市场"因素则瞬息万变，且人为因素、不可知因素太多，理论分析半天，往往最后还是要凭直觉和魄力来决断。

但"药规"因素不同，它介于"技术"和"市场"之间，既相对稳定，却又时时变化；既年年调整，却又有脉络可循；既受外力干扰，却又能加以把握——它是灵活多变的，但是，只要努力，却又是可以分析和把握的。更重要的是，药品注册管理法规对立项投资的影响是直接而显著的。

比如：药品注册管理法规规定了要做多少研究，指明了哪些情况下可以免除部分研究，规定了研究的技术要求，研究要达到什么程度，限制了某些品种的申报，规定了监测期，等等，均关乎资金投入的多寡与研发注册成功概率大小。政策的调整和变化，对政策的预见和把握，也就等于把握了产品的前途。可以说，药规是立项的基础。

因而，一个优秀的药品注册专员是需要具备药品注册管理法规与药学专业基础知识，并经过长期的岗位经验积累才能锻炼出来的。具有专业判断能力的药品注册人才对药品研发立项、注册成功与否有着至关重要的价值。

☞**相关链接**

### 药品注册经理招聘信息

**职位描述**

1. 协助上级承担公司的新药立项和研发工作。

2. 负责公司国内外药品注册工作。

3. 协助上级设计合作方案，合作谈判及合作协议签署工作。

4. 协助公司生产、质量管理部门做好新产品生产、转移生产以及相关文件的编制工作。

5. 承担公司具体专利事务，同时兼顾处理相关法务问题工作。

6. 协助上级做好公司产品进入市场的相关工作。

**岗位条件**

1. 药学相关或药事管理专业，本科及以上学历。

2. 大型企业药品注册管理工作3到5年以上工作经验。

3. 了解FDA、NMPA及产品注册等相关法律法规。

4. 能熟练运用办公电脑软件。

5. 具有良好的沟通能力，组织能力和领导能力。

6. 具有良好的语言能力和文字表达能力。

## 练习题

**一、单项选择题**

1. 作为药品注册专员，要搞清楚产品的市场前景所需把握的三大因素是"药技""药规"和（　　）

    A. 政策           B. 风险           C. 未来趋势         D. 市场

2. 药品注册的特点是（　　）

    A. 政策性强、技术要求高、市场广阔

    B. 政策性强、技术要求高、涉及领域广

    C. 时效性强、技术要求高、涉及领域广

    D. 政策性强、法律要求高、涉及领域广

3. 药品注册专员的职业生涯的高级阶段要求不包括（　　）

    A. 深谙专利申请的书写或破坏，擅于研究世界范围的专利药

    B. 放眼国内外，致力于投资策划，着力于新药立项

    C. 会从研发和生产的角度思考问题，懂试验操作

    D. 熟悉药品研发、申报、生产、销售的一条龙全过程，人脉深厚

4. 提升药品注册能力的途径不包括（　　）

    A. 密切关注国内外药品监管部门等网站

    B. 掌握技术要求

    C. 进行药品临床试验

    D. 能写市场分析报告

5. "熟悉和掌握药品注册程序和要求；知道新药监测期、数据保护、行政保护、专利保护的意义；能够从法律角度分析一个药品是否可以注册申报，按几类申报，需要哪

些证明性文件和申报资料；哪些要提供试验资料，哪些可以用文献替代……"以上要求属于药品注册专员职业阶段的（　　）

    A.初级阶段　　　　　B.中级阶段　　　　　C.高级阶段　　　　　D.都不是

6. 药品注册资料的整理过程中，体现了药物研究的整体性和全面性的资料信息包括（　　）

    A.综述资料、市场研究资料、药理毒理研究资料和临床研究资料四部分资料

    B.市场资料、药学研究资料、药理毒理研究资料和临床研究资料四部分资料

    C.市场资料、政策研究资料、药理毒理研究资料和临床研究资料四部分资料

    D.综述资料、药学研究资料、药理毒理研究资料和临床研究资料四部分资料

7. 在创新药的药品注册过程中最重要的是（　　）

    A.国家政策与法律法规的支持

    B.设计合适的药品知识产权保护方案

    C.保守技术秘密

    D.分析市场环境

## 二、多项选择题

8. 药品注册申请包括（　　）

    A.新药申请　　　　　B.仿制药申请　　　　　C.进口药品申请

    D.补充申请　　　　　E.再注册申请

9. 一个优秀的药品注册专员需要具备的能力包括（　　）

    A.熟知药品注册法律法规按照法规要求

    B.能整理注册资料并跟踪审评进度

    C.参与药品临床前研究、药理毒理等方面事务

    D.熟悉新药的研发和审评流程

    E.具备良好的沟通协调能力

10. 药品注册专员需加强职业道德建设，为保证药品注册合法、有序、规范、高效的开展，药品注册专员应审核并确保药品注册资料的（　　）

    A真实性　　　　　B.准确性　　　　　C.完整性

    D.规范性　　　　　E.可追溯性

## 三、问答题

11.何谓药品注册专员？药品注册专员的主要工作职责是什么？

12.药品注册专员在药物研发过程中的重要作用是什么？

# 第一章  药物研发与注册管理立法

没有哪种物质本来就是药品，只有在人们决定用它来作为预防、治疗和诊断疾病时，有目的地调节生理机能时才能称为药品。在人类历史上，通常采用经验主义办法，优胜劣汰来筛选药物，许多曾经被作为防治疾病的物质，只有真正是有效安全的，才会被保留下来。20世纪化学药物大量出现后，传统的经验主义办法不能够适应新药研发的要求，实验科学的方法开始用于筛选和评价药物。同时，传统上由医生、药师、医药学家或生产厂商自定某种物质是否可以作为药用的情况，也逐渐被政府审批注册制度所取代。

20世纪以来，人用药品注册管理办法日趋完善，并呈现国际化趋势。药品注册管理也成为各国药品监督管理的重要组成部分。

## 第一节  药物研究开发的意义及特点

当今科学研究从物质科学正向生命科学聚集，生命科学正走向人类知识体系的中心，生命科学带给医药领域、制药产业完全不同于过去经济社会发展模式的变革，引导着技术进步发展态势与路径的剧变。药学界应抓住科技革命和产业变革的新机遇，改革制度，把药物创新发展变成制药产业的发展新路径，新产品、新技术、新业态不断涌现，增强制药产业实力，为民众用药提供更多的选择，更好的保障。

### 一、药物研发的分类

药物的研究开发（Research and Development，R&D）是药学科学研究的重点，其类型通常可分为以下几类。

1. 新原料药研发  创新药是药物研发的重点，是世界制药企业竞争占领国际药品市场的关键，包括新化学实体、新分子实体、新活性实体的研究开发。其来源主要为合成新药、天然药物的单一有效成分、采用重组等新技术制得的生物技术药品。

2. 已知化合物用作药物的研发。

3. 模仿性新药的研发，主要是对已经上市的药物进行结构改造，开发出me-too化合物，进行市场竞争。

4. 延伸性新药研发，如已上市药物新的用途、新的剂型、新的用法用量等方面的进一步研究开发。

5. 新的复方制剂研发。

6. 新的中药研发，包括新的药用部位、新的有效部位、中药人工制成品等的研究开发。

7. 新工艺、新材料（新原辅包材料）的研发　药物研究开发主要涉及各类型新药开发，又常称为新药研究开发。新药代表着制药工业的科研和生产技术水平，新药的发展直接影响着防病治病的质量和进程。一种有效的好的新药诞生，不仅标志着国家制药工业的发展水平，而且能从根本上改变某种疾病的治疗状况。如：1935年磺胺药的问世，大大提高了化学治疗水平；1940年青霉素的应用，改变了细菌严重感染疾病的治疗进程；1944年以后，链霉素、对氨基水杨酸、异烟肼的相继发现，开始了结核病治疗的新时期；消毒药、麻醉药的发现，改变了外科手术的整体面貌等等，这一切都和新药密切相关。可以说，新药是人们防病治病、康复保健药品中最具活力的部分，是企业求得生存和发展的必备条件。因此，新药的研究开发十分重要，世界各国制药企业都在花费大量的人力、物力、财力，积极争相研究开发新药。

## 二、新药研究开发的特点

新药的研究开发涉及人才、技术、市场、资金、管理、政策、环境等诸多因素，是一项多学科相互合作、相互交叉的技术密集性工程，是高投入、高技术、高难度、周期长、风险大的系统工程，期间的人体试验还必须严格遵守人体医学研究的伦理原则和相关的法律法规。

1. **风险大、周期长**　现在要创制一个具有独特疗效、不良反应小的药物很困难，风险大，周期长。早期新药的研究开发大多是基于经验、机遇和运气，虽然靠这种传统的方法发现了大量的治疗药物，但它的不可预见性和盲目性以及人、财、物的巨大浪费问题愈来愈突出。加之发现新药的成功率越来越低，要从大量的化合物中才能筛选出一个药物：20世纪50年代400~500：1，20世纪60年代5000：1，20世纪80年代8000~10000：1；制药公司成功研发一个新药平均耗费10~15年的时间。

2. **高技术、高投入、高收益**　在美国，每天有超过7万名科学家在新药研发公司的实验室里辛勤劳作。为了研制出能够令人类战胜疾病保持健康的新药，他们不惜花费长达数十年的时间与精力。长期以来，这些科学家从事着科学发现最前沿的工作，并使美国新药研发科技水平处于世界领先地位。美国制药工业是拥有最多科学家的行业之一，整个行业的兴衰成败在很大程度上依赖于这些学者在研究领域的突破能力，从构想一种新的治疗手段到实验性产品最终获得FDA批准，制药公司平均耗费8亿美元的资金。但同时新药研究开发也是一项利润极高、经济效益和社会效益最明显的事业。一旦新药研究开发成功，除了给人们的防病治病、生命延续带来新的生机和活力，同时也将给企业带来相当可观的经济效益，促进药学事业的不断进步和发展。

3. **合规管理日显重要**　药物研究开发应当慎守科研道德，药学科研道德是药学科研活动中人与人之间、科研人员（包括注册申报、技术审评、审批人员）与社会之间应遵循的行为准则和规范。它是保证药物研究开发有益人类健康的重要支柱。实践证明，药物研究开发的成果是关系人的生老病死的物质，也是可能给研发人员带来名誉和金钱的商品。假如一切向钱看，金钱万能，个人名利至上，弄虚作假，伪造数据，骗取新药证书、药品批准文号，除个人走上犯罪道路之外，所造成的后果也是非常严重的。另外，药品注册管理是行政主体作出的权力高度集中的行政行为，如果不能严以律己，贪污受贿，在审批工作中弄虚作假，所造成的后果将更加严重。在药物研究开发中，坚持和维护药学道德秩序，是研究开发能否取得成功的基本保证。

20世纪以来，美国最先通过药品注册立法，制定和完善药品注册法律法规和技术标准，实施了GLP实验室认证制度。严格的药品注册制度，提高了新药质量，为美国争夺国际药品市场提供了有力保证。20世纪60年代以后，医药经济发达国家也纷纷制定了自己的药品注册管理办法和技术标准，并取得了良好的效果，欧美国家采用药品注册的法规和技术标准，几乎垄断了国际药品市场，增强了他们的品牌效应。我国自1985年实施新药审批办法以来，药品质量也有显著提高，但是一些技术指标、质量保证体系方面差距明显，目前我国药物制剂还很难达到国际药品市场的法规和技术要求，我国新药研发水平有待提高。

## 第二节　药物研发的现状

新药的研究开发是药业界乃至全社会关注的焦点。由于受到技术水平低下、投资风险意识淡漠、政策对高新技术保护不足等等因素影响，造成我国一直在走以仿制为主的药品研发之路。建国以来，我国发展新药的口号是以仿为主、仿创结合。绝大多数中国药企选择商业风险较小的仿制药进行注册、生产上市，尽管中国是全球第二大医药消费市场，目前我国12万个化学药批准文号中，95%以上为仿制药，真正由我国自己创制的全新结构的药物较少。

中国的医药创新排名也很不理想。2016年发布的《构建可持续发展的中国医药创新生态系统》显示，美国医药创新贡献占全球一半左右，稳居老大地位；第二梯队是日、英、德等国，创新贡献约在5%~10%；中国被归为第三梯队，创新贡献约为4%。

国内新药自主研发匮乏。1996~2001年我国批准的化学药品3870个，其中一类新药104个。如果把一类化学药品作为创新药物，则创新药物仅占2.69%，而仿制药物占97.31%。自2001年至2016年，我国共批准上市一类化学药13个、生物药16个。不但数量有限，而且这些创新药的国际化程度很低，基本没有在国外上市。

据原国家食品药品监督管理总局统计，在2001年至2016年期间，发达国家有433种创新药上市，只有100多种在中国上市。

# 第三节 药物研究开发的趋势

创新药物的研究与开发是一项复杂的系统工程，它涉及化学合成、药物设计、制药工艺学、药理学、毒理学、药代动力学、药剂学、临床医学等多个学科，要经过药物设计、药理筛选、药理评价、临床研究、质量控制、药品注册、生产上市等多个步骤的工作。

21世纪药物研究开发必须完成由仿制向创制的战略转移。21世纪是质量的世纪，药物更安全、更有效的要求需要我们有更高的研究开发水平和质量，要求我们的研究规范化能与国际标准相一致。

## 一、药物研究开发的重点

根据医药发展的实际，在21世纪10~20年内中国新药研究开发的重点应该是心脑血管药物、老年人用药、手性对映体药物、生物技术药物和天然药物。

**1. 心脑血管药物的研究** 以高血压、冠心病和脑猝死为代表的心脑血管病是危害人类健康的严重疾病，在世界上研究治疗心脑血管疾病的药物一直为人们所重视，过去的20多年有了很大的发展，占有极重要的位置。心脑血管药物品种在世界17大类药物中一直名列前茅，在世界医药市场上，心脑血管药物名列首位。随着我国经济的发展，人民生活水平的提高，人口的老龄化，对心脑血管药物的需求将会增加，因此，应结合我国国情积极研究开发新的心脑血管药物。

**2. 老年人用药的研究** 老龄化是我国面临的现实问题，值得我国药学研究人员重视。老年人由于衰老过程的发展，其生理功能、内分泌功能的变化是其对药物需求不同于一般人的基础，要根据老年人的生理变化研制开发适合老年人使用的新药。

**3. 手性对映体药物的研究** 近十几年来，手性对映体药物的研究开发引起了人们的极大兴趣，已成为医药工业研究的新领域。促使其发展的原因有：①手性合成、手性拆分分离技术的进展，对大多数手性药物可廉价地获得；②对映体药物与消旋体相比具有疗效优、副作用小、安全性大的特点，对发挥药物的临床疗效有益；③许多发达国家对手性药物的研究开发有了法规，如美国、英国、瑞士、瑞典等国都有手性药物方面的管理办法，有利于手性对映体药物的研究开发。

**4. 生物技术药物的研究** 现代生物技术的发展为新药的研究开发提供了基础，在今后的一二十年中从生物技术途径制备药物仍是热门，其中遗传工程技术、细胞工程技术、微生物发酵技术用于新药研究在国外已获得较大进展，我国有待于研究开发。

**5. 天然药物的研究** 随着全球从中药中研究开发新药热点的兴起，以及我国中药走向世界面临的困境，中药的研究、开发和发展面临新的挑战。中药是我国的国宝，它是我国劳动人民几千年与疾病作斗争的产物，也为我们研究开发新药提供了重要途径。从天然药物开发新药已成为世界医药学研究的热点之一。全世界中草药及其制剂的销售量每年以10%的速度增长。中国中药在国际传统药物市场中面临严重的挑战。

## 二、药物研究开发的途径

世界上新药研究开发的途径归纳起来主要有以下五种。

**1.创制新颖的化学结构模型**　在最新的医学理论的指导下，根据现代新药设计的原理，应用构效关系、分析方法和计算机辅助药物设计合成一批新的化合物，从中筛选具有预期活性的先导化合物，然后进行结构最优化修饰，最后找出并开发成为一个突破性新的化学结构药物。

**2.生物技术药品的研究开发**　应用基因重组、细胞融合、细胞培养技术，生产在人体内仅仅微量存在，但具有高度活性的内源性物质作为治疗药物。

**3.天然药物的研究开发**　从天然产物中提取有效成分，或将有效成分进行结构修饰，最终成为药物。

**4.靶向药物的研究开发**　定向设计各种靶向分子，如：阿霉素脂质体等。

**5.模仿性（Me-too）新药的研究开发**　在不侵犯既有专利的情况下，对新出现的、很成功的突破性新药或者其他途径（包括Me-too）研究开发出来的新药进行分子改造，寻找作用机制相同或相似，并在治疗上具有某些特点的新药。所谓新药的模仿性创新（Me-too）是指利用已知药物的作用机理和构效关系的研究成果，在分析已知药物的化学结构基础上，设计合成该药物的衍生物、结构类似物和结构相关化合物，并通过系统的药理学研究，以产生新药为目的的一种新药研究与开发方式，且所产生的新药与已知药物相比，具有活性高或活性相似等特点。

## 三、药物研究开发的思考与建议

**1.加大新药研究经费的投入，缓解我国新药研究开发经费严重不足的现状**　提高新药研究开发投资强度，改善经费管理是新药研究开发迅速发展的重要环节。我国虽然设立了新药研究基金、自然科学基金和"863""973"计划等项目，但总的资金投入数量与发达国家相比小得多，总投入和每个新药的研制费用都不及美国的1/1000。因此，国家应逐步增加新药研究开发经费的投入。

**2.完善体制，逐步使大中型企业转移到以创新研究为基础的轨道上来**　制药企业特别是大型制药企业是医药创新的主要力量之一，是研究开发的新药成果形成商品生产和产生社会效益即转化为生产力的主要基地。就未来发展而言，制药企业搞新药研究开发大有作为，应该是新药研究开发的主力军，发挥主导作用。国际上，大型制药公司一般是拿出销售额的15%用于新药开发，开发一个新药大约耗资8~10亿美元或更多，而我国现阶段的研究单位或企业都很难独立完成创新药物研究开发的全过程。对此，国家应从立法角度，促使企业尽快转轨变型，下决心走创新之路，使制药企业成为新药技术研究开发的主体。

**3.大力加强我国新药基地建设**　化合物活性筛选是创新药物研究的起点和具有决定意义的阶段，但这方面是薄弱环节。发现具有生物活性的先导化合物是全部研究工作的基础。在创新药物的研制过程中，大量合成的有机化合物和分离得到的天然产物有效成分，在有效的药理模型上进行随机筛选，从而发现具有进一步开发价值的化合物，称之为先导化合物（lead compounds）。多年来，我国医药工业一直以仿制国外产品为主，新药筛选基础薄弱、技术落后，缺乏立足国内自主筛选新药的组织与机构。筛选工作的落后状况已成为制约我国新药研究的"瓶颈"。

# 第四节　药品注册管理立法

## 一、药品注册管理立法的意义

在新药的研究开发过程中，如何保证新药的质量是核心问题。20世纪初在漫长的医药发展历史上，人们付出了十分痛苦的代价。回顾历史上严重的药害事件（表1-1），药学科研人员、注册人员、技术审评人员在新药研制与审评过程中必须引以为戒。因此，新药研究开发与注册进行严格立法管理有十分重大的意义。

**表1-1　全球重大的药害事件**

| 序号 | 时间 | 国家 | 药品名称 | 用途 | 引起的疾病及后果 |
|---|---|---|---|---|---|
| 1 | 1922~1934 | 欧洲、美国 | 氨基比林 Aminopyrine | 退热 | 粒细胞缺乏症。美国死亡1981人；欧洲死亡200余人 |
| 2 | 1935~1937 | 美国 | 二硝基酚 Dinifrophenol | 减肥 | 白内障，骨髓抑制，死亡177人 |
| 3 | 1937~1938 | 美国 | 磺胺酏剂 Elixir Sulfanlamide | 消炎 | 尿毒症，肾衰竭，中毒358人，死亡107人 |
| 4 | 1900~1940 | 欧洲、美国 | 蛋白银 Argento protienum | 尿道杀菌 | 银质沉淀，死亡100人以上 |
| 5 | 1939~1948 | 英威尔士 | 甘汞 Calomel | 泻剂、驱虫 | 肢端疼痛病，儿童死亡585人 |
| 6 | 1939~1950 | 美国 | 黄体酮 Progesterone | 先兆流产 | 女婴外生殖器男性化600余人 |
| 7 | 1953~ | 欧洲、美国 | 非那西丁 Phenacetin | 止痛退热 | 肾损害，肾衰竭2000余人 |
| 8 | 1954~1950 | 法国 | 二碘二乙基锡 Stalinon | 疮肿，葡萄球菌感染 | 神经毒，视力失明，中毒性脑炎，中毒270人 |
| 9 | 1959~1962 | 美国 | 三苯乙醇 Triparanol | 降低胆固醇 | 白内障，乳房增大，阳痿、脱发1000余人 |

| 序号 | 时间 | 国家 | 药品名称 | 用途 | 引起的疾病及后果 |
|---|---|---|---|---|---|
| 10 | 1950~1962 | 欧洲 | 反应停 Thalidomide | 安眠，妊娠呕吐 | 畸胎，多发性神经炎12000人 |
| 11 | 1960~1966 | 澳大利亚、英国 | 异丙基肾上腺素气雾剂 A Erosol IsoprenliniIIel | 哮喘 | 心律失常，心动过速，死亡3500人 |
| 12 | 1965~1972 | 日本 | 氯碘奎 Vioform | 肠道感染 | SMON症7865人，死亡近1/20 |
| 13 | 1966~1972 | 美国 | 己烯雌酚 Diethylstilbastrol | 先兆流产 | 少女阴道腺癌300余例 |
| 14 | 1970~1979 | 英国 | 心得宁 Practolol | 心律失常 | 耳-皮肤-黏膜综合征 |

除上述药害事件外，西方国家还发生过多起药害事件。其根本原因是新药研制工作不严格，没有确证其安全性，便在临床应用于人体，以至使人群受到毒害，甚至致人死亡；同时也因未确证其有效性，使大量无效药物充斥市场，虽没有什么毒副反应，却因无治疗作用而延误病情。因而迫使世界各国政府制定或修订完善药品管理法律法规，加强对新药审批的立法管理，确保人群使用安全有效的药品。

## 二、药品注册管理立法的发展过程

世界各国的新药管理都在实践中走过了一条迂回曲折的道路。20世纪前，各国有关药品管理的法律法规多侧重于对假药、劣药和毒药的管理。20世纪初，大量化学药品问世后，新药品种大大增加，但对新药的管理多为事后管理。随着药害事件的监管与立法，从药品源头进行立法监控得到了许多国家的重视。

**1. 药品注册管理立法过程** 药品研发注册管理的发展大体经历了三个阶段。

（1）20世纪上半叶美国立法新药应提交安全性资料 随着磺胺、青霉素先后问世，世界各国出现了研究开发化学治疗药物的热潮，但是各国的药品管理立法还很薄弱，这段时期出现了许多药害事件。例如，20世纪20年代，广泛使用含砷化合物治疗梅毒，导致许多人死亡，氯仿用于分娩时许多产妇死亡，2,4-二硝基酚用于减肥出现了白内障和目盲等。1937年美国发生了磺胺酏剂事件，造成107人死亡，原因是所用辅料为有毒的工业用二甘醇。由于当时尚无明确的法律依据规定处罚，只有依据"掺假和贴假标签"的法条对药厂处以罚款。美国国会1938年修订《食品药品化妆品法》，着重提出了新药申请上市要有充分的科学数据证明新药安全性。但由于该法只强调药品应安全无毒，没有强调有效，后来又导致一大批疗效不确切的药品充斥市场。而其他国家尚未注意新药管理，药害事件仍层出不穷，20世纪50年代初，法国上市有机锡的胶囊制剂（Stalinon），短时间内有千余人服用，造成217人中毒，102人死亡，事故发现主要是中枢神经毒性。

（2）20世纪60年代药品注册纳入法制化管理 1956年上市的反应停（沙利度胺），

因动物实验口服给药时测不到致死量，人服用过量也不致昏迷，因而被认为是安全的镇静安眠药，可不经医生处方直接在药店销售，还与镇痛、镇咳、退热药等配制成复方，以各种商品名出现在市场上。1960年，欧洲开始发现畸形婴儿的出生率明显上升，有四肢畸形、腭裂、盲儿、聋儿和内脏畸形。反应停造成1万多名畸形儿。日本1962年9月禁用反应停，1962~1963年还继续多生出549名畸胎儿。1961年，澳大利亚亚克布雷德医生发现，自己治疗的三名海豹样肢体畸形患儿的母亲在怀孕期间均服用过反应停。美国自1938年修改法律，强调上市新药安全性要求，对一些药厂多次申请生产经营该药，均以"该药作用，人与动物有差异；该药能引起末梢神经炎的副作用；妊娠期安全性资料缺乏等理由"不予受理。所以，美国没有受到反应停的危害。反应停事件震惊世界，促使许多国家重新修订了药品法律法规。美国1962年修订的《食品药品化妆品法》，重点提出新药申请上，除需要证明是安全之外，还必须证明有效性，并对审批作出了详细规定。日本、英国也随之对新药管理作出详细规定。1979年美国国会通过并公布《药物非临床安全性试验研究规范》，对新药临床试验前安全性研究作出了更严格的全面质量管理规定。

反应停事件后，许多国家修订和制定药品管理法律，将新药注册管理列入法律条文，并制定有关新药注册的单行法律法规。有关新药注册的法律法规内容主要有以下方面：对新药进行定义，明确药品注册范围；明确注册集中于中央卫生行政管理部门的专门机构负责审批注册；规定申请和审批程序，对申请进行临床试验要求进行审批，申请注册新药上市的审批以及上市后的监测；规定申请者必须提交的研究资料；制定各项实验研究指南，开始推行药物非临床安全性试验质量管理规范，临床试验质量管理规范；规定已在国外上市而未曾在本国上市的进口药品，按新药对待。各国新药审批注册法规内容大体一致，但在具体的技术指标上有差别，最严格的是美国。

1906年美国国会颁布的《食品药品法》，对新药质量只是采取事后把关检验。1938年发生了磺胺酏剂事件后，同年美国国会于1938年通过了《食品药品化妆品法》的修正案，明确规定新药上市前必须有充分的材料证明其安全性。20世纪60年代初西欧国家发生的反应停事件，美国基本上未受到影响。尽管如此，美国仍于1962年又修订了《食品药品化妆品法》，要求新药在保证其安全性的同时要确证其有效性，明确规定了新药临床评价原则，以及新药（包括首次在美国上市的进口药品）的审批手续和项目。1979年美国国会通过了新药研制中要符合《非临床安全性实验研究规范》（GLP）的规定，研究新药的实验室若未经FDA认证，其实验研究结果不予承认。1980年美国国会再次通过了《食品药品化妆品法》的修正案，更加明确了新药申请所需的资料和审批程序。在加强对新药研制立法的同时，FDA对新药的审批管理更加完善和严格。美国新药研制的一套法制化管理办法对各国影响较大。

（3）新药审评工作规范化发展 人用药品注册技术规范的国际协调会（International Conference on Harmonization of Technical Requirements for Registration of Pharmaceuticals for

Human Use，ICH），于1991年由欧共体、日本和美国三方六个单位成立，每两年开一次会。ICH的任务是：为药品管理部门和制药公司对药品注册技术要求有分歧时，提供一个建设性对话场所；在保证安全的前提下，合理的修订新的技术要求和研究开发程序，以节省人力、动物和资源；对新的主要注册技术规程和要求的解释及应用，创造切实可行的途径，使药品监督管理部门和制药公司达成共识；ICH资料向世界公布，供各国药监部门参考。由于ICH参加国的制药工业占世界80%，新药R&D经费占世界90%，并集中了一批国际上有经验的审评和研究开发专家，ICH制定的指导原则，已被越来越多的国家和企业采用，ICH对规范新药研究开发行为，保证新药安全有效，发挥了积极作用。

新药的经济学研究，开始列入注册规定范围。由于新药研究的投入、周期、风险日益增加，上市新药价格越来越贵，老百姓和医疗保险机构很难承受，甚至一切价格昂贵的新药药效还不如已上市的药品，为此，澳大利亚、加拿大等国将药物经济学研究列为新药申报必须提交的资料，其他国家许多制药公司也开始把药物经济学研究作为申报开发市场的重要基础。

**2. 我国药品注册管理立法过程**　我国的新药研制管理经历了曲折的发展历程，正逐步从分散管理到集中统一管理，从粗放式行政规定过渡到科学化、法制化管理。建国以来先后制定了一系列管理规定、办法等，自1985年7月实施《药品管理法》以来，国家更加重视对新药的管理，在对新药完善法律法规管理的同时，也制定了新药研究的技术标准。尤其是1998年国家药品监督管理局成立和2001年《药品管理法》的修订，更加强化了对药品的监督管理，取消了药品的地方标准，集中统一了新药的审批程序，并逐步纳入与国际接轨的法制化管理轨道。

我国的新药审批与管理制度，是在多年药政管理的工作实践中不断总结经验，并借鉴国外先进的管理方式，结合我国国情，逐步发展完善的。

（1）初始阶段　建国后至20世纪70年代　1962年原卫生部、化工部联合发出《有关药品新产品管理暂行办法》，是我国首次发布的对药品新产品进行审批管理的法规。1978年，国务院批准试行的《药政管理条例》明确规定，新药研制成功后，科研、生产单位应向省、市自治区卫生厅（局）报送新药的相关资料及样品，未经卫生行政部门同意不得安排临床使用。1979年，卫生部与国家医药管理总局共同制订颁发了《新药管理办法》，该办法对新药的定义、新药的分类、新药审批的有关资料及临床手续等均做了详细规定。

（2）形成阶段　20世纪70年代至90年代　1984年9月20日，第六届全国人民代表大会常务委员会第七次会议通过《中华人民共和国药品管理法》，该法的颁布使我国的药品管理有了严格意义上的法律保障。根据该法规定，新药审批注册权限统一归国家卫生行政部门所有，申请注册新药必须严格按规定报送全部有关资料和样品，经省、直辖市、自治区以上卫生行政部门审评批准后，方可进行临床试验与验证。取得结果后，经专家审评委员会审评并由国务院卫生行政部门（卫生部）批准，发给批准文号，方可生产、经营和使用。此后,《药品管理法实施条例》等一系列与药品注册相关的法规、规章相继出台,使得我国药品注册管理制度日趋形成。1985年7月1日,原卫生部颁布实施了《新药审批办法》和《新生物制品审批办法》。1987年对其中有关中药问题作了补充规定和说明,1988年对审批管理补充了若干规定,1992年对中药部分作了修订和补充规定。

此外,1986年在原中国药品生物制品检验所内成立了药品审评办公室,成为了第一个正式的药品技术审评机构,也就是现在国家药品监督管理局药品审评中心的前身,该机构的诞生标志着我国的药品技术审评工作开始逐步走上规范化、科学化的道路。1989年原卫生部发布《药品评审工作程序》,明确了药品评审工作的流程,使我国药品审批工作更加规范化、标准化。然而,当时采用的多次申报、二级审评的审评机制,由于缺乏具体的职责分工,审评尺度不一,反而助长了地方保护主义,最终损害了消费者的根本利益。1995年《新药审批办法》重新修订,结束了地方审批新药的历史,我国的新药审批开始采用法律手段进行统一管理,药品审评办公室更名为药品审评中心。

(3)发展阶段 原国家药品监督管理局成立至新的《药品管理法》颁布 1998年原国家药品监督管理局的成立,药品审评中心成为原国家药品监督管理局的直属事业单位,不仅重整了组织结构,还梳理了有关药品注册的法规和规章。1999年5月1日再次修订《新药审批办法》,并尽量与国际技术指导原则接轨,为我国加入WTO做了准备工作。此时,国家局的药品注册管理开始有了对新药研制原始记录的核查工作,并于1999年发布了《关于新药研制记录的暂行规定》,提出了新药研制记录的基本要求。

2001年2月28日,第九届全国人民代表大会常务委员会第二十次会议修订通过《药品管理法》,并于12月1日起实施,该法建立了药品集中审批制度,各类药品的上市许可及药品的包装、标签、说明书、质量标准、生产工艺等都由国家药监局审批,目的是统一审批标准和规范、提升药品的质量。该法还要求药品审评引入国际技术审评规则、竞争规则,引导企业新药的研究开发更具国际水平,为调整我国医药产业结构起到了积极的推动作用。

(4)逐步完善阶段 2002年《药品注册管理办法》试行发布至今 2002年10月30日,国家药品监督管理局发布《药品注册管理办法(试行)》,于2002年12月1日起施行。该试行办法包括了原《新药审批办法》《新生物制品审批办法》《仿制药品审批办法》《新药保护与技术转让规定》《进口药品管理办法》等内容。该试行办法是在修改后的《药品管理法》及其《实施条例》基础上制订的,变更了药品注册的分类、调整了药品注册中的知识产权保护政策、强化了药品注册申请人的地位和责任、缩短了药品注册审批时限。该试行办法既参考了国外药品注册的方法和WTO的基本原则,也结合我国的实际国情,在一定程度上促进了药品注册工作的发展,标志着我国药品注册管理工作进入了逐步完善时期。

2004年7月1日我国开始施行《中华人民共和国行政许可法》,由于《药品注册管理办法（试行）》是在《行政许可法》颁布之前制订的，导致有部分内容不完全符合该法的要求，如申请的受理、审批的时限、批准证明文件的送达等等。

另外，针对药品注册管理出现的新情况、新问题，国家局陆续发布了一些规范性文件，有必要将这些文件纳入试行办法中。因此，原国家食品药品监督管理局对《药品注册管理办法》（试行）进行了修订，并于2005年5月1日开始施行。修订后的《药品注册管理办法》进一步明确了国家和省级的两级分管职责，除进口药品注册申请外，均由省局受理和初审，并要完成现场核查、原始资料审查等工作。同时，为规范药品注册申请形式审查和现场核查工作，国家局依据该办法制订了《药品注册形式审查一般要求》（试行）和《药品注册现场核查及抽样程序与要求》（试行），使得药品注册工作更加规范、药品注册法规更有实际操作性。《药品注册管理办法》自施行以来，在保证药品安全有效、质量可控和规范药品注册行为方面发挥了十分重要的作用。

2006年4月，原国家食品药品监管局行政受理服务中心成立之前，受理工作分散在不同相关业务司室办理，受理、审批、制证、送达等由各业务司室自行办理，自由裁量权较大，缺乏相互制约，影响工作效率，透明度也较低。比如，一个申请递交后，是否受理、审批进展程度等，行政相对人很难知道，也不清楚问题可能出在哪个环节，常常要为一个申请多次往返于相关司室。国家药品监管局行政受理服务中心成立之后，行政审批工作初步实现"一个窗口受理，一次性告知、一条龙服务、一次性收费，限时办结"，体现了集中、透明、高效、便民的原则。这是国家局深化行政审批制度改革，推进政府职能转变和管理创新的又一有力举措。

近年来，新药注册申请急剧增加，但真正意义上的新药很少，大多是将原药物简单改剂型、增加中药制剂中的可有可无成分，甚至随意增减药味、夸大药效进行资料造假。为了保障人们用药安全、净化药品市场、打击和规范药品注册申报过程中的随意和造假行为，原SFDA药品注册司于2007年7月又重新修订《药品注册管理办法》，对新药概念进行了严格的界定，严格控制仿制改剂型药物的审批，自2007年10月1日起施行。根据2007年修订的《药品注册管理办法》，原SFDA于2008~2009年颁布实施了《中药注册管理补充规定》《新药注册特殊审批管理规定》《药品注册现场核查管理规定》等配套文件。

2013~2016年原CFDA三次公布《征求<药品注册管理办法>修正案/修改草案/修订稿》，向社会公开征求意见，但均未出台正式修订文件。

2015年《国务院关于改革药品医疗器械审评审批制度的意见》颁布实施，强调提高药品审批标准。将药品分为新药和仿制药。新药由原有的法定范围"未曾在中国境内上市销售的药品"调整为"未在中国境内外上市销售的药品"。根据物质基础的原创性和新颖性，将新药分为创新药和改良型新药。将仿制药由原有的"仿已有国家标准的药品"调整为"仿与原研药品质量和疗效一致的药品"。并根据上述原则，调整化学药品注册分类。仿制药审评审批要求以原研药品作为参比制剂，确保新批准的仿制药质量和疗效与原研药品一致。

2016年3月4日，原国家食品药品监管总局发布了《化学药品注册分类改革工作方案》。为鼓励新药创制，严格审评审批，提高药品质量，促进产业升级，对化学药品注册分类进行改革，化学药品注册分类调整为5个类别。

2016年启动药品上市许可持有人制度试点，鼓励研究机构和人员开展药物研发；在优化审评机制方面，原CFDA发布新的优先审评审批的药品类别，鼓励和加快创新药以及有重大临床价值的药物研发。

2017年6月初，我国正式加入国际人用药品注册技术协调会（ICH）。该组织旨在协调不同国家间药品质量、安全性和有效性的技术规范，推动药品注册要求的一致性和科学性。同时，原CFDA陆续发布多个"征求意见稿"，意图简化境外创新药物在国内上市的审批流程，降低国外新药进入中国的政策门槛，实现中国新药的研发和上市与全球同步。

目前，我国实行的一整套药品注册管理规定和各项注册技术指导原则，已逐渐与国际接轨，提高了我国新药研制水平和新药质量，提高了我国药品信誉和药物技术在国际交流中的地位，增强了我国药品的市场竞争力。

## 第五节　《药品注册管理办法》的主要内容

2007年10月1日起施行的《药品注册管理办法》共十五章，177条和6个附件。其主要内容如下：

单从章节看，临床前研究不再单列一章，而将仿制药单列一章；另外，新药试行标准的转正和技术转让被删除，增加了药品说明书的内容。

第一章　总则。①制定本办法的目的是保证药品的安全、有效和质量可控，规范药品注册行为；②明确了药品注册的定义；③确立了全国药品注册工作的管理机关是国家药品监督管理局；④该办法的适用范围是在中国境内申请药物临床试验、药品生产和药品进口，以及进行药品审批、注册检验和监督管理；⑤国家研制新药的政策是"国家鼓励研究创制新药，对创制的新药、治疗疑难危重疾病的新药实行特殊审批"；⑥强调了药品注册工作应当遵循公开、公平、公正的原则和其他要求，药品注册工作接受社会监督。

第二章　基本要求。明确了：①药品注册申请、药品注册申请人以及新药申请、仿制药申请、补充申请和再注册申请的概念；②申请药品注册的程序及各项要求；③申请人对申报的全部资料的真实性负责；④对获得生产或者销售含有新型化学成份药品的自行取得且未披露的试验数据和其他数据的保护为6年的规定；⑤药物临床前研究中的安全性评价研究必须执行《药物非临床研究质量管理规范（GLP）》。（"关于推进实施《药物非临床研究质量管理规范》的通知—国食药监安〔2006〕587号"文件规定：为进一步推进药物非临床研究实施GLP，从源头上提高药物研究水平，保证药物研究质量，自2007年1月1日起，未在国内上市销售的化学原料药及其制剂、生物制品；未在国内上市销售的从植物、动物、矿物等物质中提取的有效成份、有效部位及其制剂和从中药、天然药物中提取的有效成份及其制剂；中药注射剂的新药非临床安全性评价研究必须在经过GLP认证，符合GLP要求的实验室进行。否则，其药品注册申请将不予受理。）；⑥加强了药品监督管理部门对非临床研究、临床试验进行现场核查、有因核查，以及批准上市前的生产现场检查的规定；⑦药品监督管理部门可以根据需要对申请人或机构的申报资料进行重复试验或方法学验证。

第三章　药物的临床试验。本章明确规定了药物临床试验的各项具体要求，比如：①药物临床试验（包括生物等效性试验）必须经过国家药品监督管理局批准，且必须执行《药物临床试验质量管理规范》（GCP）；②药品监督管理部门应当对药物临床试验进行监督检查，出现严重违规情形责令申请人修改试验方案、暂停或者终止临床试验；③承担临床试验的单位和研究者，有义务采取措施，保护受试者的安全。在临床试验过程中发生严重不良事件的，研究者应当在24小时内报告省级和国家药品监督管理局及通知申请人，并及时报告伦理委员会等等。

第四章　新药申请的申报与审批。本章首先明确了国家药品监督管理局实行特殊审批的新药品种应具备的条件以及新药申请的相关规定。其次，明确了新药申请包括新药临床试验、新药生产和新药监测期三部分，对每部分内容都做了具体要求。

第五章　仿制药的申报与审批。本章对仿制药申请规定了：①仿制药申请人应当是药品生产企业，且申请的药品应当与《药品生产许可证》载明的生产范围一致；②仿制药应当与被仿制药具有同样的活性成分、给药途径、剂型、规格和相同的治疗作用。由此说明，仿制药不允许改变规格；③对已确认存在安全性问题的上市药品，国家药品监督管理局可以决定暂停受理和审批其仿制药申请。

第六章　进口药品的申报与审批。本章包括进口药品的注册和进口药品分包装的注册两部分。对申请进口的药品、申请进口药品注册和申请进口药品分包装都作了具体规定。

第七章　非处方药的申报。本章明确规定：①"申请仿制的药品属于按非处方药管理的，申请人应当在《药品注册申请表》的'附加申请事项'中标注非处方药项"；②属于"经国家药品监督管理局确定的非处方药改变剂型，但不改变适应证或者功能主治、给药剂量以及给药途径的药品"和"使用国家药品监督管理局确定的非处方药活性成分组成的新的复方制剂"这两种情况的，申请人可以在《药品注册申请表》的"附加申请事项"中标注非处方药项；③符合非处方药有关规定的，按照非处方药审批和管理。

第八章　补充申请的申报与审批。规定对变更药品（包括研制新药、生产药品和进口药品）已获批准证明文件等相关情况，应当提出药品补充申请以及对不同修改项目的申请内容、材料、程序、要求等都作了规定。

第九章　药品再注册。本章明确了：①药品批准文号、《进口药品注册证》或者《医药产品注册证》的有效期为5年。有效期届满，需要继续生产或者进口的，申请人应当申请再注册；②对药品再注册及不予再注册都作了具体规定。

第十章　药品注册检验。①首先明确"药品注册检验，包括样品检验和药品标准复核以及样品检验和药品标准复核的含义。"②药品注册检验由中国药品生物制品检定所或者省级药品检验所承担。而进口药品的注册检验由中国药品生物制品检定所组织实施；③从事药品注册检验的药品检验所，应当按照有关规定，达到与药品注册检验任务相适应的各种条件要求。

第十一章　药品注册标准和说明书。本章包括了药品注册标准、药品标准物质以及药品名称、说明书和标签三部分内容。①对国家药品标准、药品注册标准、药品标准物质的含义及其管理都作了规定；②明确指出了"药品注册标准不得低于中国药典的规定"，由此得出：中国药典标准实际上是最低标准；③新增加了对申请注册药品的名称、说明书和标签的管理要求：申请注册药品的名称、说明书和标签应当符合国家药品监督管理局的规定；申请人应当对药品说明书和标签的科学性、规范性与准确性负责；申请人应当跟踪药品上市后的安全性和有效性情况，及时提出修改药品说明书的补充申请；申请人应当按照国家药品监督管理局规定的格式和要求、根据核准的内容印制说明书和标签。

第十二章　时限。对药品注册时限的含义、药品注册检验和技术评审以及审批决定工作的时限都作了具体规定。

第十三章　复审。本章明确了国家药品监督管理局不予批准的8种情形；规定了申请人对国家药品监督管理局作出的不予批准决定有异议的，可以在时限内填写《药品注册复审申请表》，向国家药品监督管理局提出复议申请：①复议申请在收到不予批准的通知之日起60日内提出；②要说明复审理由；③国家药品监督管理局复审后，对维持原决定的，不再受理其再次的复审申请。

第十四章　法律责任。本章明确规定，第一，药品监督管理部门及其工作人员在药品注册过程中：①有6种违法情形之一的，情节严重的，对直接负责的主管人员和其他直接责任人员依法给予行政处分；②索取或者收受他人财物或者谋取其他利益，构成犯罪的，依法追究刑事责任；③有3种违法情形之一的，构成犯罪的，依法追究刑事责任。第二，申请人在申报临床试验、申请药品生产或者进口时，报送虚假资料和样品的，给以警告、撤销批件、罚款、规定年限内不受理其申请；对报送虚假资料和样品的申请人要建立不良行为记录，并予以公布。

第十五章　附则。对药品批准文号、《进口药品注册证》证号、《医药产品注册证》证号和新药证书号的格式作了规定。明确了本办法自2007年10月1日起施行。2005年2月公布的《药品注册管理办法》同时作废。

六个附件：

附件1：中药、天然药物注册分类及申报资料要求

附件2：化学药品注册分类及申报资料要求（注：已作废更新）

附件3：生物制品注册分类及申报资料要求

附件4：药品补充申请注册事项及申报资料要求

附件5：药品再注册申报资料项目

附件6：新药监测期期限表（部分更新）

## 练习题

### 一、单项选择题

1. 20世纪60年代以后，某种物质是否可以作为药用，一般由（ ）决定

  A. 医生         B. 药师

  C. 生产厂商        D. 政府

2. 20世纪以来，（ ）最先通过药品注册立法，制定和完善药品注册法律法规和技术标准，实施了GLP实验室认证制度

  A. 美国          B. 日本

  C. 中国          D. 英国

3. 根据医药发展的实际，以下不属于中国新药研究开发的重点的是（ ）

  A. 心脑血管药物       B. 老年人用药

  C. 手性对映体药物      D. 心理疾病用药

4.（ ）是我国的国宝，它是我国劳动人民几千年与疾病作斗争的产物，也为我们研究开发新药提供了重要途径

  A. 中药          B. 西药

  C. 藏药          D. 化学药

5. 利用已知药物的作用机制和构效关系的研究成果，在分析已知药物的化学结构基础上，设计合成该药物的衍生物、结构类似物和结构相关化合物，并通过系统的药理学研究，以产生新药为目的的一种新药研究与开发方式叫做（ ）

  A. 化学性新药研究开发    B. 生物性新药研究开发

  C. 靶向性新药研究开发    D. 模仿性新药研究开发

6. 导致美国国会1938年修订《食品药品化妆品法》，着重提出了新药申请上市要有充分的科学数据证明新药安全性的药害事件是（ ）

  A. 磺胺酏剂事件       B. 砷化合物事件

  C. 氯仿事件         D. 2,4-二硝基酚事件

7. 各国新药审批注册法规内容大体一致，但在具体的技术指标上有差别，最严格的是（ ）

  A. 中国          B. 日本

C. 美国　　　　　　　　　　D. 德国

8. 我国首次发布的对药品新产品进行审批管理的规范是（　　）

A.《有关药品新产品管理暂行办法》　B.《药政管理条例》

C.《新药管理办法》　　　　　　　　D.《中华人民共和国药品管理法》

9. 2015年《国务院关于改革药品医疗器械审评审批制度的意见》颁布实施，强调提高药品审批标准，规定新药是（　　）

A. 未曾在中国境内上市销售的药品

B. 未曾在中国境内生产的药品

C. 未曾在中国境内外上市销售的药品

D. 未曾在境外上市销售的药品

10. 2007年10月1日起施行的《药品注册管理办法》，其目的不包括（　　）

A. 保证药品的安全　　　　　　B. 保证药品的有效

C. 保证药品质量可控　　　　　D. 控制药品价格

## 二、问答题

11. 简述新药研究开发的主要途径。

12. 简述人用药品注册技术规范的国际协调会（ICH）的主要任务。

# 第二章　药品注册概述

## 第一节　药品注册的定义

### 一、基本概念

（一）药品注册

药品注册，是指药品注册申请人依照法定程序和相关要求提出申请，药品监督管理部门对拟上市药品的安全性、有效性、质量可控性等进行审查，作出行政许可决定的过程。

（二）药品注册申请人

药品注册申请人，是指提出药品注册申请并承担相应法律责任的机构。

境内申请人应当是在中国境内合法登记并能独立承担法律责任的药品生产企业或研发机构。

境外申请人应当是境外合法制药厂商。境外申请人办理进口药品注册，应当由其驻中国境内的办事机构或者由其委托的中国境内代理机构办理。

办理药品注册申请事务的人员应当具有相应的专业知识，熟悉药品注册的法律、法规及技术要求。

（三）药品注册申请

药品注册申请包括新药申请、仿制药申请、进口药品申请及其补充申请和再注册申请。

境内申请人申请药品注册按照新药申请、仿制药申请的程序和要求办理，境外申请人申请进口药品注册按照进口药品申请的程序和要求办理。

新药申请，是指未曾在中国境内上市销售的药品的注册申请。

对已上市药品改变剂型、改变给药途径、增加新适应证的药品注册按照新药申请的程序申报。

仿制药申请，是指生产国家药品监督管理局已批准上市的已有国家标准的药品的注册申请；但是生物制品按照新药申请的程序申报。

进口药品申请，是指境外生产的药品在中国境内上市销售的注册申请。

补充申请，是指新药申请、仿制药申请或者进口药品申请经批准后，改变、增加或者取消原批准事项或者内容的注册申请。

再注册申请，是指药品批准证明文件有效期满后申请人拟继续生产或者进口该药品的注册申请。

### （四）药品上市许可持有人制度

药品上市许可持有人（Marketing Authorization Holder，MAH）制度，通常指拥有药品技术的药品研发机构、科研人员、药品生产企业等主体，通过提出药品上市许可申请并获得药品上市许可批件，并对药品质量在其整个生命周期内承担主要责任的制度。药品上市许可持有人对上市药品的安全性、有效性和质量可控性进行持续考察研究，履行药品的全生命周期管理，并承担法律责任。

在该制度下，上市许可持有人和生产许可持有人可以是同一主体，也可以是两个相互独立的主体。根据自身状况，上市许可持有人可以自行生产，也可以委托其他生产企业进行生产。如果委托生产，上市许可持有人依法对药品的安全性、有效性和质量可控性负全责，生产企业则依照委托生产合同的规定就药品质量对上市许可持有人负责。

上市许可持有人制度与现行药品注册许可制度的最大区别不仅在于获得药品批准文件的主体由药品生产企业扩大到了药品研发机构、科研人员，而且对药品质量自始至终负责的主体也更为明确，从而有利于确保和提升药品质量。

药品上市许可持有人制度源起于欧美国家，是一种将药品上市许可与生产许可分离管理的制度模式。MAH 制度使得研发机构、自然人等不具备相应生产资质的主体，得以通过合作或委托生产的方式获得药品上市许可，有效保护了其研发积极性，同时也有利于减少重复建设、提高产能利用率。经历了多年"捆绑"管理，为探索和推进我国药品审评审批体制改革创新，更好地满足人民群众日益增长的健康需求，第十二届全国人民代表大会常务委员会第十七次会议授权国务院在北京、上海、江苏、浙江等 10 省（市）开展药品上市许可持有人制度试点。2016 年 6 月《药品上市许可持有人制度试点方案》正式出台。该方案鼓励新药创制，促进产业升级，优化资源配置，落实主体责任。也就是说，以药品上市许可持有人制度试点为突破口，我国药品注册制度将由上市许可与生产许可的"捆绑制"，向上市许可与生产许可分离的"上市许可持有人制度"转型。

## 二、药品注册管理机构

### （一）国家药品监督管理局

国家药品监督管理局（原名国家药品监督管理局、国家食品药品监督管理局、国家食品药品监督管理总局，现英文简称 NMPA，亦可简称国家药监局、国家局）主管全国药品注册工作，制定药品注册管理制度，严格上市审评审批，完善审评审批服务便利化措施，并组织实施。其内设部门药品注册管理司具体组织拟订并监督实施国家药典等药品标准、技术指导原则，拟订并实施药品注册管理制度。监督实施药物非临床研究和临床试验质量管理规范、中药饮片炮制规范，实施中药品种保护制度。承担组织实施分类管理制度、检查研制现场、查处相关违法行为工作。负责对药物临床试验，药品生产和进口进行审批。依法行使许可权，审批新药、仿制药、进口药品、非处方药，发给相应的药品证明文件。国家药品监督管理局在药品注册管理中的具体职权如下：

1. 制定发布药品注册管理相关规章、规范性文件；各种技术标准；药物临床研究指导原则等。

2. 批准或备案临床药理基地；GLP实验室检查。

3. 接受进口药品、新药、仿制药、非处方药注册申请、资料、样品。

4. 组织药学、医学和其他学科技术人员对资料进行技术审评。

5. 根据需要对研究情况进行核查，对样品的重复试验可组织对实验过程进行现场核查，也可委托省级药品监督管理部门进行现场核查；对临床试验进行监督检查。

6. 对临床实验中出现的严重不良反应，有权决定采取控制措施，可以责令修改临床试验方案，暂停或终止临床试验。

7. 决定是否特殊审批或优先审评。

8. 批准药物临床试验，发给药物临床试验批件；批准新药注册，发给药品批件和新药证书；批准进口药品注册，发给进口药品注册证或医药产品注册证；批准新药、仿制药生产，发给药品批准文号；批准药品说明书；批准药品注册标准。

国家药品监督管理局药品注册管理司具体负责药品注册管理工作，具体分工见表2-1。

表2-1 药品注册管理司处室设置及工作分工

| 处室设置 | 工作分工 |
| --- | --- |
| 综合处<br>（药品改革办公室） | 承担司内综合事务。承担药品审评审批制度改革办公室日常工作。参与制定国家基本药物目录，配合实施国家基本药物制度 |
| 药物研究处 | 组织拟订并发布国家药品标准。组织拟订并监督实施药物非临床研究、药物临床试验质量管理规范 |
| 中药民族药处 | 负责中药民族药、天然药物的注册管理工作。组织实施中药品种保护制度。监督实施中药饮片炮制规范。组织开展中药民族药研制环节检查，组织查处相关违法行为 |
| 化学药品处 | 负责化学药品的注册管理工作。组织拟订处方药和非处方药分类管理制度。组织开展化学药品研制环节检查，组织查处相关违法行为 |
| 生物制品处 | 负责生物制品的注册管理工作。组织开展生物制品研制环节检查，组织查处相关违法行为 |

## （二）省级药品监督管理部门

国家药品监督管理部门可以将部分药品注册事项的技术审评或审批工作委托给省级药品监督管理部门。省级药品监督管理部门可以在被委托的范围内受理药品注册申报，依法对申报药物的研制情况及条件进行现场核查，对药品注册申报资料的完整性、规范性和真实性进行审核，并组织对试制的样品进行检验，对药品补充申请和再注册申请进行审批或备案。

（三）国家药品监督管理局药品审评中心

国家药品监督管理局药品审评中心（简称国家药品审评中心，CDE）负责药品注册申请的技术审评以及国家药品监督管理部门委托的审批事项。国家药品审评中心建立临床主导的团队审评制度、项目管理人制度、与申请人会议沟通制度、专家咨询委员会公开论证重大分歧制度、审评结论和依据公开制度等。其主要职责以临床需求为目标，以法规为依据，按照科学、透明、一致和可预见性原则，建立审评质量管理体系，根据现有技术和科学认知水平对药品注册申请作出综合评价结论。

**1. 发展历程** 1985年，《药品管理法》实施，成立卫生部药品审评委员会，下设药品审评办公室，主要对新药进行技术审评。审评模式为依靠外部专家进行外部审评。

1993年，药品审评办公室更名为卫生部药品审评中心，编制50人。

1998年，药品审评中心划归国家药品监督管理局，更名为国家药品监督管理局药品审评中心。职能增加了对仿制药、进口药进行技术审评。

2002年，人员编制增至120人。审评模式由外部审评向内部审评转变。

2005年，进行机构调整，全面推行以项目负责人制度为核心的审评机制。

2008年，完成了"过渡期品种集中审评"任务，解决了一个时期以来遗留和积压的问题。

2010年，主要职责和内设机构进行了调整，强化了制定我国药品技术审评规范并组织实施的职能，明确了对省级药品审评部门进行质量监督和技术指导的职能，新增了为基层药品监管机构提供技术信息支撑以及为公众用药安全有效提供技术信息服务的职能。

2011年，进行了机构改革，建立良好的审评工作机制及管理制度，强化学科间的横向联系与制约，建立审评纠错、学术监督和质量评价机制，建立职业化、专业化的审评职务体系。

2013年，药审中心疫苗技术审评质量管理体系通过ISO9000认证。

2014年，更名为国家食品药品监督管理总局药品审评中心。

2015年，人员编制增至190人，设立首席科学家岗位。全力推进解决药品审评积压，深化药品审评体制改革，启动三年审评质量管理体系建设工作。

2016年，启动大规模人才招聘工作，基本消除药品审评积压。化学药和疫苗临床试验申请、中药各类注册申请已实现按时限审评，积极推进适应证团队、项目管理、优先审评、专家咨询委员会、沟通交流、信息公开等审评制度建设，初步建立了以临床疗效为核心，规范指导在前、沟通交流在中、审评决策在后的审评管理体系。

2017年，内设机构及其职责任务进行了调整，增设合规处、临床试验管理处、数据管理处、党委办公室（纪检监察室）。

2018年，更名为国家药品监督管理局药品审评中心。

**2. 主要职责**

（1）负责药物临床试验、药品上市许可申请的受理和技术审评。

（2）负责仿制药质量和疗效一致性评价的技术审评。

（3）承担再生医学与组织工程等新兴医疗产品涉及药品的技术审评。

（4）参与拟订药品注册管理相关法律法规和规范性文件，组织拟订药品审评规范和技术指导原则并组织实施。

（5）协调药品审评相关检查、检验等工作。

（6）开展药品审评相关理论、技术、发展趋势及法律问题研究。

（7）组织开展相关业务咨询服务及学术交流，开展药品审评相关的国际（地区）交流与合作。

（8）承担国家局国际人用药品注册技术协调会议（ICH）相关技术工作。

**3. CDE组织架构** 国家药品审评中心的部门设置详见图2-1。

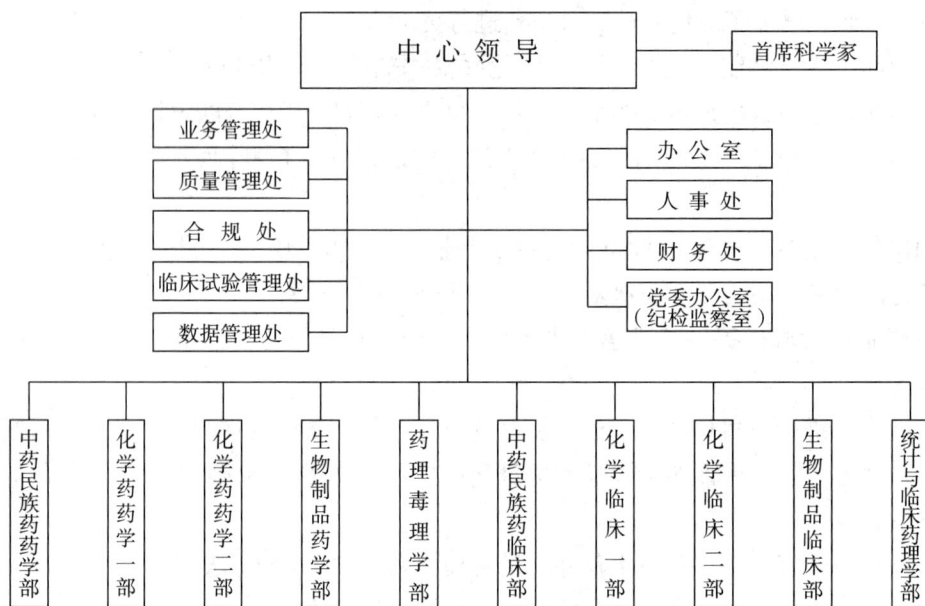

**图 2-1 国家药品审评中心机构设置图**

**（四）国家药品监督管理局食品药品审核查验中心**

国家药品监督管理局食品药品审核查验中心（简称国家药品核查中心）涉及药品注册方面的职责主要有：组织制定修订药品检查制度规范和技术文件；承担药物临床试验、非临床研究机构资格认定（认证）和研制现场检查；承担药品注册现场检查。其中：

检查一处的职责分工为组织制（修）订药物临床研究相关检查制度规范和技术文件。组织开展药物临床研究机构检查。组织开展新药、生物制品临床试验研制现场检查、注册现场检查、有因检查。

检查二处的职责分工为组织制（修）订药物非临床研究相关检查制度规范和技术文件。组织开展药物研制、药品注册相关药理毒理研究、临床药理学及人体生物等效性试验的注册现场检查、有因检查。组织开展药物非临床研究质量管理规范认证检查。组织开展仿制药质量和疗效一致性评价临床试验检查工作。承担相关检查员的考核、使用等管理工作。

检查三处的职责分工为组织制（修）订中药、生物制品检查制度规范和技术文件。组织开展中药、生物制品注册现场检查及生产环节的有因检查。承担相关检查员的考核、使用等管理工作。

检查四处的职责分工为组织制（修）订化学药品检查制度规范和技术文件。组织开展化学药品注册现场检查及生产环节的有因检查。承担相关检查员的考核、使用等管理工作。

（五）国家药品监督管理局行政事项受理服务和投诉举报中心

国家药品监督管理局行政事项受理服务和投诉举报中心（简称国家局受理中心或受理中心）负责药品行政事项的受理服务和审批结果相关文书的制作、送达工作。

（六）中国食品药品检定研究院

中国食品药品检定研究院（简称中检院）与药品注册的相关职责有：承担药品注册审批检验及其技术复核工作，负责进口药品注册检验及其质量标准复核工作；承担生物制品批签发相关工作；承担药品标准、技术规范及要求、检测方法制修订的技术复核与验证工作；承担药用辅料、直接接触药品的包装材料及容器的注册检验、监督检验、委托检验、复验及技术检定工作，以及承担相关国家标准制修订的技术复核与验证工作。

## 三、药品注册管理的内容与原则

药品的研发过程大体上可分为临床前研究、临床研究、生产上市和上市后监测等四个阶段。从药品监督管理的角度来讲，药品注册，特别是新药管理的主要内容，就是对一个申请新药的物质能否进入人体试验，以及能否作为药品生产上市销售的审核批准。这一过程，可以概括为"两报两批"，即临床研究的申报与审批、药品生产上市的申报与审批。在我国，除麻醉药品、精神药品等特殊管理的药品外，药品的临床前研究一般不需要经过审批即可进行，但进入临床试验，必须经审批。为保护人类受试者的安全与权益，保证实验数据及结果的科学、准确、可靠，药物在进行以人为受试对象的临床研究前，对临床前研究的结果进行严格的综合评价，审查批准后方可进行临床试验。临床试验结束后，在对临床实验结果和前期研究结果、生产现场情况考察的综合评价的基础上，对药物的有效性、安全性进行系统审查和评价，才能确定药品是否可以合法的生产上市。

药品注册管理是一种行政许可行为，是行政监管主体基于当事人的申请，通过对申请事项的审查而决定是否准许或者认可当事人所申请的活动或资格的行政行为。药品注册管理的许可表现形式为《药品临床研究批件》《药品注册批件》等许可证的发放。药品注册管理应当遵循WTO非歧视性原则、市场开放原则、公平贸易原则、权利义务对等等原则。在药品注册工作中还应当坚持的原则主要有：①公平公正公开，便民原则：药品注册应当遵循公平公正公开，便民原则，国家药品监督管理局对药品注册实行主审集体责任制、相关人员公示制、回避制、责任过错追究制，对受理、检验、审评、审批、送达等环节进行管理，并接受社会监督。在药品注册过程中，涉及公共利益的重大事项，应当向社会公告，并举行听证；涉及申请人与他人之间重大利益关系的，药品监督管理部门在作出决定前，应当告知申请人、利害关系人享有要求听证、陈述和申辩的权利。②信息公开原则：药品监督管理部门应当向申请人提供可查询的药品注册受理、检查、检验、审评、审批的进度和结论等信息。③保密原则：药品监督管理部门及相关单位和人员，对申请人在药品注册过程中提交的技术秘密和实验数据，负有保密责任。

## 四、药品注册近况简介

### （一）化学仿制药注册近况

**1. 化学仿制药注册申请重复、积压严重**　药品注册申请中存在大量重复申报品种的现象。埃索美拉唑申报数量199件、法舒地尔82件、布洛芬注射液100多件，甲磺酸伊马替申报60余件、2028年专利到期的治疗丙肝药物索非布韦申报18家。仿制药重复申报表面原因是我国药品市场大、制药企业数量多、产业结构不合理，同质化严重；深层原因则是药品审评审批质量不高，没有与国际标准接轨。

2015年8月数据显示，药品注册申请积压总量21783件，其中化学仿制药11251件。2015年CDE计划3年完成解决注册申请积压的任务，实现注册申请与审评完成数量的年度进出平衡，实现按规定时限审评审批的正常化、合规化。

**2. 清理过程与措施**　2015~2018年间CDE通过整合各省局挂职团队和新招聘审评员，队伍人员初具规模，建立高水平的审评员队伍；采取先易后难的工作策略，加强审评项目管理，发挥项目管理人沟通、协调、服务和监督作用，保障审评工作的质量和效率；通过优先审评的实施，加快临床急需和高质量仿制药的批准上市，解决临床用药需求；通过规范重复申报品种技术要求，引导药物研发立项，避免行业重复投入研发和资源浪费。

**3. 审评审批制度改革**　药品审评审批制度改革将进一步推进，深化、细化、实化优先审评、沟通交流、项目管理、适应证团队、专家咨询、信息公开、立卷审查制度。

对新注册分类化学仿制药按照与原研药品质量和疗效一致性的标准进行审评，保障新批准上市的仿制药的质量；推行化学仿制药按照eCTD格式申报和审评，规范和提高化学药仿制药研发质量；参照DMF制度实施原辅料和包材申报的备案和关联审评审批管理制度，提高原辅料和包材申报和审评的质量和效率；通过信息公开、沟通交流等方式加强对行业研发立项的引导，减少化学仿制药低水平重复申报和行业重复投资现象。

（二）化学创新药注册近况

2005~2015年我国受理的化药创新药注册申请共414件，批准总数287件，未批准62件（其中申请临床实验未批准43件、申请上市不批准的19件）。

**注册申请未获批准的原因**

（1）安全性问题 具体涉及毒理学研究设计或方法学存在问题，不能提供充分的非临床安全性依据；已有的非临床安全性研究结果提示毒性明显，安全剂量范围狭窄，风险大于可能的临床获益（安全性担忧）；临床试验设计、方法学或研究质量控制存在问题，无法评价品种的安全性；已有的临床研究数据显示不良反应严重，可能的风险大于临床获益。

（2）有效性问题 具体涉及临床前药效学试验设计或方法学不合理，无法提供非临床有效性依据；已有的临床前药效学研究结果显示药效作用不理想（有效性担忧）；临床试验设计、方法学或研究质量控制存在问题，无法评价品种的有效性；已有的临床研究数据表明品种疗效低，上市价值不大。

（3）研究资料规范性和真实性问题 具体包括：研究资料不规范，原始记录等欠完整详细，研究质量控制差；研究资料存在真实性问题，涉嫌造假；未能按法规要求提供所需的研究资料，包括未按时限提供补充资料。

（4）研发立项问题 主要包括：开发剂型选择不合理；不符合当前基础医学认知原则或临床治疗实际；和同类药物比较未显示出优势，反而可能引入新的风险。

（5）质量和工艺研究问题 具体有化合物结构研究不充分；杂质研究不充分；稳定性研究不充分，或已有稳定性研究结果显示稳定性达不到要求；制剂工艺或原料药制备工艺不合理；工艺不适合工业化大生产。

（三）药品注册申请趋势

数据显示，国内化药创新药的注册申请量呈现逐年增加的趋势，2007~2015年平均年增长率达22%。其主要原因在于，一是基础医学和疾病治疗领域研究取得的新成果，在医药科技全球化背景下，被较快地转化到新药研发应用领域；二是我国鼓励药物创新政策的成效，如2008年启动的"重大新药创制"科技重大专项的实施；三是医药工业自身发展的需求。创新药研发已经成为企业寻求发展、提升核心竞争力的重要路径之一。

国内注册申请的化药创新药的适应证近年主要集中在抗肿瘤、消化系统疾病、抗感染、内分泌系统疾病、循环系统疾病等五类适应证。其中抗肿瘤适应证占比38%。

## 五、药品注册中知识产权方面的规定

随着我国加入WTO后对知识产权等有关承诺的履行以及知识产权保护意识的提高，药品注册申报过程中的知识产权问题日益受到重视。为预防和解决药品注册过程中的知识产权问题，引导我国药品研发、药品生产单位，转变观念，合理利用知识产权有关制度进行药品研发，保护自身合法权益，《药品注册管理办法》对知识产权做了明确的规定。

申请人应当对其申请注册的药物或者使用的处方、工艺、用途等，提供申请人或者他人在中国的专利及其权属状态的说明；他人在中国存在专利的，申请人应当提交对他人的专利不构成侵权的声明，药品监督管理部门应对申请人提交的说明或者声明予以公示。

药品注册过程中发生专利权纠纷的，当事人可以自行协商解决，或者依照有关法律法规的规定，通过知识产权管理部门或者诉讼解决，对他人已经获得中国专利权的药品，申请人可以在该药品专利期届满前两年内提出注册申请，国家监督管理局按照相关办法予以审查，符合规定的，在专利期满后核发药品批准号、进口药品注册证或者医药产品注册证。

对获得生产或者销售含有新型化学成分的药品许可的生产者或者销售者提交的自行取得且未披露的实验数据和其他数据，国家药品监督管理局自批准该许可之日起6年内，对未经已获得许可的申请人同意，使用其未披露数据的申请不予批准。但是申请人提交自行取得数据的除外。

# 第二节　药品注册的分类

根据《药品注册管理办法》的附件内容，药品注册按审批管理的要求分为以下几类。

## 一、中药、天然药物注册分类

1. 未在国内上市销售的从植物、动物、矿物等物质中提取的有效成分及其制剂。
2. 新发现的药材及其制剂。
3. 新的中药材代用品。
4. 药材新的药用部位及其制剂。
5. 未在国内上市销售的从植物、动物、矿物等物质中提取的有效部位及其制剂。
6. 未在国内上市销售的中药、天然药物复方制剂。
7. 改变国内已上市销售中药、天然药物给药途径的制剂。
8. 改变国内已上市销售中药、天然药物剂型的制剂。
9. 仿制药。

## 二、化学药品注册分类

（一）2007~2016年化学药品注册分类

1. 未在国内外上市销售的药品：

①通过合成或者半合成的方法制得的原料药及其制剂；

②天然物质中提取或者通过发酵提取的新的有效单体及其制剂；

③用拆分或者合成等方法制得的已知药物中的光学异构体及其制剂；

④由已上市销售的多组份药物制备为较少组份的药物；

⑤新的复方制剂；

⑥已在国内上市销售的制剂增加国内外均未批准的新适应证。

2. 改变给药途径且尚未在国内外上市销售的制剂。

3. 已在国外上市销售但尚未在国内上市销售的药品：

①已在国外上市销售的制剂及其原料药，和/或改变该制剂的剂型，但不改变给药途径的制剂；

②已在国外上市销售的复方制剂，和/或改变该制剂的剂型，但不改变给药途径的制剂；

③改变给药途径并已在国外上市销售的制剂；

④国内上市销售的制剂增加已在国外批准的新适应证。

4. 改变已上市销售盐类药物的酸根、碱基（或者金属元素），但不改变其药理作用的原料药及其制剂。

5. 改变国内已上市销售药品的剂型，但不改变给药途径的制剂。

6. 已有国家药品标准的原料药或者制剂。

（二）化学药品注册新分类

2015年8月9日，国务院发布《关于改革药品医疗器械审评审批制度的意见》，明确调整药品注册分类，将药品分为新药和仿制药。新药由现行的"未曾在中国境内上市销售的药品"调整为"未在中国境内外上市销售的药品"。根据物质基础的原创性和新颖性，将新药分为创新药和改良型新药。将仿制药由现行的"仿已有国家标准的药品"调整为"仿与原研药品质量和疗效一致的药品"。

**1. 化学药品注册新分类** 2016年3月4日，原国家食品药品监管总局发布了《化学药品注册分类改革工作方案》。为鼓励新药创制，严格审评审批，提高药品质量，促进产业升级，对化学药品注册分类进行改革。化学药品注册分类调整为5个类别。

创新药是指含有新的结构明确的、具有药理作用的化合物，且具有临床价值的药品。改良型新药是指在已上市活性成分的物质基础上，对结构、剂型、给药途径、适应证等进行优化，且具有明显临床优势的药品。相对于改良型新药和仿制药，化药创新药突出了其化合物的全新性，药理作用（作用靶点和机制）和治疗用途的新颖性，及其特有的临床价值。具体如下。

1类：境内外均未上市的创新药。指含有新的结构明确的、具有药理作用的化合物，且具有临床价值的药品。

2类：境内外均未上市的改良型新药。指在已知活性成分的基础上，对其结构、剂型、处方工艺、给药途径、适应证等进行优化，且具有明显临床优势的药品。

3类：境内申请人仿制境外上市但境内未上市原研药品的药品。该类药品应与原研药品的质量和疗效一致。

原研药品指境内外首个获准上市，且具有完整和充分的安全性、有效性数据作为上市依据的药品。

4类：境内申请人仿制已在境内上市原研药品的药品。该类药品应与原研药品的质量和疗效一致。

5类：境外上市的药品申请在境内上市。

**2. 化学药品新注册分类包含的情形**

表2-2　化学药品新注册分类包含的情形

| 注册分类 | 分类说明 | 包含的情形 |
|---|---|---|
| 1 | 境内外均未上市的创新药 | 含有新的结构明确的、具有药理作用的化合物，且具有临床价值的原料药及其制剂 |
| 2 | 境内外均未上市的改良型新药 | 2.1　含有用拆分或者合成等方法制得的已知活性成分的光学异构体，或者对已知活性成份成酯，或者对已知活性成分成盐（包括含有氢键或配位键的盐），或者改变已知盐类活性成分的酸根、碱基或金属元素，或者形成其他非共价键衍生物（如络合物、螯合物或包合物），且具有明显临床优势的原料药及其制剂 |
| | | 2.2　含有已知活性成分的新剂型（包括新的给药系统）、新处方工艺、新给药途径，且具有明显临床优势的制剂 |
| | | 2.3　含有已知活性成分的新复方制剂，且具有明显临床优势 |
| | | 2.4　含有已知活性成分的新适应证的制剂 |
| 3 | 仿制境外上市但境内未上市原研药品的药品 | 有与原研药品相同的活性成分、剂型、规格、适应证、给药途径和用法用量的原料药及其制剂 |
| 4 | 仿制境内已上市原研药品的药品 | 具有与原研药品相同的活性成分、剂型、规格、适应证、给药途径和用法用量的原料药及其制剂 |
| 5 | 境外上市的药品申请在境内上市 | 5.1　境外上市的原研药品（包括原料药及其制剂）申请在境内上市 |
| | | 5.2　境外上市的非原研药品（包括原料药及其制剂）申请在境内上市 |

注：1."已知活性成分"指"已上市药品的活性成分"。

2.注册分类2.3中不包括"含有未知活性成分的新复方制剂"。

**3. 新药监测期**　根据《中华人民共和国药品管理法实施条例》的有关要求，对新药设立3~5年监测期，具体如下：

表2-3  化学药品新药监测期期限表

| 注册分类 | 监测期期限 | 注册分类 | 监测期期限 |
|---|---|---|---|
| 1 | 5年 | 2.3 | 4年 |
| 2.1 | 3年 | 2.4 | 3年 |
| 2.2 | 4年 | | |

**4. 相关注册管理要求**

（1）对新药的审评审批，在物质基础原创性和新颖性基础上，强调临床价值的要求，其中改良型新药要求比改良前具有明显的临床优势。对仿制药的审评审批，强调与原研药品质量和疗效的一致。

（2）新注册分类1、2类别药品，按照《药品注册管理办法》中新药的程序申报；新注册分类3、4类别药品，按照《药品注册管理办法》中仿制药的程序申报；新注册分类5类别药品，按照《药品注册管理办法》中进口药品的程序申报。新注册分类2类别的药品，同时符合多个情形要求的，须在申请表中一并予以列明。

**5. 新老化学药品注册分类对比**  新旧仿制药的法定概念的适用范围、限定条件有了显著变化。对于仿制药，注册管理要求强调与原研药的"同"，严格要求其质量和疗效应与原研药品一致，减少不同企业在仿制相同产品时产生质量差异传递的可能性。另外增加了改良型新药概念，此类产品注册管理则要求则强调应充分体现其改良和差异性。

（1）被仿对象发生了改变。2007版仿制药未明确被仿对象；2015版仿制药的被仿对象必须是原研药品（即参比制剂）。

（2）适用范围发生了改变。2007版化药注册分类将已在国外上市但尚未在国内上市的药品划分为3类新药，2015版则扩大了仿制药概念的适用范围，将其划分仿制药，即仿制境外上市但境内未上市原研药品的药品。

（3）限定条件更为严格。2015版仿制药则被要求，剂型、规格、适应证、给药途径以及用法用量必须与原研药品一致。2007版《药品注册管理办法》对此无明确限定。

（4）原有改剂型、给药途径、增加适应证按新药管理的类型，则与结构、处方工艺等进行优化的产品，统一归为改良型新药，且增加了"具有明显临床优势"这一硬性要求。即需要针对不同的改良形式有针对性地设计临床试验。

表2-4  新老化学药品注册分类对比表

| 新注册分类 | 包含的情形 | 监测期 | 2007版分类 | 2007版监测期 |
|---|---|---|---|---|
| 1.境内外均未上市的创新药 | 含有新的结构明确的、具有药理作用的化合物，且具有临床价值的原料药及其制剂 | 5年 | 1.1 通过合成或者半合成的方法制得的原料药及其制剂<br>1.2 天然物质中提取或者通过发酵提取的新的有效单体及其制剂 | 5年 |

续表

| 新注册分类 | 包含的情形 | 监测期 | 2007 版分类 | 2007 版监测期 |
|---|---|---|---|---|
| 2 境内外均未上市的改良型新药 | 2.1 含有用拆分或者合成等方法制得的已知活性成分的光学异构体，或者对已知活性成分成酯，或者对已知活性成分成盐（包括含有氢键或配位键的盐），或者改变已知盐类活性成分的酸根、碱基或金属元素，或者形成其他非共价键衍生物（如络合物、螯合物或包合物），且具有明显临床优势的原料药及其制剂 | 3 年 | 1.3 用拆分或者合成等方法制得的已知药物中的光学异构体及其制剂 | 5 年 |
| | | | 4.改变已上市销售盐类药物的酸根、碱基（或者金属元素），但不改变其药理作用的原料药及其制剂 | 3 年 |
| | 2.2 含有已知活性成分的新剂型（包括新的给药系统）、新处方工艺、新给药途径，且具有明显临床优势的制剂 | 4 年 | 2.改变给药途径且尚未在国内外上市销售的制剂 | 4 年 |
| | | | 5.改变国内已上市销售药品的剂型，但不改变给药途径的制剂 | 3 年 |
| | 2.3 含有已知活性成分的新复方制剂，且具有明显临床优势 | 4 年 | 1.4 由已上市销售的多组份药物制备为较少组份的药物 | 4 年 |
| | | | 1.5 新的复方制剂 | |
| | 2.4 含有已知活性成分的新适应证的制剂 | 3 年 | 1.6 已在国内上市销售的制剂增加国内外均未批准的新适应证 | 无 |
| 3 仿制境外上市但境内未上市原研药品的药品 | 具有与原研药品相同的活性成分、剂型、规格、适应证、给药途径和用法用量的原料药及其制剂 | 无 | 3.1 已在国外上市销售的制剂及其原料药，和/或改变该制剂的剂型，但不改变给药途径的制剂 | 4 年 |
| | | | 3.2 已在国外上市销售的复方制剂，和/或改变该制剂的剂型，但不改变给药途径的制剂 | 3 年 |
| | | | 3.3 改变给药途径并已在国外上市销售的制剂 | 3 年 |
| | | | 3.4 国内上市销售的制剂增加已在国外批准的新适应证 | 无 |
| 4 仿制境内已上市原研药品的药品 | 具有与原研药品相同的活性成分、剂型、规格、适应证、给药途径和用法用量的原料药及其制剂 | 无 | 6.已有国家药品标准的原料药或者制剂 | 无 |
| 5 境外上市的药品申请在境内上市 | 5.1 境外上市的原研药品（包括原料药及其制剂）申请在境内上市 | 无 | 进口药品申请是指境外生产的药品在中国境内上市销售的注册申请 | 无 |
| | 5.2 境外上市的非原研药品（包括原料药及其制剂）申请在境内上市 | | | |

### 三、生物制品注册分类

生物制品的注册分类包括治疗用生物制品和预防用生物制品。

**1. 治疗用生物制品注册分类**

（1）未在国内外上市销售的生物制品。

（2）单克隆抗体。

（3）基因治疗、体细胞治疗及其制品。

（4）变态反应原制品。

（5）由人的、动物的组织或者体液提取的，或者通过发酵制备的具有生物活性的多组份制品。

（6）由已上市销售生物制品组成新的复方制品。

（7）已在国外上市销售但尚未在国内上市销售的生物制品。

（8）含未经批准菌种制备的微生态制品。

（9）与已上市销售制品结构不完全相同且国内外均未上市销售的制品（包括氨基酸位点突变、缺失，因表达系统不同而产生、消除或者改变翻译后修饰，对产物进行化学修饰等）。

（10）与已上市销售制品制备方法不同的制品（例如，采用不同表达体系、宿主细胞等）。

（11）首次采用DNA重组技术制备的制品（例如，以重组技术替代合成技术、生物组织提取或者发酵技术等）。

（12）国内外尚未上市销售的由非注射途径改为注射途径给药，或者由局部用药改为全身给药的制品。

（13）改变已上市销售制品的剂型但不改变给药途径的生物制品。

（14）改变给药途径的生物制品（不包括上述12项）。

（15）已有国家药品标准的生物制品。

**2. 预防用生物制品注册分类**

（1）未在国内外上市销售的疫苗。

（2）DNA疫苗。

（3）已上市销售疫苗变更新的佐剂，偶合疫苗变更新的载体。

（4）由非纯化或全细胞（细菌、病毒等）疫苗改为纯化或者组份疫苗。

（5）采用未经国内批准的菌毒种生产的疫苗（流感疫苗、钩端螺旋体疫苗等除外）。

（6）已在国外上市销售但未在国内上市销售的疫苗。

（7）采用国内已上市销售的疫苗制备的结合疫苗或者联合疫苗。

（8）与已上市销售疫苗保护性抗原谱不同的重组疫苗。

（9）更换其他已批准表达体系或者已批准细胞基质生产的疫苗；采用新工艺制备并且实验室研究资料证明产品安全性和有效性明显提高的疫苗。

（10）改变灭活剂（方法）或者脱毒剂（方法）的疫苗。

（11）改变给药途径的疫苗。

（12）改变国内已上市销售疫苗的剂型，但不改变给药途径的疫苗。

（13）改变免疫剂量或者免疫程序的疫苗。

（14）扩大使用人群（增加年龄组）的疫苗。

（15）已有国家药品标准的疫苗。

# 第三节　新药的命名

药品的名称和命名依据是药品注册的内容之一。但是，药品命名的法制化管理是近几十年才建立和发展的。20世纪50年代以来，世界上有大批新药问世，药品名称常常出现同药异名、异药同名，或者一种药品有多种名称，或者药品名称揭示医疗作用、夸大医疗效果与其治疗作用相联系而造成错觉等混乱现象，给药品的处方、配方、使用造成许多困难，极易发生差错事故。因此，新药的命名引起了世界各国的极大关注，纷纷将新药命名列为新药注册管理的重要内容之一。我国药典委员会也设立了药品名称小组，制定了药名命名原则，使药品名称符合明确、简短、科学、系统化的要求。

## 一、药品的命名原则

### （一）世界卫生组织专家委员会统一药名的原则

1981年该委员会重新审定出版了单一药物通用名《国际非专利药名》（International Nonproprietary Names for Pharmaceutical Substances，INN）手册。该手册的主要原则是：①药品名称谐音应清晰易辩，全词不宜过长，且应避免与目前已经使用的药品名称混淆；②属于同一药效类别的药品，其名称应力求采用适当方法使之显示这一关系；③凡是容易引起患者从解剖学、生理学、病理学和治疗学的角度猜测药效的药品名称，一般不宜采用。另外，还有八条辅助原则。其中最重要的一条是要求对同一药效结构相似的药物，应尽可能采用常用字节即几个字母的特定组合来表示药效关系。

### （二）我国药典委员会和《药品注册管理办法》规定的原则

①药品的名称包括中文名、汉语拼音名、英文名（1995年版以前的《中国药典》无英文名，而采用拉丁名）；②药品的名称应明确、简短、科学，不得使用代号、政治性名词，以免混同或夸大疗效；③凡国内其他系统亦采用的名称，能统一的尽可能统一；与世界卫生组织拟定的《国际非专利药名》能统一的，应尽量采用统一的名称，以便于交流；④外国的专利名或商品名，除中外合资企业外，无论是外文名或中文名音译，均不得采用；⑤力争避免采用可能给患者暗示有关病理学、治疗学、生理学方面信息的药名；⑥对于过去已经习惯的药品名称，一般不要轻易变动；新药要按照这些基本原则命名。

（三）我国药品名称的类型

以学名或来源命名；以简化的化学名命名；以译音命名；以译音、译意混合命名；将药品与疗效相联系命名等五种类型。国家药典委员会于1996年修订了药品命名原则，并改称"中国药品通用名称命名原则"，出版了《中国药品通用名称》（Chinese approved drug names）一书。

化学药品的名称包括通用名、化学名、英文名、汉语拼音。中药材的名称包括中文名、汉语拼音、拉丁名；中药制剂的名称包括中文名、汉语拼音。

一般来说，药品名称包括通用名称和商品名称。列入国家药品标准的药品名称为药品的通用名（generic name），又称为药品法定名称（official name）。已经作为药品通用名称的，该名称不得作为药品商标使用。药品商品名称（brand name）经有关监督管理部门批准注册成为该药品的专用商品名称，受到保护，故又称专利名称（proprietary name）。

《中国药典》收载的中文药品名称均为法定名称；英文名除另有规定外，均采用国际非专利药名（INN）。

## 二、有机化学药物的命名

1. 有统一通俗名称的，尽可能采用通俗名称。如：用"甘油"而不用"丙三醇"。

2. 化学名称比较短的，一般采用化学名称。如：苯甲酸、乙醚等。

3. 化学名称比较长的，可根据实际情况采用下述命名方法：①采用化学基团简缩命名方法。简缩时应考虑与外文名尽量对应，并注意防止所定的名称得出和该药品不同的化学结构。②采用化学基团与音译结合命名方法。如苯巴比妥、苯妥英钠等。③采用化学基团与音译相结合的命名方法。如己烯雌酚等。④采用音译命名方法，在命名时尽量采用较为通俗的文字。如：地塞米松、可待因等。

4. 同类药品应考虑其命名的系统性。如：磺胺类药物，一般用"磺胺××"；抗生素类药物，常用"××霉素"；头孢菌素类药物往往用"头孢××"等。

5. 盐类或酯类药物，将酸名放在前面，碱或醇名放在后面。

6. 季铵类药品命名，除已习用者外，一般应将氯、溴、碘置于"铵"之前。

7. 放射性药品的命名，不必在名称前面加"放射性"三个字，但在其化学名后必须注明放射符号。如：碘 $[^{1}131]$ 化钠。

## 三、无机化学药物的命名

1. 如化学名常用，应尽量采用化学名称。

2. 如化学名不常用，则用通用名称。

3. 酸式盐以"氢"表示，不用"重"字。

4.碱式盐避免用"次"字，因"次"字在化学中另有含义。

5.新的无机化学药品，根据化学命名原则命名。

## 四、中成药的命名

为规范中成药命名，体现中医药特色，原国家食品药品监督管理总局于2017年11月制定颁布了《中成药通用名称命名技术指导原则》。该原则制定的目的是为了加强注册管理，规范中成药的命名，体现中医药特色，尊重文化，继承传统。该指导原则是在既往中药通用名命名的技术要求、原则的基础上，根据中成药命名现状，结合近年来有关中成药命名的研究新进展而制定。

（一）基市原则

**1."科学简明，避免重名"原则**

（1）中成药通用名称应科学、明确、简短、不易产生歧义和误导，避免使用生涩用语。一般字数不超过8个字（民族药除外，可采用约定俗成的汉译名）。

（2）不应采用低俗、迷信用语。

（3）名称中应明确剂型，且剂型应放在名称最后。

（4）名称中除剂型外，不应与已有中成药通用名重复，避免同名异方、同方异名的产生。

**2."规范命名，避免夸大疗效"原则**

（1）一般不应采用人名、地名、企业名称或濒危受保护动、植物名称命名。

（2）不应采用代号、固有特定含义名词的谐音命名。如：×0×、名人名字的谐音等。

（3）不应采用现代医学药理学、解剖学、生理学、病理学或治疗学的相关用语命名。如：癌、消炎、降糖、降压、降脂等。

（4）不应采用夸大、自诩、不切实际的用语。如：强力、速效、御制、秘制以及灵、宝、精等（名称中含药材名全称及中医术语的除外）。

**3."体现传统文化特色"原则**   将传统文化特色赋予中药方剂命名是中医药的文化特色之一，因此，中成药命名可借鉴古方命名充分结合美学观念的优点，使中成药的名称既科学规范，又体现一定的中华传统文化底蕴。但是，名称中所采用的具有文化特色的用语应当具有明确的文献依据或公认的文化渊源，并避免夸大疗效。

（二）单味制剂命名

1.一般应采用中药材、中药饮片、中药有效成分、中药有效部位加剂型命名。如：花蕊石散、丹参口服液、巴戟天寡糖胶囊等。

2.可采用中药有效成分、中药有效部位与功能结合剂型命名。

3.中药材人工制成品的名称应与天然品的名称有所区别，一般不应以"人工××"加剂型命名。

（三）复方制剂命名

中成药复方制剂根据处方组成的不同情况可酌情采用下列方法命名。

1. 采用处方主要药材名称的缩写加剂型命名，但其缩写不能组合成违反其他命名要求的含义。如：香连丸，由木香、黄连组成；桂附地黄丸由肉桂、附子、熟地黄、山药、山茱萸、茯苓、丹皮、泽泻组成；葛根芩连片由葛根、黄芩、黄连、甘草组成。

2. 采用主要功能（只能采用中医术语表述功能，下同）加剂型命名。该类型命名中，可直接以功能命名，如：补中益气合剂、除痰止嗽丸、补心丹、定志丸等；也可采用比喻、双关、借代、对偶等各种修辞手法来表示方剂功能，如：交泰丸、玉女煎、月华丸、玉屏风散等。示例如下：

（1）采用比喻修辞命名，即根据事物的相似点，用具体的、浅显的、熟知的事物来说明抽象的、深奥的、生疏的事物的修辞手法。如：玉屏风散、月华丸等。

玉屏风散："屏风"二字，取其固卫肌表，抵御外邪（风）之义。"玉屏风"之名，以屏风指代人体抵御外界的屏障，具浓郁的传统文化气息，体现了中医形象思维的特质。

月华丸："月华"，古人指月亮或月亮周围的光环。本方能滋阴润肺，治疗肺痨之病。因肺属阴，为五藏之华盖，犹如月亮之光彩华美，故名"月华丸"。

（2）采用双关修辞命名，即在一定的语言环境中，利用词的多义或同音的条件，有意使语句具有双重意义，言在此而意在彼。如：抵当汤等。

抵当汤，由水蛭、虻虫、桃仁、大黄组成。用于下焦蓄血所致之少腹满痛，小便自利，身黄如疸，精神发狂等症。有攻逐蓄血之功。"抵当"可能是主药水蛭之别名，但更多意义上是通"涤荡"，意指此方具有涤荡攻逐瘀血之力。

（3）采用借代修辞命名，即借一物来代替另一物出现，如：更衣丸等。

更衣丸，由朱砂、芦荟组成，取酒和丸，用黄酒冲服，有泻火通便之功，用于治疗肠胃燥结，大便不通，心烦易怒，睡眠不安诸证。"更衣"，古时称大、小便之婉辞，方名更衣。以更衣代如厕，既不失文雅，又明了方义。

（4）采用对偶修辞，即用两个结构相同、字数相等、意义对称的词组或句子来表达相反、相似或相关意思的一种修辞方式。如：泻心导赤散等。

泻心导赤散，功能泻心脾积热，临床常用于治疗心脾积热的口舌生疮。"泻心"与"导赤"是属于对偶中的"正对偶"，前后表达的意思同类或相近，互为补充。

3. 采用药物味数加剂型命名。如：四物汤等。

四物汤，由当归、川芎、白芍、熟地组成，为补血剂的代表方。

4. 采用剂量（入药剂量、方中药物剂量比例、单次剂量）加剂型命名。如：七厘散、六一散等。

七厘散，具有散瘀消肿，定痛止血的功能。本方过服易耗伤正气，不宜大量久服，一般每次只服"七厘"，即以每次用量来命名。

六一散，则由滑石粉、甘草组成，两药剂量比例为 6 ：1，故名。

5. 以药物颜色加剂型命名。以颜色来命名的方剂大多因成品颜色有一定的特征性，给人留下深刻的印象，故据此命名，便于推广与应用，如：桃花汤等。

桃花汤，方中药物组成为赤石脂一斤，干姜一两，粳米一斤，因赤石脂色赤白相间，别名桃花石，煎煮成汤后，其色淡红，鲜艳犹若桃花，故称桃花汤。

6. 以服用时间加剂型命名。如：鸡鸣散等。

鸡鸣散，所谓"鸡鸣"，是指鸡鸣时分，此方须在清晨空腹时服下，故名"鸡鸣散"。

7. 可采用君药或主要药材名称加功能及剂型命名。如：龙胆泻肝丸、当归补血汤等。

龙胆泻肝丸，具有泻肝胆经实火，除下焦湿热之功效。方中君药龙胆草，有泻肝胆实火作用。

当归补血汤，具有补气生血之功效。方中主药当归，有益血和营作用。

8. 可采用药味数与主要药材名称，或者药味数与功能或用法加剂型命名。如：五苓散、三生饮等。

五苓散，方中有猪苓、泽泻、白术、茯苓、桂枝，同时含两个"苓"，故名。

三生饮，方中草乌、厚朴、甘草均生用，不需炮制，甘草生用较为常见，但草乌多炮制后入药，有别于其他方，强调诸药生用，是其特征。

9. 可采用处方来源（不包括朝代）与功能或药名加剂型命名。如：指迷茯苓丸等。

名称中含"茯苓丸"的方剂数量较多。指迷茯苓丸，是指来自于《全生指迷方》的茯苓丸，缀以"指迷"，意在从方剂来源区分之。

10. 可采用功能与药物作用的病位（中医术语）加剂型命名。如：温胆汤、养阴清肺丸、清热泻脾散、清胃散、少腹逐瘀汤、化滞柔肝胶囊等。

11. 可采用主要药材和药引结合并加剂型命名。如：川芎茶调散，以茶水调服，故名。

12. 儿科用药可加该药临床所用的科名，如：小儿消食片等。

13. 可在命名中加该药的用法，如：小儿敷脐止泻散、含化上清片、外用紫金锭等。

14. 在遵照命名原则条件下，命名可体现阴阳五行、古代学术派别思想、古代物品的名称等，以突出中国传统文化特色，如：左金丸、玉泉丸等。

左金丸，有清泻肝火，降逆止呕之功。心属火，肝属木，肺属金，肝位于右而行气于左，肝木得肺金所制则生化正常。清心火以佐肺金而制肝于左，所以名曰"左金丸"。

玉泉丸，有益气养阴，清热生津之效。"玉泉"为泉水之美称，亦指口中舌下两脉之津液。用数味滋阴润燥、益气生津之品组方，服之可使阴津得充，津液自回，口中津津常润，犹如玉泉之水，源源不断，故名"玉泉丸"。

（四）中成药通用名称规范范围

按照《关于发布中成药通用名称命名技术指导原则的通告》（2017年第188号）的要求，对已上市的药品违反命名原则的要进行规范。《总局关于规范已上市中成药通用名称命名的通知》（食药监药化管〔2017〕105号）就已上市中成药通用名称命名规范工作有关要求如下：

1.下列情形的中成药名称必须更名：

（1）明显夸大疗效，误导医生和患者的；

（2）名称不正确、不科学，有低俗用语和迷信色彩的；

（3）处方相同而药品名称不同，药品名称相同或相似而处方不同的。

2. 来源于古代经典名方的各种中成药制剂不予更名。

3. 下列情形的中成药名称尽管与技术指导原则不符，但是这些品种有一定的使用历史，已经形成品牌，公众普遍接受，可不更名：

（1）药品名称有地名、人名、姓氏的；

（2）药品名称中有"宝""精""灵"等的。

（五）中成药通用名称更名的程序

1. 中成药通用名称更名工作由国家药典委员会负责。

2. 由国家药典委员会组织专家审查提出需更名的中成药名单，并公开征求意见。在该名单确定并公布后，列入名单内的中成药均应更名。

3. 更名申请的提出 在需更名的中成药名单公布后2个月内，相关生产企业应以公函形式向国家药典委员会提出拟修改的建议通用名称，并提交相关资料。

（1）按照《中成药通用名称命名技术指导原则》最多提供三个通用名称，按推荐次序排列，并详述命名依据。

（2）出具与国家药品监督管理局政府网站药品数据查询系统中已批准注册的药品名称不重名的检索结果。

（3）涉及多家企业的品种，可由各企业单独提出更名；或协商一致后共同出具公函（加盖各自公章），推举一家企业提出更名。

4. 通用名称的审核、发布

（1）国家药典委员会组织专家审核企业提出的建议通用名称，并公示审核结果。

（2）国家药典委员会组织专家对公示征集到的反馈意见进行研究，并确定更名后的通用名称。

（3）国家药典委员会将审核结果报国家药品监督管理局发布。

（六）过渡期

批准更名之后，给予2年过渡期（以新名称公布之日起计），过渡期内采取新名称后括注老名称的方式，让患者和医生逐步适应。

批准更名之日起30日内，生产企业应向所在地省级药品监管部门备案更名后新的说明书、标签。自备案之日起生产的药品，不得继续使用原说明书、标签。备案前生产的药品，有效期在2年过渡期内的，该药品可以继续使用原说明书、标签至有效期结束；有效期超过2年过渡期的，该药品可以继续使用原说明书、标签至过渡期结束。

## 五、中药材的命名

1. 根据全国多数地区习用的名称命名。

2. 无论药材是全草入药还是某一部位入药，除特殊情况外，一般不写药用部位。

3. 除已习惯采用外，避免使用和药材不一致的名称。

4. 涉及剂型的药材名称，在药名后应加上药用部位。

5. 地区用药习惯不同，品种来源比较复杂的药材，应在命名时使其互相间保持一定联系又相互区别。

6. 新发现的或从国外移植的药材，可结合植物名称命名，尽量使药材名称和植物有所联系。

## 六、各类药物制剂的命名

1. 制剂药名列于前，制剂名列于后。

2. 注明剂型或用途等情况的列于药名前，如灭菌注射用水等。

3. 单一制剂命名，应尽可能与原料药名一致。

4. 复方制剂的命名应以主药前加"复方"二字命名或以几种药简缩命名。前者如复方草珊瑚，其主药为草珊瑚；后者如氨酚待因片，主要成分为乙酰氨基酚和可待因。

## 七、药品商品名称的命名

为了加强药品监督管理，维护公众健康利益，NMPA针对当前社会反映药品名称混乱、一药多名等问题，专门明确了规范药品名称的事项和药品商品名称命名原则。

（一）药品商品名称和通用名称的概念

1. **药品的通用名称**　列入国家药品标准的药品名称为药品的通用名称。已经作为药品通用名称的，该名称不得作为药品商标或商品名使用。

2. **药品的商品名称**　一种药品常有多个厂家生产，许多药品生产企业为了树立自己的品牌，往往给自己的药品注册独特的商品名以示区别，因此，同一药品可以有多个商品名，例如，对乙酰氨基酚复方制剂的商品名就有百服咛、泰诺林、必理通等。

患者在用药时，不论商品名称是什么，都要认准通用名，即药品的法定名称，也就是国家标准规定的药品名称。依据《商标法》规定，通用名不能作为商标或商品名注册，因此，通用名可以帮助识别药品，避免重复用药。《药品管理法》和《药品说明书和标签管理规定》（原国家食品药品监督管理局局令第24号）规定，在药品包装上或药品说明书上应标有药品通用名。药品商品名称不得与通用名称同行书写，其字体和颜色不得比通用名称更突出和显著，其字体以单字面积计不得大于通用名称所用字体的二分之一。

（二）药品名称规范事项

1. 药品必须使用通用名称，其命名应当符合《药品通用名称命名原则》的规定。

2. 药品商品名称不得有夸大宣传、暗示疗效作用。应当符合《药品商品名称命名原则》的规定，并得到国家药品监督管理局批准后方可使用。

3. 药品商品名称的使用范围应严格按照《药品注册管理办法》的规定，除新的化学结构、新的活性成分的药物，以及持有化合物专利的药品外，其他品种一律不得使用商品名称。

同一药品生产企业生产的同一药品，成分相同但剂型或规格不同的，应当使用同一商品名称。

4. 药品广告宣传中不得单独使用商品名称，也不得使用未经批准作为商品名称使用的文字型商标。

5. 自2006年6月1日起，新注册的药品，其名称和商标的使用应当符合《药品说明书和标签管理规定》的要求。对已受理但不符合要求的商品名称的申请将不予批准。药品商品名称的使用范围应严格按照《药品注册管理办法》的规定，除新的化学结构、新的活性成分的药物，以及持有化合物专利的药品外，其他品种一律不得使用商品名称。同一药品生产企业生产的同一药品，成份相同但剂型或规格不同的，应当使用同一商品名称。

（三）药品商品名称命名原则

1. 由汉字组成，不得使用图形、字母、数字、符号等标志。

2. 不得使用《中华人民共和国商标法》规定不得使用的文字。

3. 不得使用以下文字：

①扩大或者暗示药品疗效的；

②表示治疗部位的；

③直接表示药品的剂型、质量、原料、功能、用途及其他特点的；

④直接表示使用对象特点的；

⑤涉及药理学、解剖学、生理学、病理学或者治疗学的；

⑥使用国际非专利药名（INN）的中文译名及其主要字词的；

⑦引用与药品通用名称音似或者形似的；

⑧引用药品习用名称或者曾用名称的；

⑨与他人使用的商品名称相同或者相似的；

⑩人名、地名、药品生产企业名称或者其他有特定含义的词汇。

## 八、药品广告规范使用药品名称

1. 药品商品名称不得单独进行广告宣传。在文字广告以及电视广告的画面中，使用药品商品名称的，必须同时出现药品通用名称。

2. 药品广告中不得使用未经注册的商标；不得以产品注册商标代替药品名称进行宣传（经批准的作为药品商品名称使用的文字型注册商标除外）。在药品广告中宣传注册商标的，必须同时使用药品通用名称。

3. 在文字广告以及电视广告的画面中，药品商品名称的字体以单字面积计，不得大于药品通用名称所用字体的1/2，药品通用名称的字体和颜色必须清晰可辨；产品文字型注册商标的字体以单字面积计算不得大于通用名称所用字体的1/4。

## 练习题

### 一、单项选择题

1.《药品注册管理办法》不适用于（　　）
   A. 药物临床试验申请　　　　　　B. 药品生产申请
   C. 药品进口申请　　　　　　　　D. 药品抽查性检验

2. 下列与药品注册管理无关的药品监督管理部门或技术机构是（　　）
   A. 国家药品监督管理局　　　　　B. 省级药品监督管理部门
   C. 药品评价中心　　　　　　　　D. 药品审评中心

3. 新药注册的"两报两批"是指（　　）
   A. 药物临床前研究申报与审批、药物非临床研究申报与审批
   B. 药物临床前研究申报与审批、药物临床研究申报与审批
   C. 药物非临床研究申报与审批、药物临床研究申报与审批
   D. 药物临床研究申报与审批、药品生产上市申报与审批

4. 对获得生产或销售含有新型化学药品许可的生产者、销售者提交的自行取得的未披露数据，国家药品监督管理局对未经同意使用其未披露数据的申请不予批准的时限是（　　）
   A. 从申请之日起5年　　　　　　B. 从申请之日起6年
   C. 从批准之日起5年　　　　　　D. 从批准之日起6年

5.《药品注册管理办法》规定，生产国家药品监督管理部门已批准上市的已有国家标准的生物制品的注册申请按（　　）程序办理
   A. 新药申请　　　　　　　　　　B. 仿制药申请
   C. 进口药品申请　　　　　　　　D. 补充申请

6.《药物非临床研究质量管理规范》缩写是（　　）

  A. GLP      B.GCP      C.GMP      D.GSP

7. 国家药品监督管理局食品药品审核查验中心具体负责组织开展中药、生物制品注册现场检查及生产环节的有因检查的是（   ）

  A. 检查一处     B. 检查二处     C. 检查三处     D. 检查四处

8. 2016年3月4日，原国家食品药品监管总局发布了《化学药品注册分类改革工作方案》。为鼓励新药创制，严格审评审批，提高药品质量，促进产业升级，对化学药品注册分类进行改革。化学药品注册分类调整为（   ）个类别

  A. 3       B. 4       C. 5       D. 6

9. 以下关于有机化学药物的命名的说法，不正确的是（   ）

  A. 有统一的通俗名称的，尽可能采用通俗名称

  B. 化学名称比较短的，一般采用化学名称

  C. 同类药品应考虑其命名的系统性

  D. 盐类或酯类药物，将酸名放在后面，碱或醇名放在前面

10. 以下关于药物制剂的命名，正确的是（   ）

  A. 制剂名列于前，制剂药名列于后

  B. 注明剂型或用途等情况的列于药名后

  C. 单一制剂命名，不需要与原料药名一致

  D. 复方制剂的命名应以主药前加"复方"二字命名或以几种药简缩命名

## 二、问答题

11. 简述药品注册的概念和药品注册申请的类型。

12.《中成药通用名称命名技术指导原则》规定的基本原则有哪些？

13. 简述化学药品注册新的分类情形？

# 第三章　药物临床前研究

新药研发过程通常包括临床前研究、临床研究和生产上市后续工作三阶段。药物的上市前研究包括临床前研究和临床试验（图3-1）。

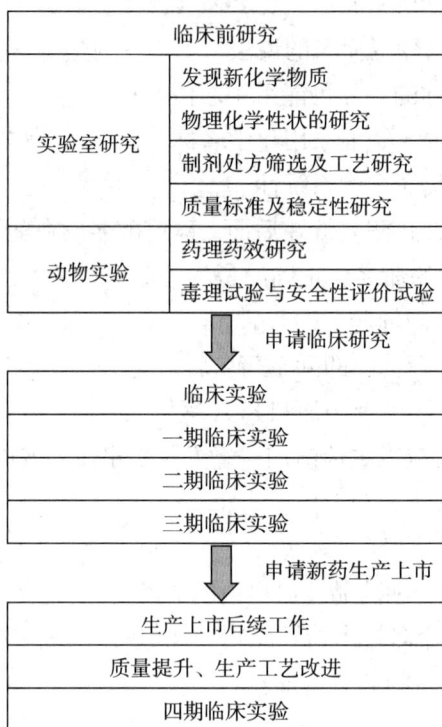

| 临床前研究 |  |
| --- | --- |
| 实验室研究 | 发现新化学物质 |
|  | 物理化学性状的研究 |
|  | 制剂处方筛选及工艺研究 |
|  | 质量标准及稳定性研究 |
| 动物实验 | 药理药效研究 |
|  | 毒理试验与安全性评价试验 |

申请临床研究

| 临床实验 |
| --- |
| 一期临床实验 |
| 二期临床实验 |
| 三期临床实验 |

申请新药生产上市

| 生产上市后续工作 |
| --- |
| 质量提升、生产工艺改进 |
| 四期临床实验 |

图 3-1　新药研究开发的主要阶段

## 第一节　药物的临床前研究

《药品注册管理办法》第21条规定："为申请药品注册而进行的药物临床前研究，包括药物的合成工艺、提取方法、理化性质及纯度、剂型选择、处方筛选、制备工艺、检验方法、质量指标、稳定性、药理、毒理、动物药代动力学研究等。中药制剂还包括原药材的来源、加工及炮制等的研究；生物制品还包括菌毒种、细胞株、生物组织等起始原材料的来源、质量标准、保存条件、生物学特征、遗传稳定性及免疫学的研究等。"

临床前研究内容主要包括：

1. **文献研究**　包括药品名称和命名依据，立题目的与依据。

2. **药学研究**　包括原料药工艺研究，制剂处方及工艺研究，确证化学结构或组分的试验，药品质量试验，药品标准起草及说明，样品检验，辅料，稳定性试验，包装材料和容器有关试验等。

3. **药理毒理研究**　包括一般药理试验，主要药效学试验，急性毒性试验，长期毒性试验，过敏性、溶血性和局部刺激性试验，致突变试验，生殖毒性试验，致癌毒性试验，依赖性试验，动物药代动力学试验等。

药物临床前研究中的安全性评价研究必须执行《药物非临床研究质量管理规范》（Good Laboratory Practice，GLP）。非临床安全性评价研究，系指为评价药物安全性，在实验室条件下用实验系统进行的试验，包括安全药理学试验、单次给药毒性试验、重复给药毒性试验、生殖毒性试验、遗传毒性试验、致癌性试验、局部毒性试验、免疫原性试验、依赖性试验、毒代动力学试验以及与评价药物安全性有关的其他试验。

## 一、药学研究

1.**选题立项**　药品研发选题应是在国内用药需求的社会调研与国外有关文献及信息调研的基础上，参照下列原则选择新药品种：①市场前景好，在疗效、安全性或使用方法及用药覆盖面等方面有独特之处，并具备开发前景；②所用原料及化学试剂国内均能自给，临床用药剂量小，销售时附加值高，提取、合成技术水平高；③专利或行政保护过期或即将到期，或是未在我国申请专利保护，不侵犯知识产权；④适合企业产品结构，能够为形成系列产品发挥合力。

2.**药物化学研究**　药物化学研究是药品研究开发的首要任务，包括药物的理化性质、工艺流程等项研究。

（1）理化性质　①性状，包含药物的色、味、嗅、外观等。药品的颜色、味道、气味、呈现的几何形状，往往与其化学结构有一定关系；②分子式、结构式或组分的确定。在报批新原料药时，要确定新药的分子结构式，有些还要确定同分异构体、立体构型、同构异晶等情况。③理化常数，如溶解度、解离度、PH等。药物的理化性质在一定程度上决定着药物的吸收、分布，影响着药物的使用和疗效。

（2）工艺流程　新药的制备应尽可能选择工艺简单、原材料易得、设备要求不高且经济实惠、产品安全性和有效性好、获利较大的工艺流程；尽可能避免使用有毒物质和高温高压的工艺流程。改变生产工艺时，必须重新报批，并提供确切的理由和实验数据。报审工艺流程的要求包括：化学原料的规格、制备路线、反应条件、生产工艺、精制方法；抗生素的菌种、培养基；动植物原料来源、药品或提取部位；制剂的处方、工艺条件和精制过程；复方制剂处方的依据，辅料规格、标准、来源，有关文献及参考资料等。

3.**药品质量标准的研究**　药品质量的内涵包括三个方面：真伪、纯度、品质优良度。三者的集中表现，是使用过程中的有效性和安全性。

药品质量的优劣会直接影响临床用药的安全和有效。但如何判断某一药品质量的高低优劣，这就要靠药品的质量标准。药品质量标准应力求确保药品安全有效，应结合实验研究、临床实践和生产实际制定或修订。要从生产流程中摸清影响质量的因素，当生产工艺路线改变，或所用试剂、原辅材料改变时，则药品质量标准必须重新修订，按补充资料重新申报。

**4. 药物剂型研究** 药物效用不仅取决于其化学结构，药物的剂型也能影响药物的疗效。药物剂型的确立，取决于药物的作用部位、药物性质、生物利用度、药物作用和持续时间、给药途径等因素。①作用部位：选用何种剂型，关键要看它作用于什么部位，应尽可能采取便于用药部位吸收的剂型；②药物性质：根据药物性质制定合适的剂型；③生物利用度：当药物生物利用度发生变异，导致药理效应和毒性反应差异较大时，应适当考虑控制剂型；④给药途径：最好是患者乐于接受的给药途径。

（1）剂型与疗效的关系 药品的剂型不仅对药效有所影响，某些剂型甚至能完全改变该药的作用。剂型与疗效的关系表现为：①同一种药物的剂型不同，其药效、药效作用的强度和速度、不良反应都会不同；②同一药物制成同一剂型，若其制备工艺不同，疗效也会出现差别。

（2）药物剂型的安全性试验 安全性试验也就是制剂质量检查，制剂的安全性包括刺激性试验、溶血试验、过敏试验等。①刺激性试验主要考察制剂对组织是否引发红肿、充血、变性、坏死等刺激性症状，并视其刺激症状程度来判断局部毒性的大小，为选择合理给药方法提供参考；②溶血试验主要用来检查注射剂中化学物质如胆酸盐、皂式等对血液中红细胞的破坏溶解程度，以便在制剂制备中对这些化学物质的含量加以限制，从而保证用药安全；③过敏试验主要观测生物制剂中的脏器制剂、某些中草药注射剂、生化制品中某些抗生素的致敏性。

（3）制剂的稳定性试验 药物制剂的稳定性是药物质量的主要指标之一。制剂稳定性主要分为化学稳定性、物理稳定性和生物稳定性三种。化学稳定性是指药物由于水解、氧化等化学降解反应，使药物含量（或效价）、色泽发生变化，如片剂糖衣褪色、注射剂颜色变黄等；物理稳定性方面，如乳剂分层、粉剂固结、胶体制剂老化等，主要是制剂的物理性能发生变化；生物稳定性是指制剂由于受微生物的污染而变质、腐败。制剂稳定性试验常用方法是在接近药品实际贮存条件下留样观察，定期观测其色泽、含量变化等，得出失效时间。

## 二、药理、毒理学研究

**1. 药理学研究** 药理学研究包括药物效应动力学研究和药物代谢动力学研究。

（1）药物效应动力学（Pharmacodynamics，简称药效学） 药效学研究的主要内容是指对该药基本药理作用的观测和对其作用机制的探讨。它包括主要药效研究、一般药理研究和有关复方制剂的研究三个方面。

①主要药效研究：是指主要研究药物对机体（病原体）的作用，以阐明药物的治疗作用和构效关系。其目的是为药物的临床适应证提供依据。

主要药效学研究应根据药物的不同药理作用，按该类型药物评价药效的研究方法和判断标准进行。其具体原则是：主要药效作用应当根据体内外两种以上试验方法获得证明，其中一种必须是整体的正常动物或动物病理模型（根据被试药物可能具有的药效作用而定）；各项试验均应有空白对照和已知药品对照，药理试验结果需经统计学处理；应有两种以上剂量及给药方法，溶于水的药物应作静脉注射。

②一般药理研究：具有各种药理作用的药物，都要用产生主要药效作用的剂量与给药途径（溶于水的物质应作静脉注射），对清醒或麻醉动物进行神经系统、心血管系统、呼吸系统做一般药理研究。

③复方制剂中多种组分对药效或毒副影响的研究：西药复方制剂及中西药复方制剂应与该制剂中起主要作用的组分进行对比试验，以发现组分间的任何协同或拮抗作用，要有资料证明复方制剂在药效或毒副作用等方面具有一定的优点。

药效学研究的基本方法概括起来分为综合法和分析法。随着科学技术的发展，现已发展到细胞水平和分子水平的研究阶段。

（2）药物代谢动力学（Pharmacokinetics，简称药动学） 主要研究机体（病原体）对药物的反作用，即药物在体内的量变规律，包括机体对药物的吸收速率、吸收程度，药物在体内重要器官的分布、维持情况以及代谢、排泄的速率和程度等。它包括：①药物的吸收部位和速度；②药物在主要器官和组织的分布及其持续时间；③药物的生物转化类型；④药物的排泄途径和速度；⑤药动学数学模型及主要参数，包括：数学模型、清除率、表面分布容积、血药浓度、吸收速度率常数和清除速度率常数等。

药动学研究的目的在于为临床药代动力学研究提供药品的生物利用度、体内半衰期、血药浓度、特殊亲和作用、蓄积作用等资料。

**2. 毒理学研究** 毒理学研究主要包括以下内容：

（1）全身用药的毒性试验 ①急性毒性试验：观察一次给药后动物所产生的毒性反应，并测定其半数致死量（$LD_{50}$）。要用两种以上给药途径（包括推荐临床研究的给药途径，溶于水的药物应当测定静脉注射的$LD_{50}$）。给药后至少观察7天，观察到动物有毒性反应进行肉眼尸检，记录所有病变。存活24小时或更长时间的处理动物，当尸检发现有病变组织时，对该组织应进行镜检；②长期毒性试验：观察动物因连续用药而产生的毒性反应、中毒时首先出现的症状及停药后组织和功能损害的发展和恢复情况。

（2）局部用药的毒性试验 局部用药（如呼吸道吸入药以及黏膜、皮肤用药等），大都可以被吸收。因此，局部用药应先进行局部吸收试验，根据药物从局部吸收的程度，考虑进行全身性用药的各项试验。根据用药方法，对用药部位要进行局部刺激性试验，用肉眼观察及组织切片的镜检，测试刺激性（即炎症）的发展和恢复情况。①皮肤用药：进行完整和破损皮肤的毒性试验以及皮肤致敏试验，除婴儿皮肤用药应当用刚成年动物外，其余均用成年动物；②滴鼻剂和吸入剂：进行呼吸道（包括肺部）的局部刺激性和毒性试验；③滴眼剂：观察对眼结合膜和眼球的刺激作用；④局部作用于直肠、阴道的制剂：进行作用部位的刺激及局部毒性试验。

（3）特殊毒理研究　①致突变试验：根据受试品的化学结构、理化性质及对遗传物质作用终点（基因突变和染色体畸变）的不同。新药必须做微生物回复突变试验、哺乳动物培养细胞染色体畸变试验和体内试验；②生殖毒性试验：所用药物至少应有2~3种剂量并设对照组，高剂量可产生轻度毒性反应，低剂量应为拟议中的治疗量的某些倍量。给药途径原则上与推荐临床应用的给药途径相同，口服制剂应用灌胃法；③致癌试验：在选择动物的种和系时，应考虑其对感染疾患的抵抗性、寿命、自发肿瘤的频度及对致癌物的敏感性。同一药物的致癌性预备试验及致癌试验应该用同一饲养场饲养的同一种和系的动物。啮齿动物的给药时间，最好在断奶后尽早开始。

（4）药物依赖性试验　新药研究中属于下列情况之一者需要做药物依赖性试验：①与已知人体对其有依赖性作用的药物的化学结构有关的新药；②作用于中枢神经系统的新药如镇痛药、抑制药、兴奋药。

**3. 药物评价**　药物评价主要是对药物的安全性和有效性进行评价，是药品注册审批的基础和依据。

（1）安全性评价　药品的安全性至今还没有一个法定的绝对标准。较有参考价值的是：①按照最敏感动物半数致死量（$LD_{50}$）的1/6~1/12量作为安全剂量；②按照动物半数致死量与动物半数有效量的比率即治疗比率作为安全指标；③按照基本无害量（$LD_5$）与基本有效量（$ED_{95}$）的比率作为安全治疗指数；④按照狗的最小有效量（$ED_{95}$）作为人用参考剂量（按公斤计算）。这些参考指标，决不能当作计算药物安全性的固定公式。因为人与动物种属不同，对药物的反应也不相同。一种新药，只有经过毒理学的全面试验、严格的临床试验，甚至上市后观察，才能肯定其安全性。

（2）有效性评价　主要是通过药效学与药代动力学的研究进行评价。

# 第二节　药物非临床研究质量管理规范

为了确保新药的安全性，并和国际上新药管理接轨，国家依法推进药品非临床研究质量管理规范和药品临床试验质量管理规范。这是推动我国新药研究与开发走向规范化、科学化、国际化的重要举措。

## 一、药物非临床研究质量管理规范

"药物非临床研究质量管理规范"的英文是Good Laboratory Practice for non-clinical Laboratory studies，简称GLP。

（一）实施GLP的国内外现状及其重要意义

自20世纪60年代发生"反应停"等多起药害事件以后，人们对新药的安全性日益重视，世界各国都广泛开展药物毒理学研究。大家从药害事件惨痛的教训中认识到，药物毒性试验的质量是保证新药安全性的关键。20世纪70年代初，在对新药临床前毒性试验情况全面调查的基础上，为了制止毒性试验中存在的严重缺陷和不良后果，美国国会于1979年通过了GLP；并规定FDA负责对毒性试验研究机构进行认证。新药临床前毒性试验研究必须在经过认证的GLP实验机构进行，所有申报新药的资料必须来自符合GLP规范的实验室，由质控单位签字保证，否则不予受理。

美国颁布GLP后引起许多国家的高度重视，为了确保新药的安全性，增强本国新药在药品国际贸易中的竞争力，加强新药研究开发方面的国际合作，北欧、西欧、日本及联合国的经济合作与发展组织（OECD），先后制定了该国或该组织的GLP规范，其内容基本一致。GLP成为国与国之间相互认可新药的一种规范，同时它也成为少数实力较强国家垄断新药研究开发的手段和体系。GLP在各地区的发布时间分别是：OECD 1981年；日本1982年；瑞士1983年；瑞典1985年；挪威1988年。

我国原国家科委1993年发布了《药品非临床研究质量管理规定（试行）》，自1994年1月1日起施行。1994年，原国家科委经过论证后，启动了由军事医学科学院药物毒物研究所、上海医药工业研究院、原卫生部药品生物制品研究所三个单位筹建GLP中心。1997年，又启动了由广州医工所承担的以大动物安全评价为主的GLP实验室、由浙江省医学科学院承担的以皮肤毒理、缓释制剂毒理、毒代动力学为主的GLP实验室和以沈阳药科大学和化工研究院联合承担的以小动物为主的GLP实验室。迄今为止，各中心都参照国家GLP的规定相继建立起自己的一套管理规范，如质量保证部门的建立、标准操作规程（Standard Operation Procedures，SOPs）的制定、相关人员的培训等等，加强了实验动物的规范化管理和使用，使新药安全性评价工作的质量和水平有了较大提高，但距国际标准尚有较大差距。

我国自2003年组建原国家食品药品监督管理局以后，为了提高药品非临床研究质量，确保实验材料的真实性和可靠性，确保受试者用药安全，原国家食品药品监督管理局对试行的《药品非临床研究质量管理规范》（1999年11月1日起试行），进一步修订为《药物非临床研究质量管理规范》，自2003年9月1日起施行。

随着我国药物非临床安全性评价研究能力的不断提升和评价数量的快速增长，以及药物非临床研究领域新概念的产生和新技术的应用，药物非临床研究质量管理规范的内容需要进一步调整和细化，以适应行业发展和监管工作的需要。为进一步贯彻落实《国务院关于改革药品医疗器械审评审批制度的意见》（国发〔2015〕44号），满足药物非临床安全性评价研究发展的需要，参考国际通行做法，原国家食品药品监督管理总局组织修订了《药物非临床研究质量管理规范》（以下简称《规范》），自2017年9月1日起施行。

### （二）我国GLP的主要内容

## 药物非临床研究质量管理规范
### 第一章　总　则

**第一条**　为保证药物非临床安全性评价研究的质量，保障公众用药安全，根据《中华人民共和国药品管理法》《中华人民共和国药品管理法实施条例》，制定本规范。

**第二条**　本规范适用于为申请药品注册而进行的药物非临床安全性评价研究。药物非临床安全性评价研究的相关活动应当遵守本规范。以注册为目的的其他药物临床前相关研究活动参照本规范执行。

**第三条**　药物非临床安全性评价研究是药物研发的基础性工作，应当确保行为规范，数据真实、准确、完整。

### 第二章　术语及其定义

**第四条**　本规范下列术语的含义是：

（一）非临床研究质量管理规范，指有关非临床安全性评价研究机构运行管理和非临床安全性评价研究项目试验方案设计、组织实施、执行、检查、记录、存档和报告等全过程的质量管理要求。

（二）非临床安全性评价研究，指为评价药物安全性，在实验室条件下用实验系统进行的试验，包括安全药理学试验、单次给药毒性试验、重复给药毒性试验、生殖毒性试验、遗传毒性试验、致癌性试验、局部毒性试验、免疫原性试验、依赖性试验、毒代动力学试验以及与评价药物安全性有关的其他试验。

（三）非临床安全性评价研究机构（以下简称研究机构），指具备开展非临床安全性评价研究的人员、设施设备及质量管理体系等条件，从事药物非临床安全性评价研究的单位。

（四）多场所研究，指在不同研究机构或者同一研究机构中不同场所内共同实施完成的研究项目。该类研究项目只有一个试验方案、专题负责人，形成一个总结报告，专题负责人和实验系统所处的研究机构或者场所为"主研究场所"，其他负责实施研究工作的研究机构或者场所为"分研究场所"。

（五）机构负责人，指按照本规范的要求全面负责某一研究机构的组织和运行管理的人员。

（六）专题负责人，指全面负责组织实施非临床安全性评价研究中某项试验的人员。

（七）主要研究者，指在多场所研究中，代表专题负责人在分研究场所实施试验的人员。

（八）委托方，指委托研究机构进行非临床安全性评价研究的单位或者个人。

（九）质量保证部门，指研究机构内履行有关非临床安全性评价研究工作质量保证职能的部门，负责对每项研究及相关的设施、设备、人员、方法、操作和记录等进行检查，以保证研究工作符合本规范的要求。

（十）标准操作规程，指描述研究机构运行管理以及试验操作的程序性文件。

（十一）主计划表，指在研究机构内帮助掌握工作量和跟踪研究进程的信息汇总。

（十二）试验方案，指详细描述研究目的及试验设计的文件，包括其变更文件。

（十三）试验方案变更，指在试验方案批准之后，针对试验方案的内容所做的修改。

（十四）偏离，指非故意的或者由不可预见的因素导致的不符合试验方案或者标准操作规程要求的情况。

（十五）实验系统，指用于非临床安全性评价研究的动物、植物、微生物以及器官、组织、细胞、基因等。

（十六）受试物/供试品，指通过非临床研究进行安全性评价的物质。

（十七）对照品，指与受试物进行比较的物质。

（十八）溶媒，指用以混合、分散或者溶解受试物、对照品，以便将其给予实验系统的媒介物质。

（十九）批号，指用于识别"批"的一组数字或者字母加数字，以保证受试物或者对照品的可追溯性。

（二十）原始数据，指在第一时间获得的，记载研究工作的原始记录和有关文书或者材料，或者经核实的副本，包括工作记录、各种照片、缩微胶片、计算机打印资料、磁性载体、仪器设备记录的数据等。

（二十一）标本，指来源于实验系统，用于分析、测定或者保存的材料。

（二十二）研究开始日期，指专题负责人签字批准试验方案的日期。

（二十三）研究完成日期，指专题负责人签字批准总结报告的日期。

（二十四）计算机化系统，指由计算机控制的一组硬件与软件，共同执行一个或者一组特定的功能。

（二十五）验证，指证明某流程能够持续满足预期目的和质量属性的活动。

（二十六）电子数据，指任何以电子形式表现的文本、图表、数据、声音、图像等信息，由计算机化系统来完成其建立、修改、备份、维护、归档、检索或者分发。

（二十七）电子签名，指用于代替手写签名的一组计算机代码，与手写签名具有相同的法律效力。

（二十八）稽查轨迹，指按照时间顺序对系统活动进行连续记录，该记录足以重建、回顾、检查系统活动的过程，以便于掌握可能影响最终结果的活动及操作环境的改变。

（二十九）同行评议，指为保证数据质量而采用的一种复核程序，由同一领域的其他专家学者对研究者的研究计划或者结果进行评审。

## 第三章 组织机构和人员

**第五条** 研究机构应当建立完善的组织管理体系，配备机构负责人、质量保证部门和相应的工作人员。

**第六条** 研究机构的工作人员至少应当符合下列要求：

（一）接受过与其工作相关的教育或者专业培训，具备所承担工作需要的知识、工作经验和业务能力；

（二）掌握本规范中与其工作相关的要求，并严格执行；

（三）严格执行与所承担工作有关的标准操作规程，对研究中发生的偏离标准操作规程的情况应当及时记录并向专题负责人或者主要研究者书面报告；

（四）严格执行试验方案的要求，及时、准确、清楚地记录原始数据，并对原始数据的质量负责，对研究中发生的偏离试验方案的情况应当及时记录并向专题负责人或者主要研究者书面报告；

（五）根据工作岗位的需要采取必要的防护措施，最大限度地降低工作人员的安全风险，同时确保受试物、对照品和实验系统不受化学性、生物性或者放射性污染；

（六）定期进行体检，出现健康问题时，为确保研究的质量，应当避免参与可能影响研究的工作。

**第七条**　机构负责人全面负责本研究机构的运行管理，至少应当履行以下职责：

（一）确保研究机构的运行管理符合本规范的要求；

（二）确保研究机构具有足够数量、具备资质的人员，以及符合本规范要求的设施、仪器设备及材料，以保证研究项目及时、正常地运行；

（三）确保建立工作人员的教育背景、工作经历、培训情况、岗位描述等资料，并归档保存、及时更新；

（四）确保工作人员清楚地理解自己的职责及所承担的工作内容，如有必要应当提供与这些工作相关的培训；

（五）确保建立适当的、符合技术要求的标准操作规程，并确保工作人员严格遵守标准操作规程，所有新建和修改后的标准操作规程需经机构负责人签字批准方可生效，其原始文件作为档案进行保存；

（六）确保在研究机构内制定质量保证计划，由独立的质量保证人员执行，并确保其按照本规范的要求履行质量保证职责；

（七）确保制定主计划表并及时进行更新，确保定期对主计划表归档保存，主计划表应当至少包括研究名称或者代号、受试物名称或者代号、实验系统、研究类型、研究开始时间、研究状态、专题负责人姓名、委托方，涉及多场所研究时，还应当包括分研究场所及主要研究者的信息，以便掌握研究机构内所有非临床安全性评价研究工作的进展及资源分配情况；

（八）确保在研究开始前为每个试验指定一名具有适当资质、经验和培训经历的专题负责人，专题负责人的更换应当按照规定的程序进行并予以记录；

（九）作为分研究场所的机构负责人，在多场所研究的情况下，应当指定一名具有适当资质、经验和培训经历的主要研究者负责相应的试验工作，主要研究者的更换应当按照规定的程序进行并予以记录；

（十）确保质量保证部门的报告被及时处理，并采取必要的纠正、预防措施；

（十一）确保受试物、对照品具备必要的质量特性信息，并指定专人负责受试物、对照品的管理；

（十二）指定专人负责档案的管理；

（十三）确保计算机化系统适用于其使用目的，并且按照本规范的要求进行验证、使用和维护；

（十四）确保研究机构根据研究需要参加必要的检测实验室能力验证和比对活动；

（十五）与委托方签订书面合同，明确各方职责；

（十六）在多场所研究中，分研究场所的机构负责人，应履行以上所述除第（八）项要求之外的所有责任。

**第八条**　研究机构应当设立独立的质量保证部门负责检查本规范的执行情况，以保证研究的运行管理符合本规范要求。

质量保证人员的职责至少应当包括以下几个方面：

（一）保存正在实施中的研究的试验方案及试验方案修改的副本、现行标准操作规程的副本，并及时获得主计划表的副本；

（二）审查试验方案是否符合本规范的要求，审查工作应当记录归档；

（三）根据研究的内容和持续时间制定检查计划，对每项研究实施检查，以确认所有研究均按照本规范的要求进行，并记录检查的内容、发现的问题、提出的建议等；

（四）定期检查研究机构的运行管理状况，以确认研究机构的工作按照本规范的要求进行；

（五）对检查中发现的任何问题、提出的建议应当跟踪检查并核实整改结果；

（六）以书面形式及时向机构负责人或者专题负责人报告检查结果，对于多场所研究，分研究场所的质量保证人员需将检查结果报告给其研究机构内的主要研究者和机构负责人，以及主研究场所的机构负责人、专题负责人和质量保证人员；

（七）审查总结报告，签署质量保证声明，明确陈述检查的内容和检查时间，以及检查结果报告给机构负责人、专题负责人、主要研究者（多场所研究情况下）的日期，以确认其准确完整地描述了研究的方法、程序、结果，真实全面地反映研究的原始数据；

（八）审核研究机构内所有现行标准操作规程，参与标准操作规程的制定和修改。

**第九条**　专题负责人对研究的执行和总结报告负责，其职责至少应当包括以下方面：

（一）以签署姓名和日期的方式批准试验方案和试验方案变更，并确保质量保证人员、试验人员及时获得试验方案和试验方案变更的副本；

（二）及时提出修订、补充标准操作规程相关的建议；

（三）确保试验人员了解试验方案和试验方案变更、掌握相应标准操作规程的内容，并遵守其要求，确保及时记录研究中发生的任何偏离试验方案或者标准操作规程的情况，并评估这些情况对研究数据的质量和完整性造成的影响，必要时应当采取纠正措施；

（四）掌握研究工作的进展，确保及时、准确、完整地记录原始数据；

（五）及时处理质量保证部门提出的问题，确保研究工作符合本规范的要求；

（六）确保研究中所使用的仪器设备、计算机化系统得到确认或者验证，且处于适用状态；

（七）确保研究中给予实验系统的受试物、对照品制剂得到充分的检测，以保证其稳定性、浓度或者均一性符合研究要求；

（八）确保总结报告真实、完整地反映了原始数据，并在总结报告中签署姓名和日期予以批准；

（九）确保试验方案、总结报告、原始数据、标本、受试物或者对照品的留样样品等所有与研究相关的材料完整地归档保存；

（十）在多场所研究中，确保试验方案和总结报告中明确说明研究所涉及的主要研究者、主研究场所、分研究场所分别承担的任务；

（十一）多场所研究中，确保主要研究者所承担部分的试验工作符合本规范的要求。

## 第四章 设 施

**第十条** 研究机构应当根据所从事的非临床安全性评价研究的需要建立相应的设施，并确保设施的环境条件满足工作的需要。各种设施应当布局合理、运转正常，并具有必要的功能划分和区隔，有效地避免可能对研究造成的干扰。

**第十一条** 具备能够满足研究需要的动物设施，并能根据需要调控温度、湿度、空气洁净度、通风和照明等环境条件。动物设施的条件应当与所使用的实验动物级别相符，其布局应当合理，避免实验系统、受试物、废弃物等之间发生相互污染。

动物设施应当符合以下要求：

（一）不同种属实验动物能够得到有效的隔离；

（二）同一种属不同研究的实验动物应能够得到有效的隔离，防止不同的受试物、对照品之间可能产生的交叉干扰；

（三）具备实验动物的检疫和患病实验动物的隔离、治疗设施；

（四）当受试物或者对照品含有挥发性、放射性或者生物危害性等物质时，研究机构应当为此研究提供单独的、有效隔离的动物设施，以避免对其他研究造成不利的影响；

（五）具备清洗消毒设施；

（六）具备饲料、垫料、笼具及其他实验用品的存放设施，易腐败变质的用品应当有适当的保管措施。

**第十二条** 与受试物和对照品相关的设施应当符合以下要求：

（一）具备受试物和对照品的接收、保管、配制及配制后制剂保管的独立房间或者区域，并采取必要的隔离措施，以避免受试物和对照品发生交叉污染或者相互混淆，相关的设施应当满足不同受试物、对照品对于贮藏温度、湿度、光照等环境条件的要求，以确保受试物和对照品在有效期内保持稳定；

（二）受试物和对照品及其制剂的保管区域与实验系统所在的区域应当有效地隔离，以防止其对研究产生不利的影响；

（三）受试物和对照品及其制剂的保管区域应当有必要的安全措施，以确保受试物和对照品及其制剂在贮藏保管期间的安全。

**第十三条**　档案保管的设施应当符合以下要求：

（一）防止未经授权批准的人员接触档案；

（二）计算机化的档案设施具备阻止未经授权访问和病毒防护等安全措施；

（三）根据档案贮藏条件的需要配备必要的设备，有效地控制火、水、虫、鼠、电力中断等危害因素；

（四）对于有特定环境条件调控要求的档案保管设施，进行充分的监测。

**第十四条**　研究机构应当具备收集和处置实验废弃物的设施；对不在研究机构内处置的废弃物，应当具备暂存或者转运的条件。

## 第五章　仪器设备和实验材料

**第十五条**　研究机构应当根据研究工作的需要配备相应的仪器设备，其性能应当满足使用目的，放置地点合理，并定期进行清洁、保养、测试、校准、确认或者验证等，以确保其性能符合要求。

**第十六条**　用于数据采集、传输、储存、处理、归档等的计算机化系统（或者包含有计算机系统的设备）应当进行验证。计算机化系统所产生的电子数据应当有保存完整的稽查轨迹和电子签名，以确保数据的完整性和有效性。

**第十七条**　对于仪器设备，应当有标准操作规程详细说明各仪器设备的使用与管理要求，对仪器设备的使用、清洁、保养、测试、校准、确认或者验证以及维修等应当予以详细记录并归档保存。

**第十八条**　受试物和对照品的使用和管理应当符合下列要求：

（一）受试物和对照品应当有专人保管，有完善的接收、登记和分发的手续，每一批的受试物和对照品的批号、稳定性、含量或者浓度、纯度及其他理化性质应当有记录，对照品为市售商品时，可使用其标签或者说明书内容；

（二）受试物和对照品的贮存保管条件应当符合其特定的要求，贮存的容器在保管、分发、使用时应当有标签，标明品名、缩写名、代号或者化学文摘登记号（CAS）、批号、浓度或者含量、有效期和贮存条件等信息；

（三）受试物和对照品在分发过程中应当避免污染或者变质，并记录分发、归还的日期和数量；

（四）当受试物和对照品需要与溶媒混合时，应当进行稳定性分析，确保受试物和对照品制剂处于稳定状态，并定期测定混合物制剂中受试物和对照品的浓度、均一性；

（五）试验持续时间超过四周的研究，所使用的每一个批号的受试物和对照品均应当留取足够的样本，以备重新分析的需要，并在研究完成后作为档案予以归档保存。

**第十九条** 实验室的试剂和溶液等均应当贴有标签，标明品名、浓度、贮存条件、配制日期及有效期等。研究中不得使用变质或者过期的试剂和溶液。

## 第六章 实验系统

**第二十条** 实验动物的管理应当符合下列要求：

（一）实验动物的使用应当关注动物福利，遵循"减少、替代和优化"的原则，试验方案实施前应当获得动物伦理委员会批准。

（二）详细记录实验动物的来源、到达日期、数量、健康情况等信息；新进入设施的实验动物应当进行隔离和检疫，以确认其健康状况满足研究的要求；研究过程中实验动物如出现患病等情况，应当及时给予隔离、治疗等处理，诊断、治疗等相应的措施应当予以记录。

（三）实验动物在首次给予受试物、对照品前，应当有足够的时间适应试验环境。

（四）实验动物应当有合适的个体识别标识，以避免实验动物的不同个体在移出或者移入时发生混淆。

（五）实验动物所处的环境及相关用具应当定期清洁、消毒以保持卫生。动物饲养室内使用的清洁剂、消毒剂及杀虫剂等，不得影响试验结果，并应当详细记录其名称、浓度、使用方法及使用的时间等。

（六）实验动物的饲料、垫料和饮水应当定期检验，确保其符合营养或者污染控制标准，其检验结果应当作为原始数据归档保存。

**第二十一条** 实验动物以外的其他实验系统的来源、数量（体积）、质量属性、接收日期等应当予以详细记录，并在合适的环境条件下保存和操作使用；使用前应当开展适用性评估，如出现质量问题应当给予适当的处理并重新评估其适用性。

## 第七章 标准操作规程

**第二十二条** 研究机构应当制定与其业务相适应的标准操作规程，以确保数据的可靠性。公开出版的教科书、文献、生产商制定的用户手册等技术资料可以作为标准操作规程的补充说明加以使用。需要制定的标准操作规程通常包括但不限于以下方面：

（一）标准操作规程的制定、修订和管理；

（二）质量保证程序；

（三）受试物和对照品的接收、标识、保存、处理、配制、领用及取样分析；

（四）动物房和实验室的准备及环境因素的调控；

（五）实验设施和仪器设备的维护、保养、校正、使用和管理等；

（六）计算机化系统的安全、验证、使用、管理、变更控制和备份；

（七）实验动物的接收、检疫、编号及饲养管理；

（八）实验动物的观察记录及试验操作；

（九）各种试验样品的采集、各种指标的检查和测定等操作技术；

（十）濒死或者死亡实验动物的检查、处理；

（十一）实验动物的解剖、组织病理学检查；

（十二）标本的采集、编号和检验；

（十三）各种试验数据的管理和处理；

（十四）工作人员的健康管理制度；

（十五）实验动物尸体及其他废弃物的处理。

**第二十三条**　标准操作规程及其修订版应当经过质量保证人员审查、机构负责人批准后方可生效。失效的标准操作规程除其原始文件归档保存之外，其余副本均应当及时销毁。

**第二十四条**　标准操作规程的制定、修订、批准、生效的日期及分发、销毁的情况均应当予以记录并归档保存。

**第二十五条**　标准操作规程的分发和存放应当确保工作人员使用方便。

## 第八章　研究工作的实施

**第二十六条**　每个试验均应当有名称或者代号，并在研究相关的文件资料及试验记录中统一使用该名称或者代号。试验中所采集的各种样本均应当标明该名称或者代号、样本编号和采集日期。

**第二十七条**　每项研究开始前，均应当起草一份试验方案，由质量保证部门对其符合本规范要求的情况进行审查并经专题负责人批准之后方可生效，专题负责人批准的日期作为研究的开始日期。接受委托的研究，试验方案应当经委托方认可。

**第二十八条**　需要修改试验方案时应当进行试验方案变更，并经质量保证部门审查，专题负责人批准。试验方案变更应当包含变更的内容、理由及日期，并与原试验方案一起保存。研究被取消或者终止时，试验方案变更应当说明取消或者终止的原因和终止的方法。

**第二十九条**　试验方案的主要内容应当包括：

（一）研究的名称或者代号，研究目的；

（二）所有参与研究的研究机构和委托方的名称、地址和联系方式；

（三）专题负责人和参加试验的主要工作人员姓名，多场所研究的情况下应当明确负责各部分试验工作的研究场所、主要研究者姓名及其所承担的工作内容；

（四）研究所依据的试验标准、技术指南或者文献以及研究遵守的非临床研究质量管理规范；

（五）受试物和对照品的名称、缩写名、代号、批号、稳定性、浓度或者含量、纯度、组分等有关理化性质及生物特性；

（六）研究用的溶媒、乳化剂及其他介质的名称、批号、有关的理化性质或者生物特性；

（七）实验系统及选择理由；

（八）实验系统的种、系、数量、年龄、性别、体重范围、来源、等级以及其他相关信息；

（九）实验系统的识别方法；

（十）试验的环境条件；

（十一）饲料、垫料、饮用水等的名称或者代号、来源、批号以及主要控制指标；

（十二）受试物和对照品的给药途径、方法、剂量、频率和用药期限及选择的理由；

（十三）各种指标的检测方法和频率；

（十四）数据统计处理方法；

（十五）档案的保存地点。

**第三十条** 参加研究的工作人员应当严格执行试验方案和相应的标准操作规程，记录试验产生的所有数据，并做到及时、直接、准确、清楚和不易消除，同时需注明记录日期、记录者签名。记录的数据需要修改时，应当保持原记录清楚可辨，并注明修改的理由及修改日期、修改者签名。电子数据的生成、修改应当符合以上要求。

研究过程中发生的任何偏离试验方案和标准操作规程的情况，都应当及时记录并报告给专题负责人，在多场所研究的情况下还应当报告给负责相关试验的主要研究者。专题负责人或者主要研究者应当评估对研究数据的可靠性造成的影响，必要时采取纠正措施。

**第三十一条** 进行病理学同行评议工作时，同行评议的计划、管理、记录和报告应当符合以下要求：

（一）病理学同行评议工作应当在试验方案或者试验方案变更中详细描述；

（二）病理学同行评议的过程，以及复查的标本和文件应当详细记录并可追溯；

（三）制定同行评议病理学家和专题病理学家意见分歧时的处理程序；

（四）同行评议后的结果与专题病理学家的诊断结果有重要变化时，应当在总结报告中论述说明；

（五）同行评议完成后由同行评议病理学家出具同行评议声明并签字注明日期；

（六）总结报告中应当注明同行评议病理学家的姓名、资质和单位。

**第三十二条** 所有研究均应当有总结报告。总结报告应当经质量保证部门审查，最终由专题负责人签字批准，批准日期作为研究完成的日期。研究被取消或者终止时，专题负责人应当撰写简要试验报告。

**第三十三条** 总结报告主要内容应当包括：

（一）研究的名称、代号及研究目的；

（二）所有参与研究的研究机构和委托方的名称、地址和联系方式；

（三）研究所依据的试验标准、技术指南或者文献以及研究遵守的非临床研究质量管理规范；

（四）研究起止日期；

（五）专题负责人、主要研究者以及参加工作的主要人员姓名和承担的工作内容；

（六）受试物和对照品的名称、缩写名、代号、批号、稳定性、含量、浓度、纯度、组分及其他质量特性、受试物和对照品制剂的分析结果，研究用的溶媒、乳化剂及其他介质的名称、批号、有关的理化性质或者生物特性；

（七）实验系统的种、系、数量、年龄、性别、体重范围、来源、实验动物合格证号、接收日期和饲养条件；

（八）受试物和对照品的给药途径、剂量、方法、频率和给药期限；

（九）受试物和对照品的剂量设计依据；

（十）各种指标的检测方法和频率；

（十一）分析数据所采用的统计方法；

（十二）结果和结论；

（十三）档案的保存地点；

（十四）所有影响本规范符合性、研究数据的可靠性的情况；

（十五）质量保证部门签署的质量保证声明；

（十六）专题负责人签署的、陈述研究符合本规范的声明；

（十七）多场所研究的情况下，还应当包括主要研究者签署姓名、日期的相关试验部分的报告。

第三十四条 总结报告被批准后，需要修改或者补充时，应当以修订文件的形式予以修改或者补充，详细说明修改或者补充的内容、理由，并经质量保证部门审查，由专题负责人签署姓名和日期予以批准。为了满足注册申报要求修改总结报告格式的情况不属于总结报告的修订。

## 第九章 质量保证

第三十五条 研究机构应当确保质量保证工作的独立性。质量保证人员不能参与具体研究的实施，或者承担可能影响其质量保证工作独立性的其他工作。

第三十六条 质量保证部门应当制定书面的质量保证计划，并指定执行人员，以确保研究机构的研究工作符合本规范的要求。

第三十七条 质量保证部门应当对质量保证活动制定相应的标准操作规程，包括质量保证部门的运行、质量保证计划及检查计划的制定、实施、记录和报告，以及相关资料的归档保存等。

第三十八条 质量保证检查可分为三种检查类型：

（一）基于研究的检查，该类检查一般基于特定研究项目的进度和关键阶段进行；

（二）基于设施的检查，该类检查一般基于研究机构内某个通用设施和活动（安装、支持服务、计算机系统、培训、环境监测、维护和校准等）进行；

（三）基于过程的检查，该类检查一般不基于特定研究项目，而是基于某个具有重复性质的程序或者过程来进行。

质量保证检查应当有过程记录和报告，必要时应当提供给监管部门检查。

**第三十九条**　质量保证部门应当对所有遵照本规范实施的研究项目进行审核并出具质量保证声明。质量保证声明应当包含完整的研究识别信息、相关质量保证检查活动以及报告的日期和阶段。任何对已完成总结报告的修改或者补充应当重新进行审核并签署质量保证声明。

**第四十条**　质量保证人员在签署质量保证声明前，应当确认试验符合本规范的要求，遵照试验方案和标准操作规程执行，确认总结报告准确、可靠地反映原始数据。

## 第十章　资料档案

**第四十一条**　专题负责人应当确保研究所有的资料，包括试验方案的原件、原始数据、标本、相关检测报告、留样受试物和对照品、总结报告的原件以及研究有关的各种文件，在研究实施过程中或者研究完成后及时归档，最长不超过两周，按标准操作规程的要求整理后，作为研究档案予以保存。

**第四十二条**　研究被取消或者终止时，专题负责人应当将已经生成的上述研究资料作为研究档案予以保存归档。

**第四十三条**　其他不属于研究档案范畴的资料，包括质量保证部门所有的检查记录及报告、主计划表、工作人员的教育背景、工作经历、培训情况、获准资质、岗位描述的资料、仪器设备及计算机化系统的相关资料、研究机构的人员组织结构文件、所有标准操作规程的历史版本文件、环境条件监测数据等，均应当定期归档保存。应当在标准操作规程中对具体的归档时限、负责人员提出明确要求。

**第四十四条**　档案应当由机构负责人指定的专人按标准操作规程的要求进行管理，并对其完整性负责，同时应当建立档案索引以便于检索。进入档案设施的人员需获得授权。档案设施中放入或者取出材料应当准确记录。

**第四十五条**　档案的保存期限应当满足以下要求：

（一）用于注册申报材料的研究，其档案保存期应当在药物上市后至少五年；

（二）未用于注册申报材料的研究（如终止的研究），其档案保存期为总结报告批准日后至少五年；

（三）其他不属于研究档案范畴的资料应当在其生成后保存至少十年。

**第四十六条**　档案保管期满时，可对档案采取包括销毁在内的必要处理，所采取的处理措施和过程应当按照标准操作规程进行，并有准确的记录。在可能的情况下，研究档案的处理应当得到委托方的同意。

**第四十七条**　对于质量容易变化的档案，如组织器官、电镜标本、血液涂片、受试物和对照品留样样品等，应当以能够进行有效评价为保存期限。对于电子数据，应当建立数据备份与恢复的标准操作规程，以确保其安全性、完整性和可读性，其保存期限应当符合本规范第四十五条的要求。

**第四十八条** 研究机构出于停业等原因不再执行本规范的要求、且没有合法的继承者时，其保管的档案应当转移到委托方的档案设施或者委托方指定的档案设施中进行保管，直至档案最终的保管期限。接收转移档案的档案设施应当严格执行本规范的要求，对其接收的档案进行有效的管理并接受监管部门的监督。

### 第十一章 委托方

**第四十九条** 委托方作为研究工作的发起者和研究结果的申报者，对用于申报注册的研究资料负责，并承担以下责任：

（一）理解本规范的要求，尤其是机构负责人、专题负责人、主要研究者的职责要求；

（二）委托非临床安全性评价研究前，通过考察等方式对研究机构进行评估，以确认其能够遵守本规范的要求进行研究；

（三）在研究开始之前，试验方案应当得到委托方的认可；

（四）告知研究机构受试物和对照品的相关安全信息，以确保研究机构采取必要的防护措施，避免人身健康和环境安全的潜在风险；

（五）对受试物和对照品的特性进行检测的工作可由委托方、其委托的研究机构或者实验室完成，委托方应当确保其提供的受试物、对照品的特性信息真实、准确；

（六）确保研究按照本规范的要求实施。

### 第十二章 附 则

**第五十条** 本规范自2017年9月1日起施行，2003年8月6日发布的《药物非临床研究质量管理规范》（原国家食品药品监督管理局令第2号）同时废止。

（三）GLP修订的内容

1.条款的增删 从原45条增加到50条，删除了原《规范》中"监督检查"章节，新增"术语及其定义""实验系统""质量保证"和"委托方"章节。

2.工作人员要求的调整 取消了原《规范》中对于工作人员的工作作风和职业道德的要求；取消了对于机构负责人学历和教育背景的限制。

**3.主要内容的调整**

（1）将原《规范》对于质量保证负责人的职责要求调整为对于质量保证人员和质量保证部门的职责要求，明确质量保证部门负责检查本规范的执行情况，以保证研究的运行管理符合本规范要求。

（2）将资料档案的保存期限由原《规范》的"药物上市后至少五年"调整为"用于注册申报材料的研究，其档案保存期应当在药物上市后至少五年；未用于注册申报材料的研究（如终止的研究），其档案保存期为总结报告批准日后至少五年；其他不属于研究档案范畴的资料应当在其生成后保存至少十年"。

（3）将资料档案的归档时间由原《规范》的"研究结束后"调整为"在研究实施过

程中或者研究完成后及时归档，最长不超过两周"。

**4.主要内容的增补**

（1）增加了药物非临床安全性评价研究应当确保行为规范，数据真实、准确、完整的要求。

（2）增加了非临床研究质量管理规范、多场所研究、机构负责人、主要研究者、标准操作规程、主计划表、试验方案、试验方案变更、偏离、溶媒、研究开始日期、研究完成日期、计算机化系统、验证、电子数据、电子签名、稽查轨迹、同行评议的术语定义。

（3）增加了工作人员要对原始数据的质量负责并根据工作岗位的需要采取必要的防护措施的要求。

（4）增加了机构负责人（包含多场所研究中分研究场所机构负责人）应当确保研究机构的运行管理符合本规范的要求；确保研究机构根据研究需要参加必要的检测实验室能力验证和比对活动等职责。

（5）增加了专题负责人对研究的执行和总结报告负责，包括以签署姓名和日期的方式批准试验方案和总结报告等；在多场所研究中，要确保主要研究者所承担部分的试验工作符合本规范要求等职责。

（6）增加了试验持续时间超过四周的研究，每一个批号的受试物和对照品均应当留取足够的样本，以备重新分析的需要，并在研究完成后作为档案予以归档保存。

（7）增加了实验动物的使用应关注动物福利，遵循"减少、替代、优化"的原则，试验方案实施前应获得动物伦理委员会批准。

（8）增加了实验动物以外的其他实验系统的来源、数量（体积）、质量属性、接收日期等应当予以详细记录，并在合适的环境条件下保存和操作使用；使用前应当开展适用性评估，如出现质量问题应当给予适当的处理并重新评估其适用性。

（9）增加了研究被取消或者终止时，试验方案变更应当说明取消或者终止的原因和终止的方法。

（10）增加了电子数据的生成、修改应当符合的相关要求。

（11）增加了在进行病理学同行评议工作时，同行评议的计划、管理、记录和报告的相关要求。

（12）增加了对计算机化系统的要求：用于数据采集、传输、储存、处理、归档等的计算机化系统（或包含有计算机系统的设备）应当进行验证。计算机化系统所产生的电子数据应当有保存完整的稽查轨迹和电子签名。机构负责人要确保计算机化系统适用于其使用目的，并且按照本规范的要求进行验证、使用和维护。专题负责人要确保计算机化系统得到确认或者验证，且处于适用状态。

（13）增加了研究过程中发生偏离试验方案和标准操作规程的情况，参加研究的工作人员都应当及时记录并报告给专题负责人，在多场所研究的情况下还应当报告给负责相关试验的主要研究者。专题负责人或者主要研究者应评估对研究数据的可靠性造成的影响，必要时采取纠正措施。

（14）增加了质量保证章节，对质量保证工作的独立性及实施作了明确规定；要求质量保证部门应当对审核的项目出具质量保证声明；明确了质量保证检查分为基于研究、基于设施和基于过程等三个类型。

（15）增加了研究被取消或者终止时，专题负责人应当将已经生成的研究资料作为研究档案予以保存归档。

（16）增加了档案保管期满或研究机构停业情况下档案应当转移到委托方的档案设施或者委托方指定的档案设施中进行保管，直至档案最终的保管期限。

（17）增加了委托方作为研究工作的发起者和研究结果的申报者，对用于申报注册的研究资料负责，并承担相应的责任。

二、与GLP相关的法律规定

**1. 药品管理法（2019年8月26日第十三届全国人民代表大会常务委员会第十二次会议第二次修订）**

第十七条　从事药品研制活动，应当遵守药物非临床研究质量管理规范、药物临床试验质量管理规范，保证药品研制全过程持续符合法定要求。药物非临床研究质量管理规范、药物临床试验质量管理规范由国务院药品监督管理部门会同国务院有关部门制定。

第十八条　开展药物非临床研究，应当符合国家有关规定，有与研究项目相适应的人员、场地、设备、仪器和管理制度，保证有关数据、资料和样品的真实性。

第一百零三条　药品监督管理部门应当对……药物非临床安全性评价研究机构、药物临床试验机构等遵守……药物非临床研究质量管理规范、药物临床试验质量管理规范等情况进行检查，监督其持续符合法定要求。

第一百一十五条　……药物非临床安全性评价研究机构、药物临床试验机构未按照规定实施……药物非临床研究质量管理规范、药物临床试验质量管理规范的，给予警告，责令限期改正，处二万元以上二十万元以下的罚款；……。药物非临床安全性评价研究机构、药物临床试验机构等五年内不得开展药物非临床安全性评价研究、药物临床试验，对单位的法定代表人、主要负责人、直接负责的主管人员和其他责任人员，没收违法行为发生期间其从单位所获收入，并处所获收入百分之十以上百分之五十以下的罚款，禁止其十年直至终身从事药品生产、经营活动；构成犯罪的，依法追究刑事责任。

**2.《药物非临床研究质量管理规范认证管理办法》（2007年4月16日经原国家食品药品监督管理局局务会审议通过并施行）**

第四条　拟申请GLP认证的药物非临床安全性评价研究机构可根据本机构的研究条件，申请单项或多项药物安全性评价试验项目的认证。

申请GLP认证的机构，应在申请前按照GLP的要求运行12个月以上，并按照GLP的要求完成申请试验项目的药物安全性评价研究。

第五条 申请GLP认证的药物非临床安全性评价研究机构，应向国家药品监督管理局报送《药物非临床研究质量管理规范认证申请表》、申请资料（附件1、2）和电子版本。申请资料中有关证明文件的复印件应加盖申请机构公章。

# 第三节 GLP合规检查

GLP认证程序包括申请与受理、资料审查与现场检查、审核与决定、发证与送达。

拟申请GLP认证的药物非临床安全性评价研究机构可根据本机构的研究条件，申请单项或多项药物安全性评价试验项目的认证。申请GLP认证的机构，应在申请前按照GLP的要求运行12个月以上，并按照GLP的要求完成申请试验项目的药物安全性评价研究。

药物非临床安全性评价研究机构必须严格遵循《药物非临床研究质量管理规范》（GLP）的要求开展相关工作。

## 一、GLP认证申请材料清单

1.《药物非临床研究质量管理规范认证申请表》；

2.申请机构法人资格证明文件；

3.药物研究机构备案证明文件；

4.机构概要；

5.组织机构的设置与职责；

6.机构人员构成情况、人员基本情况以及参加培训情况；

7.机构主要人员情况；

8.动物饲养区域及动物试验区域情况；

9.检验仪器、仪表、量具、衡器等校验和分析仪器验证情况；

10.机构主要仪器设备一览表；

11.标准操作规程目录；

12.计算机系统运行和管理情况；

13.药物安全性评价研究实施情况；

14.既往接受GLP和相关检查和整改情况；

15.实施《药物非临床研究质量管理规范》的自查报告；

16.其他有关资料。

## 二、对申报资料的一般要求

1.申报资料首页为申报资料项目目录，目录中申报资料项目按照《药物非临床研究质量管理规范认证管理办法》中需要的资料顺序排列，并标明资料的名称或该资料所在目录中的序号。

2.按照《药物非临床研究质量管理规范认证管理办法》附件2要求，以下申报资料应齐全：

（1）《药物非临床研究质量管理规范认证申请表》。

（2）申请机构法人资格证明文件。

企业单位提交企业法人登记证复印件和企业法人营业执照复印件；事业单位提交事业单位法人登记证复印件和上级主管部门签发的有效证明文件原件或复印件；其他依法成立的机构提交上级主管部门或具有法人资格的挂靠单位签发的有效证明文件等复印件；以上机构均应提交组织机构代码证（副本）复印件。

（3）药物研究机构备案证明文件。

（4）机构概要　①机构发展概况（包括历史沿革，开展药物安全性评价试验和按GLP开展药物安全性评价试验的基本情况等）；②组织机构框架图（说明各部门名称、相互关系、各部门负责人等）；③实验设施平面图（包括整体平面图和外观照片，GLP与非GLP区域平面图，实验室、动物饲养室、管理区域等平面图及各区域的面积等）。

（5）组织机构的设置与职责（包括机构管理部门的设置情况，供试品保管、动物饲养与管理、病理检查及质量保证等部门职能概要）。

（6）机构人员构成情况、人员基本情况以及参加培训情况。

（7）机构主要人员情况（包括机构负责人、质量保证部门负责人、专题负责人、动物饲养管理负责人、组织病理学检查部门负责人、资料保管负责人、供试品管理负责人及其他负责人）。

（8）动物饲养区域及动物试验区域情况。

①动物设施面积和动物收容能力情况。

②各动物饲养区的平面图（包括动物饲养设施、动物用品供给设施、试验操作区、污物处理区域等）。

③动物饲养区人流、动物流、物品流、污物流、空气流等流向图（可结合平面图绘制），空气净化系统的送风、回风和排气平面布局图。

④环境条件，包括动物饲养室的温度、湿度、压力差、照度、噪音、洁净度、氨浓度等环境条件的控制方法、监控程序或方法以及发生异常时的应急预案；实验动物设施温度、湿度、压力梯度、微生物等环境条件的年度检查报告和检测数据等。

⑤饲料、饮水、垫料等动物用品的来源与检测频次（包括饲料生产厂家、营养学分析、有害物质的分析、卫生学等检测结果以及饮水的检测结果等）。

⑥功能实验室、化学及生物污染特殊区域的环境控制状况。

⑦清洁剂、消毒剂、杀虫剂使用情况。

⑧实验动物的来源、质量合格证明和检疫情况。用于药物非临床安全性评价研究的实验动物应说明来自具有国家统一核发实验动物生产许可证的具体单位名称并提供相关证明资料，检疫情况包括动物种群的近期健康及病原微生物检测结果等。

（9）仪器、仪表、量具、衡器等计量检定情况和分析仪器验证情况。

（10）机构主要仪器设备一览表。

（11）标准操作规程（SOP）目录（包括SOP的制订、修改及废弃的SOP和SOP标题）。

（12）计算机系统运行和管理情况。

（13）药物安全性评价研究实施情况　①药物安全性评价试验实施程序（安全性评价试验流程图）；②列表说明近三年来开展药物安全性评价试验工作情况（包括按照GLP要求或非GLP条件开展的研究项目的名称、专题负责人姓名、试验起止时间、通过新药审评情况等）；③列表说明整改后按照GLP要求开展药物非临床安全性评价工作的情况（仅要求申请整改后复查的机构提供）。

（14）既往接受GLP和相关检查的情况　对于申请整改后复查的机构，应包含前次认证发现问题的整改报告和相关资料，具体说明发现的问题，采取的整改措施和整改结果等。

（15）实施《药物非临床研究质量管理规范》的自查报告。报告内容应包括自查时间、参加人员、自查依据、自查内容、自查结果、发现的问题及整改情况等。

（16）其他有关资料。

3.申报资料应使用A4规格纸打印或复印，内容完整、规范、清楚，不得涂改。

4.资料份数：书面资料及电子版本各一份。

5.上述各类复印件均应加盖原件持有单位公章。

## 三、申报资料的具体要求

《药物非临床研究质量管理规范认证申请表》是申请人提出药物非临床研究质量管理规范认证的基本文件，应按照填表说明，准确、规范填写：

1.申请表的封面应加盖法人机构公章。

2.非临床研究机构（实验室）名称：应填写法人机构名称，如果需要体现实验室的名称，可将实验室的名称填写在括号内，放置法人机构名称的后面。

3.申请安评试验项目：可在申请表中设置的对应项目中打"√"。

## 四、《药物非临床研究质量管理规范认证申请表》的填写

《药物非临床研究质量管理规范认证申请表》的格式见附件1。

**附件1：**

# 药物非临床研究质量管理规范认证

## 申　请　表

申请机构（公章）：
申请日期：
受理日期：
受理编号：

国家药品监督管理局印制
二〇一九年

续表

| 申请机构名称 | 中文 | |
|---|---|---|
| | 英文 | |
| 隶属机构 | 中文 | |
| | 英文 | |
| 申请机构通讯地址 | 中文 | （邮编：_____） |
| | 英文 | |
| 机构类型 | □事业单位 □企业 □其他_____ | |
| 机构类别 | □科研院校 □学校 □企业 □合同研究组织 □其他_____ | |
| 企业登记注册类型 | □内资企业（□国有 □集体 □股份合作 □其他_____）<br>□外商投资企业（□中外合资经营 □中外合作经营 □外资） | |
| 组织机构代码 | | 研究机构登记备案证书编号 | |
| 申请类别 | □首次认证申请 | □新增试验项目申请 |
| | □整改后复查申请<br>上一次认证申请受理号： | □其他申请 |
| 机构人数 | | 机构按GLP要求开始运行的时间 | |
| 法定代表人 | 姓名 | 职称 | 所学专业 |
| 机构负责人 | 姓名 | 职称 | 所学专业 |
| | 电话 | 电子信箱 | |
| QAU负责人 | 姓名 | 职称 | 所学专业 |
| | 电话 | 电子信箱 | |
| 联系人 | 姓名 | 职称 | 传 真 |
| | 电话 | 电子信箱 | |
| 申请安全性试验项目 | □单次和多次给药毒性试验（啮齿类）<br>□单次和多次给药毒性试验（非啮齿类）<br>□生殖毒性试验（□I段 □II段 □III段）<br>□遗传毒性试验（□Ames □微核 □染色体畸变 □小鼠淋巴瘤试验）<br>□致癌试验<br>□局部毒性试验<br>□免疫原性试验<br>□安全性药理试验<br>□依赖性试验<br>□毒代动力学试验<br>□具有放射性物质的安全性试验<br>□具有生物危害性物质的安全性试验<br>□其他毒性试验 | |

续表

| | |
|---|---|
| 申请资料<br>目录 | 1. 申请机构法人资格证明文件<br>2. 药物研究机构备案证明文件<br>3. 机构概要<br>4. 组织机构设置与职责<br>5. 机构人员构成情况、人员基本情况以及参加培训情况<br>6. 机构主要人员情况<br>7. 动物饲养区域及动物试验区域情况<br>8. 检验仪器、仪表、量具、衡器等校验和分析仪器验证情况<br>9. 机构主要仪器设备一览表<br>10. 标准操作规程目录<br>11. 计算机系统运行和管理情况<br>12. 药物安全性评价研究实施情况<br>13. 既往接受GLP和相关检查和整改情况<br>14. 实施《药物非临床研究质量管理规范》的自查报告<br>15. 其他有关资料<br>注：整改后复查申请仅需提供资料第12～15 |
| 备注 | |

### 3. 填写要求

（1）申请机构名称　具有法人资格的机构填写本机构全称；依托于某法人单位的机构，应将具体开展药物安全性评价工作实验室的名称填写在括号内，并置于法人单位名称的后面（例如：×××药物研究所安评中心，×××公司毒理研究室等）。

（2）隶属机构　填写申请认证的法人单位的上一级主管部门，无上级主管部门的可以空项。

（3）组织机构代码　按照《中华人民共和国组织机构代码证》上的代码填写。

（4）申请类别　在对应的"□"内打"√"。申请整改后复查的机构须填写上一次认证申请受理号。

（5）机构人数　填写实际从事药物非临床安全性评价研究机构的总人数（不含依托单位人员）。

（6）申请安全性评价研究试验项目　在对应试验项目名称"□"内打"√"。如选择"其他毒性试验"，应填写具体内容。

## 五、实施程序

GLP认证申请审批程序可登录国家食品药品审核查验中心网站（https://www.cfdi.org.cn/cfdi/index?module=A002&m1=12&m2=&nty=STA057&tcode=STA061）查询。

具体步骤如下：

**1. GLP认证申请**　申请GLP认证的机构向国家药品监督管理局（National Medical Products Administration，NMPA）报送申请资料。

**2. 受理** 申请人提交的申请材料齐全、符合法定形式的，NMPA应当予以受理，填写《受理通知书》送交申请人。申请材料不齐全或者不符合法定形式的，NMPA应在5个工作日内一次告知申请人需要补正的全部内容，逾期不告知的，自收到申请材料之日起即为受理。

**3. 资料审查** NMPA在20个工作日内完成对申报资料的审查。资料审查不符合要求的，书面通知申请单位和省级药品监督管理部门。对需要补充资料的，NMPA将一次性书面通知申请单位，申请单位须在2个月内完成补充报送；逾期未报的，按资料审查不符合要求处理。

**4. 现场检查** 资料审查符合要求的，组织实施现场检查。NMPA一般应在完成资料审查后20个工作日内组织检查组实施现场检查。

检查组由3~5名经NMPA确认的检查人员组成；实施现场检查前，检查组应制定检查方案，并提前5个工作日通知被检查单位和所在地省级药品监督管理部门现场检查的时间、检查内容和日程安排；实施现场检查，被检查单位所在地省级药品监督管理部门应派一名分管GLP工作的人员作为观察员参加现场检查；现场检查时间一般为3~5天，根据检查工作的需要可适当调整。

## 药物GLP检查要点

### （一）组织机构和人员

1  组织机构设置是否合理

2  人员是否经过GLP和专业培训

3  机构负责人

3.1  是否有具备医学、药学或其他相关专业本科以上学历；

3.2  能够全面负责本机构的建设和管理；

3.3  是否能确保有足够数量的合格人员，并按规定履行各自职责；

3.4  制订主计划表，掌握各项研究工作的进展；

3.5  在每项研究工作开始前，聘任专题负责人；

3.6  组织制订、修订、废弃SOP；

3.7  审查批准试验方案审查批准总结报告；

3.8  确保供试品、对照品的质量和稳定性符合要求。

4  质量保证部门（QAU）

4.1  负责人具有相应的学历、专业；

4.2  能够独立履行质量保证职责，具备相应的能力和工作经验；

4.3  审核试验方案审核试验记录审核总结报告；

4.4  对每项研究项目实施检查，并制订检查计划；

4.5  检查记录完整，包括检查的内容、发现的问题、采取的措施、跟踪复查情况等；

4.6 向机构负责人和/或专题负责人书面报告检查发现的问题及建议。

5 专题负责人（SD）

5.1 全面负责所承担专题的运行、质量和管理；

5.2 保证实验人员掌握并严格执行SOP。

## （二）实验设施与管理

1 实验设施

1.1 具有与申报的安全性试验项目相适应的实验设施；

1.2 实验设备设施运转正常，实验设施布局合理，防止交叉污染。

2 实验动物饲养管理设施

2.1 饲养设施设计合理、配置适当；

2.2 具有监测温度、湿度和压差等环境条件的设备设施；

2.3 饲养设施能够根据需要调控温度、湿度、空气洁净度、氨浓度、通风和照明等环境条件；

2.4 具备不同实验系统的饲养和管理设施，具备不同种属动物的饲养和管理设施；

2.5 动物设施与所使用的实验动物级别相符合；

2.6 具备饲料、垫料、笼具及其他动物用品的存放设施，各类设施的配置合理，防止与实验系统相互污染。

3 供试品和对照品的处置设施

3.1 具备接收和贮藏供试品和对照品的设施；

3.2 具备供试品和对照品的配制设施和配制物贮存设施；

3.3 具有对供试品的浓度、稳定性、均匀性等质量参数的分析测定的仪器设备或措施。

## （三）仪器设备和实验材料

1 仪器设备

1.1 配备与研究工作相适应的仪器设备；

1.2 定期进行检查、维护保养；定期进行校正或自检；需要进行计量检定的仪器，有计量检定证明；

1.3 具有仪器的状态标识和编号；

1.4 仪器设备具有购置、安装、验收、使用、保养、校正、维修的详细记录并存档。

2 供试品和对照品

2.1 专人保管；

2.2 有完善的接收、登记、分发和返还记录；

2.3 有批号、稳定性、含量或浓度、纯度和其他理化性质的记录；

2.4 贮存的容器贴有标签，标示品名、缩写名、代号、批号、有效期和贮存条件；

2.5 分发过程中避免污染或变质的措施；分发时应贴有准确的标签；记录分发、归还的日期和数量；

2.6 特殊药品的贮存、保管和使用符合有关规定。

3 实验室的试剂和溶液均贴有标签，标明品名、浓度、贮存条件、配制人、配制日期及有效期等

4 动物的饲养和使用

4.1 动物的饲料和饮水定期检验，确保其符合营养和卫生标准；

4.2 动物的饲料和饮水污染物质的含量符合国家相关规定；

4.3 动物的垫料污染物质的含量符合规定；动物饲料和垫料应贴有标签，标明来源、购入日期、效期等；

4.4 使用健康无病、无人畜共患疾病病原体的动物。

**（四）标准操作规程（SOP）**

1 制订有与试验工作相适应的SOP

2 SOP的管理和实施

**（五）研究工作的实施**

1 制定的试验方案是否经专题负责人签名、经质量保证部门负责人审查签名、经机构负责人批准并签名；接受他人委托的研究，试验方案经委托单位认可

2 试验方案的内容是否完整

3 试验方案的修改经质量保证部门审查、经过机构负责人批准、有变更的内容、理由及日期的记录

4 实验的操作是否执行了相应的试验方案，是否执行相应的SOP，偏离SOP的操作是否经专题负责人批准

5 记录是否及时、准确、清晰并不易消除，数据修改是否符合要求

6 出现与供试品无关的异常反应是否及时报告专题负责人并采取措施；需要用药物治疗时，治疗措施不得干扰研究结果的可靠性，并经专题负责人批准；详细记录治疗的理由、检查情况、药物处方、治疗日期和结果等

7 总结报告的内容是否完整

8 总结报告是否经专题负责人签名，经质量保证部门负责人审查和签署质量保证声明，经机构负责人批准

**（六）资料档案**

1 试验项目归档材料完整

2 档案管理符合要求

**（七）申请的试验项目**

1 单次和多次给药毒性试验（啮齿类）

1.1 专题负责人人数和能力能够满足试验项目的需要；

1.2  专业人员的数量和能力能够满足该试验项目的需要［一般毒性试验（ 人）病理（ 人）临床检验（ 人）动物实验（ 人）其他（ 人）］；

1.3  具有相适应的试验设施（□屏障系统 □灭菌设备 □饲料和饮水 □样品配制与贮存区域 □动物解剖室 □病理室 □临床检验室 □其他）；

1.4  仪器设备能够满足该试验项目的需要（□血球计数仪 □生化分析仪 □血液凝固测定仪 □尿分析仪 □电解质分析仪 □酶标仪 □离心机 □电子天平 □显微镜 □切片机 □标本脱水机 □冰箱 □检眼镜 □其他）。

2  单次和多次给药毒性试验（非啮齿类）

2.1  专题负责人数和能力能够满足试验项目的需要；

2.2  专业人员的数量和能力能够满足该试验项目的需要［从事该试验项目的专业人员情况（一般毒性、病理、临床检验等）］；

2.3  具有相适应的试验设施（□动物饲养室 □样品配制与贮存区域 □动物解剖室 □病理室 □临床检验室）；

2.4  仪器设备满足试验项目的需要（□血球计数仪 □生化分析仪 □血液凝固测定仪 □尿分析仪 □检眼镜 □心电图仪 □离心机 □电子天平 □显微镜 □切片机 □标本脱水机 □冰箱 □其他）。

3  生殖毒性试验

3.1  专题负责人人数和能力能够满足试验项目的需要；

3.2  专业人员的数量和能力能够满足试验项目的需要；

3.3  具有相适应的试验设备设施（□屏障系统 □普通级动物设施 □样品配制与贮存区域 □动物解剖室 □标本制作室 □其他）；

3.4  仪器设备满足试验项目的需要（□实体显微镜/放大镜 □行为、学习记忆检测装置（3段试验须配备）□其他）。

4  遗传毒性试验

4.1  专题负责人人数和能力能够满足试验项目的需要；

4.2  专业人员的数量和能力能够满足试验项目的需要；

4.3  具有相适应的试验设备设施（□屏障系统 □细胞培养室 □微生物实验室 □样品配制与贮存区域 □其他）；

4.4  仪器设备满足试验项目的需要（□净化工作台 □二氧化碳培养箱 □倒置显微镜 □生物显微镜 □低温冰箱□液氮罐 □离心机 □培养箱 □烤箱 □恒温水浴锅 □消毒、灭菌设备 □其他）。

5  致癌试验

5.1  专题负责人人数和能力能够满足试验项目的需要；

5.2  专业人员的数量和能力能够满足试验项目的需要；

5.3  具有相适应的试验设备设施（□屏障系统 □样品配制与贮存区域□药物与饲

料混合设备 □其他）；

5.4 仪器设备满足试验项目的需要（□血球计数仪□生化分析仪 □尿分析仪□血液凝固测定仪□离心机 □电子天平 □显微镜 □切片机 □冰冻切片机 □标本脱水机 □冰箱 □其他）。

6 局部毒性试验

6.1 专题负责人人数和能力能够满足试验项目的需要；

6.2 专业人员的数量和能力能够满足试验项目的需要；

6.3 具有相适应的试验设备设施（□屏障系统 □普通级动物设施 □样品配制与贮存区域 □其他）；

6.4 仪器设备满足试验的需要（□检眼镜 □照相裂隙灯显微镜 □显微镜 □切片机 □标本脱水机 □其他）。

7 免疫原性试验

7.1 专题负责人人数和能力能够满足试验项目的需要；

7.2 专业人员的数量和能力能够满足试验项目的需要；

7.3 具有相适应的试验设备设施（□屏障系统 □普通级动物设施 □样品配制与贮存区域 □其他）；

7.4 仪器设备满足试验的需要（□酶联免疫仪 □其他）。

8 安全性药理试验

8.1 专题负责人人数和能力能够满足试验项目的需要；

8.2 专业人员的数量和能力能够满足试验项目的需要；

8.3 具有相适应的试验设备设施（□屏障系统 □普通级动物设施 □样品配制与贮存区域 □其他）；

8.4 仪器设备满足试验的需要（□生理记录仪 □自发活动记录仪 □其他）。

9 依赖性试验

9.1 专题负责人人数和能力能够满足试验项目的需要；

9.2 专业人员的数量和能力能够满足试验项目的需要；

9.3 具有相适应的试验设备设施（□屏障系统 □普通级动物设施 □样品配制与贮存区域 □其他）；

9.4 仪器设备满足试验的需要（□生理记录仪 □自发活动记录仪 □迷宫 □其他）。

10 毒代动力学试验

10.1 专题负责人人数和能力能够满足试验项目的需要；

10.2 专业人员的数量和能力能够满足试验项目的需要；

10.3 具有相适应的试验设备设施（□屏障系统 □普通级动物设施 □样品配制与贮存区域 □其他）；

10.4 仪器设备满足试验的需要（□HPLC □其他）。

11　放射性或生物危害性药物毒性试验

11.1　专题负责人人数和能力能够满足试验项目的需要；

11.2　从事放射性同位素实验或生物危害性实验技术人员的专业知识、防护知识、教育培训、健康条件和上岗考核等符合国家有关规定，专业人员数量能够满足试验项目的需要；

11.3　放射性同位素的使用、射线装置的安全、防护设施和其他生物安全防护设施等符合国家有关规定；

11.4　具有相适应的试验设备设施，实验场所、设施和设备符合相关国家标准、职业卫生标准和安全防护等要求；

11.5　仪器设备满足试验项目的需要（□b射线计数仪 □g射线计数仪 □辐射水平监测仪或固定式报警仪 □其他）。

**5. 审核与决定**　检查组应在完成现场检查后的20个工作日内完成检查数据的统计、分析和汇总，并结合现场检查综合评定意见和资料审查情况，形成GLP检查报告。NMPA在20个工作日内完成对GLP检查报告的审核，作出审批决定。不符合要求的，应当书面说明理由；符合要求的，发给GLP认证批件，并通过NMPA网站予以公告。

**6. 送达**　自决定作出之日起10个工作日内，NMPA行政受理服务中心将决定送达申请人。

## 练习题

### 一、单选题

1. GLP的中文全称是指（　　）
   A. 药品生产质量管理规范　　　　B. 药品经营质量管理规范
   C. 药物临床研究质量管理规范　　D. 药物非临床研究质量管理规范

2. 下列有关药理学研究，表述正确的是（　　）
   A. 药动学研究的主要内容是指对该药基本药理作用的观测和对其作用机理的探讨
   B. 药效学主要研究机体（病原体）对药物的反作用，即药物在体内的量变规律
   C. 药动学研究的目的在于为临床药代动力学研究提供药品的生物利用度、体内半衰期、血药浓度、特殊亲和作用、蓄积作用等资料
   D. 各项试验均应有空白对照和已知药品对照，药理试验结果需经统计学处理；应有两种以上剂量及给药方法，溶于水的药物应做肌内注射

3. 下列有关毒理学研究，表述正确的是（　　）
   A. 长期毒性试验是指观察一次给药后动物所产生的毒性反应，并测定其半数致死量（$LD_{50}$）
   B. 急性毒性试验是指观察动物因连续用药而产生的毒性反应、中毒时首先出现的

症状及停药后组织和功能损害的发展和恢复情况

C. 特殊毒理研究包括致突变试验、生殖毒性试验、致癌试验、急性毒性试验、长期毒性试验等

D. 局部用药应先进行局部吸收试验，根据药物从局部吸收的程度，考虑进行全身性用药的各项试验

4. 申请GLP认证的机构，应在申请前按照GLP的要求运行（　　）以上，并按照GLP的要求完成申请试验项目的药物安全性评价研究

　　A. 6个月　　　　　　　B. 12个月　　　　　　C. 24个月　　　　　　D. 36个月

5. 申请GLP认证的机构应向（　　）报送申请资料

　　A. 国家药品监督管理局　　　　　　　　B. 省级药品监督管理局

　　C. 市级市场监督管理局　　　　　　　　D. 卫生健康委员会

6. 检查组由（　　）名经NMPA确认的检查人员组成；实施现场检查前，检查组应制定检查方案，并提前（　　）个工作日通知被检查单位和所在地省级药品监督管理部门现场检查的时间、检查内容和日程安排

　　A. 2~4；5　　　　　B. 3~5；5　　　　　C. 2~4；3　　　　　D. 3~5；3

## 二、多选题

7. 下列研究中属于药物临床前研究的是（　　）

　　A. 文献研究　　　　　　B. 药学研究　　　　　　C. 药理毒理研究

　　D. 一般药理试验　　　　E. 动物药代动力学试验

8. 药物剂型与疗效的关系表现为（　　）

　　A. 同一种药物的剂型不同，其药效会不同

　　B. 同一种药物的剂型不同，其药效作用的强度会不同

　　C. 同一种药物的剂型不同，其药效作用的速度会不同

　　D. 同一种药物的剂型不同，其不良反应会不同

　　E. 同一药物制成同一剂型，若其制备工艺不同，疗效也会出现差别

9. 下列有关GLP认证申报资料的要求，正确的是（　　）

　　A. 申报资料首页为申报资料项目目录，目录中申报资料项目按照《药物非临床研究质量管理规范认证管理办法》中需要的资料顺序排列，并标明资料的名称或该资料所在目录中的序号

　　B. 各类复印件均应加盖原件持有单位公章

　　C. 申请表中"非临床研究机构（实验室）名称"应填写法人机构名称，不得出现实验室的名称

　　D. 申请表的封面应加盖法人机构公章

　　E. "申请安评试验项目"可在申请表中设置的对应项目中打"√"

10.下列有关GLP认证检查的表述，错误的是（　　）

A. 实施现场检查，被检查单位所在地省级药品监督管理部门应派一名分管GLP工作的人员作为检查组人员参加现场检查

B. 场检查时间一般为3-5天，根据检查工作的需要可适当调整

C. NMPA在20个工作日内完成对申报资料的审查

D. NMPA一般应在完成资料审查后20个工作日内组织检查组实施现场检查

E. 受理认证申请时，对需要补充资料的，NMPA将一次性书面通知申请单位，申请单位须在3个月内完成补充报送

## 三、问答题

11.药品研发前选择新药品种的原则有哪些？

12.GLP认证申请需提交哪些资料？

# 第四章  药物临床试验

药物临床试验是指申请人以药品注册为目的，为确定试验药物的安全性与有效性而在人体开展的药物研究。简而言之，药品临床试验就是药品在人体进行的安全性与疗效的评价。为保证药品临床试验结果科学可靠，保护受试者合法权益，药品临床试验应遵循GCP的原则。药品临床试验管理规范是临床试验全过程（包括方案设计、组织、实施、监查、稽查、记录、分析、总结和报告）的标准规定。因此，各级药品监督管理部门和卫生行政部门，以及参与药品临床试验的医疗机构、研制单位和合同研究组织应充分认识到实施GCP的重要性和必要性。

## 第一节  药物的临床试验

药物的临床试验（Clinical Trial），指任何在人体（病人或健康志愿者）进行药物的系统性研究，以证实或揭示试验药物的作用、不良反应及/或试验药物的吸收、分布、代谢和排泄，目的是确定试验药物的疗效与安全性。也包括药物的生物等效性试验。

药物的临床试验，必须经国家药品监督管理部门批准，获得《药物临床试验批件》方可开展，且必须执行《药物临床试验质量管理规范》（GCP）。药品监督管理部门应当对批准的药物临床试验进行监督检查。

### 一、药物临床试验的基本要求

1. 临床试验的分期　药物的临床试验分为 I、II、III、IV 期进行。新药在批准上市前，应当进行 I、II、III 期临床试验。经批准后，有些情况下可仅进行 II、III 期临床试验，或者仅进行 III 期临床试验。

I 期临床试验：初步的临床药理学及人体安全性评价试验。观察人体对于新药的耐受程度和药物代谢动力学，为制定给药方案提供依据。

II 期临床试验：治疗作用初步评价阶段。其目的是初步评价药物对目标适应证患者的治疗作用和安全性，也包括为 III 期临床试验研究设计和给药剂量方案的确定提供依据。此阶段的研究设计可以根据具体的研究目的，采用多种形式，包括随机盲法对照临床试验。

III 期临床试验：治疗作用确证阶段。其目的是进一步验证药物对目标适应证患者的治疗作用和安全性，评价利益与风险关系，最终为药物注册申请的审查提供充分的依据。试验一般应为具有足够样本量的随机盲法对照试验。

Ⅳ期临床试验：新药上市后应用研究阶段。其目的是考察在广泛使用条件下的药物的疗效和不良反应，评价在普通或者特殊人群中使用的利益与风险关系以及改进给药剂量等。

**2. 申请新药注册的临床试验要求**　申请新药注册，应当进行临床试验。药物临床试验的受试例数应当符合临床试验的目的和相关统计学的要求，并不得少于《药品注册管理办法》附件所规定的最低临床试验病例数。罕见病、特殊病种等情况，要求减少临床试验病例数或者免做临床试验的，应当在申请临床试验时提出，并经国家药品监督管理局审查批准。

（1）中药、天然药物临床试验的最低病例数（试验组）要求为　Ⅰ期为20~30例，Ⅱ期为100例，Ⅲ期为300例，Ⅳ期为2000例。生物利用度试验一般为18~24例。

（2）化学药品临床试验的最低病例数（试验组）要求为　Ⅰ期为20~30例，Ⅱ期为100例，Ⅲ期为300例，Ⅳ期为2000例。生物等效性试验一般为18~24例。

（3）治疗用生物制品临床试验的最低病例数（试验组）要求为　Ⅰ期为20例，Ⅱ期为100例，Ⅲ期为300例。

（4）预防用生物制品临床试验的最低受试者（病例）数（试验组）要求为　Ⅰ期为20例，Ⅱ期为300例，Ⅲ期为500例。

**3. 申请已有国家标准的药品（仿制药）注册的临床试验要求**　仿制药申请和补充申请根据《药品注册管理办法》附件规定进行临床试验。

（1）中药、天然药物仿制药视情况需要，进行不少于100对的临床试验。

（2）化学药品已有国家标准的药品应当进行生物等效性试验；需要用工艺和标准控制药品质量的，应当进行临床试验，临床试验的病例数至少为100对。

（3）治疗用生物制品已有国家标准的药品一般仅需进行Ⅲ期临床试验。

（4）预防用生物制品已有国家标准的疫苗一般仅需进行Ⅲ期临床试验。

**4. 药物的生物等效性试验**　生物等效性试验（Bioequivalence Trial）是指用生物利用度研究的方法，以药代动力学参数为指标，比较同一种药物的相同或者不同剂型的制剂，在相同的试验条件下，其活性成分吸收程度和速度有无统计学差异的人体试验。

新药的生物等效性试验是评价同一药物不同剂型临床药效的方法。同一药物，不同厂家生产的两种药物制剂产品，如果生物利用度相等，称为生物等效，可认为这两种药物制剂将产生相似的治疗效果。否则，生物利用度不等，即生物不等效，其产生治疗效果也就不同。

（1）生物利用度　是指某种药剂在经血管外途径给药后被吸收的程度，可用制剂中主药进入体循环的数量和速率来衡量。生物利用度是药物制剂质量的重要指标，对临床疗效提供直接的证明。新药物制剂应明确地表示出该药物制剂的生物利用度。

（2）药物颗粒的大小、赋形剂不同都可能影响生物利用度。

（3）通常需要做生物利用度或生物等效性的药物主要有　治疗指数窄的药物（治疗

指数是指毒性浓度与有效浓度的比）、水溶性低的药物、溶解速度慢的药物、在胃肠道中转化或在胃肠中不稳定的药物、有特殊理化性质的药物等。

**5. 药物临床试验注册管理** 药物临床试验注册管理包括药物临床试验申请的申报受理、审评审批、变更管理以及药物临床试验的风险控制管理。

申请人应当建立药物临床试验的质量管理体系、风险管理体系，确保试验药物研制及药物临床试验符合相关法律法规、质量管理规范及技术指导原则等要求。申请人可以将部分或全部职责委托给合同研究组织等机构，通过签订协议或合同，明确委托的事项和相应职责。

申请人应当提供充分可靠的证明性文件和研究资料，支持药物临床试验的设计和实施，确保药物临床试验符合科学、伦理和规范的要求。

进行药物临床试验，申请人应从具有药物临床试验资格的机构中选择承担临床试验的机构。申请人可根据研发需要和药品注册管理要求，自行或委托第三方对药物临床试验机构、合同研究组织等机构的能力、条件和质量管理体系进行评估，确保机构和研究人员满足药物临床试验的要求。

申请人发现药物临床试验机构违反有关规定或者未按照临床试验方案执行的，应当督促其改正；情节严重的，可以要求暂停或者终止临床试验，并将情况报告国家药品监督管理局和有关省级药品监督管理部门。

## 二、临床试验用药物

1. 临床试验用药物应当是在符合GMP的车间，并严格按照GMP要求制备的药品。申请人应对临床试验用药物的质量负责。

2. 申请人可以按照其拟定的临床试验用样品标准自行检验临床试验用药物，也可以委托《药品注册管理办法》确定的药品检验所进行检验；疫苗类制品、血液制品、国家药品监督管理局规定的其他生物制品，应当由国家药品监督管理局指定的药品检验所进行检验。临床试验用药物检验合格后方可用于临床试验。

3. 药品监督管理部门可以对临床试验用药物抽查检验。

## 三、药物临床试验的实施

1. 药物临床试验被批准后应当在3年内实施，逾期未实施的原批准证明文件自行废止；仍需进行临床试验的，应当重新申请。2017年为鼓励创新，加快新药创制，满足公众用药需求，落实申请人研发主体责任，依据中共中央办公厅、国务院办公厅《关于深化审评审批制度改革鼓励药品医疗器械创新的意见》（厅字〔2017〕42号），对药物临床试验审评审批的有关事项作出调整：在我国申报药物临床试验的，自申请受理并缴费之日起60日内，申请人未收到国家药品监督管理局药品审评中心否定或质疑意见的，可按照提交的方案开展药物临床试验。

申请人对临床试验用药的质量负责，应确保临床试验用药制备过程执行有关生产质量管理规范并检验合格，确保临床试验用药的质量在运输、储存和使用过程中可控。

申请人应将临床试验用药已知的理化性质、药理毒理、药物代谢及安全性评价信息，以及基于前期研究基础预测的药物潜在的安全性风险和药物临床试验中应重点关注的安全性问题等相关资料通过研究者手册告知研究者。

申请人负责对临床试验全过程进行监督管理，确保药物临床试验的实施符合法规、方案和标准操作程序等要求。申请人发现研究者偏离药物临床试验方案，应当督促其改正；情节严重或者违反有关规定的可以暂停或者终止该机构或研究者进行该药物临床试验，并向国家药品监督管理部门和该机构或研究者所在的省级药品监督管理部门报告。

申请人负责组织收集、分析评估不良事件，提前制定并及时采取风险控制措施。

研究者应熟悉药物临床试验相关法律法规、质量管理规范及操作规程等，熟悉药物临床试验方案、研究者手册和试验药物相关信息。研究者应遵循药物临床试验方案，确保按照药物临床试验质量管理规范等规定和相关操作规程开展药物临床试验。对任何偏离试验方案的行为都应记录并给予合理解释，及时告知申请人和伦理委员会。

伦理委员会负责药物临床试验的伦理审查与跟踪审查，受理受试者投诉。按照伦理审查有关要求和操作规程进行伦理审查，确保受试者安全与权益得到保护。跟踪审查每年至少进行一次。

2. 申请人应当定期向药品审评机构报告新药临床试验进展情况，并汇总药学研究、非临床研究和药物临床试验等方面涉及药物安全性、有效性和质量可控性等变化的信息、接受药品监督管理部门监管的信息。定期报告至少每年一次，于药物临床试验获批每满1年后的2个月内提交。药品审评机构可以根据审查需要，要求申请人调整报告周期。重要信息应当及时报告。

申请人应当在药物临床试验结束后将完整的药物临床试验报告以及数据库和统计分析报告报送药品审评机构，包括提前终止或失败的药物临床试验。

申请人应当将药物临床试验的启动、暂停、恢复、提前终止、结束等相关信息按要求在国家药品监督管理部门药物临床试验信息管理平台进行登记。

申请人完成临床试验后，应当向国家药品监督管理局提交临床试验总结报告、统计分析报告以及数据库。

申请人、研究者以及伦理委员会应能够根据药品监督管理部门的要求，及时提供药物临床试验有关资料、文件，配合监督检查工作。

3. 药品审评机构可以在药物临床试验过程中启动监督检查。重点检查药物临床试验中申请人、研究者、伦理委员会及受委托的机构和人员在药物临床试验中操作的规范性、试验数据的可靠性以及受试者的保护。

药品审评机构应建立审查体系，对申请人提交的首次药物临床试验方案、后续药物临床试验方案和方案变更、药物临床试验期间的各类报告、沟通交流中提及的科学问题等进行审查。根据需要，药品审评机构可启动现场检查、样品抽验，并进行综合审查。

对于正在开展临床试验的用于治疗严重危及生命且尚无有效治疗手段疾病的药物，经临床试验初步观察可能获益，且符合伦理要求的，由主要研究者提出，经患者知情同意后，可在开展临床试验的机构内用于其他患者，其安全性数据可用于支持药品注册申请。

### 四、保障受试者安全

申请人提出药物临床试验申请前，应将药物临床试验方案交由拟开展药物临床试验的组长单位的机构伦理委员会或委托区域伦理委员会审查批准。

1. 临床试验过程中发生严重不良事件的，研究者应当在24小时内报告有关省级药品监督管理部门和国家药品监督管理局，通知申请人，并及时向伦理委员会报告。

2. 临床试验有下列情形之一的，国家药品监督管理局可以责令申请人修改临床试验方案、暂停或终止临床试验：①伦理委员会未履行职责的；②不能有效保证受试者安全的；③未按照规定时限报告严重不良事件的；④有证据证明临床试验用药物无效的；⑤临床试验用药物出现质量问题的；⑥临床试验中弄虚作假的；⑦其他违反《药物临床试验质量管理规范》的情形。

3. 临床试验中出现大范围、非预期的药物不良反应或者严重不良事件，或者有证据证明临床试验用药物存在严重质量问题时，国家药品监督管理局或者省级药品监督管理部门可以采取紧急控制措施，责令暂停或者终止临床试验。

### 五、境外申请人在中国进行国际多中心药物临床试验

1. 临床试验用药物应当是已在境外注册的药品或者已进入Ⅱ期或者Ⅲ期临床试验的药物。

2. 国家药品监督管理局在批准进行国际多中心药物临床试验的同时，可以要求申请人在中国首先进行Ⅰ期临床试验。

3. 在中国进行国际多中心药物临床试验时，该药物发生在任何国家的严重不良反应和非预期不良反应，申请人都应按照规定及时报告国家药品监督管理局。

4. 临床试验结束后，申请人应当将完整的临床试验报告报送国家药品监督管理局。

5. 国际多中心药物临床试验取得的数据用于在中国进行药品注册申请的，应当符合《药品注册管理办法》的规定，并同时提交国际多中心药物临床试验的全部研究资料。

临床试验中的其他要求详见《药品注册管理办法》。

## 第二节　药物临床试验质量管理规范

药物临床试验质量管理规范的英文是 Good Clinical Practice，简称 GCP。

药物临床试验质量管理规范是新药研究开发中所推行的一系列标准化管理规范之

一，是被国际公认的临床试验的标准。以人体为对象的临床试验均以此标准进行设计、实施、试验以及总结报告，以确保其在科学与伦理道德两个方面都合格。药物临床试验质量管理规范是临床试验全过程的标准规定，包括方案设计、组织、实施、监查、稽查、记录、分析总结和报告。制定GCP的目的在于保证临床试验过程的规范，结果科学可靠，保护受试者的权益并保障其安全。

## 一、GCP的由来和发展

20世纪60年代的"反应停事件"使得人们对必须加强新药临床试验管理有了进一步的认识，同时也促使各国政府开始重视对新药临床试验的法规管理。1964年在芬兰赫尔辛基召开的第18届世界医学大会（World Medical Assembly，WMA）上宣读的指导医生进行人体生物医学研究的建议，即赫尔辛基宣言被大会采纳，1975年在日本东京举行的第29届世界医学大会上赫尔辛基宣言被正式通过，此后于1983年、1989年和1996年分别经第35、41和48届世界医学大会修订。

世界医学大会发表"赫尔辛基宣言"，对以人体作为生物医学研究的医务人员，提出了伦理和科学标准方面的要求。宣言引起世界广泛注意，1975年世界卫生组织发表了"评价人用药物的指导原则"，同年《临床药理学》杂志发表了"人体实验中伦理道德的考虑"，对人体试验中道德标准提出了要求。部分研究开发新药多的国家对新药临床研究管理制定了指南或规范。在世界各国中，美国最先把该原则采纳在国家药品管理法规中。1981年7月美国首先实施了临床研究者指导原则，规定了对受试者利益的保护，后来经过多次修改，逐渐形成了美国的GCP。日本于1989年10月颁布了《药品临床试验规范》，对经批准进入临床研究的新药（Investigational new drugs）的临床研究做出了全面明确的法律性规定。北欧国家、欧共体国家、澳大利亚、法国、加拿大、韩国等国也先后制定颁布了GCP。

我国GCP从引入并推进到实施阶段经过了近十年的时间。我国自1986年起开始了解国际上GCP发展的信息，1995年起草了《药品临床试验质量管理规范》并开始在全国范围内组织GCP知识培训，1998年3月卫生部颁布了《药品临床试验质量管理规范》（试行）。国家药品监督管理局成立后，于1999年对该规范进行了修订。2003年组建国家食品药品监督管理局以后，对该试行的规范进一步修订为《药物临床试验质量管理规范》，自2003年9月1日起施行。

## 二、我国GCP的主要内容

1.《药物临床试验质量管理规范》2003年版　我国的《药物临床试验质量管理规范》共13章70条，并有2个附录：①世界医学大会赫尔辛基宣言—人体医学研究的伦理准则；②临床试验保存文件。

第一章　总则。明确了制定该规范的目的、依据和该规范的适应范围以及包括的内容。要求所有以人为对象的研究必须符合《世界医学大会赫尔辛基宣言》，做到公正、尊重人格，力求使受试者最大程度受益和尽可能避免伤害。

第二章　临床试验前的准备与必要条件。明确规定进行药物临床试验必须有充分的科学依据，并对临床试验用药品的提供、所提供资料的要求和开展临床试验机构应具备的设施与条件等作了要求。

第三章　受试者的权益保障。规定：①在药物临床试验过程中，必须将受试者的权益、安全和健康放在高于科学和社会利益的考虑，对受试者的个人权益，通过伦理委员会与知情同意书给予充分的保障；②对伦理委员会的组成、工作程序都作了要求；③对知情同意书的获得和作用等都有具体要求。

第四章　试验方案。要求在临床试验开始前，应制定临床试验方案。同时，对临床试验方案包括的23项内容作了明确规定。

第五章　研究者的职责。规定了负责临床试验的研究者应具备的条件、职责和工作程序。

第六章　申办者的职责。对申办者的职责作了明确规定。

第七章　监查员的职责。明确了监查的目的和监查员应具备的素质以及监查员的职责。

第八章　记录与报告。对病历报告表的记录作了规范化的要求；对临床试验总结报告的内容和临床试验资料的保存年限作了规定。

第九章　数据管理与统计分析。对临床试验的统计分析的方法、人员、工作过程与数据处理都作了规范化规定。

第十章　试验用药品的管理。对试验用药品的使用、试验记录内容以及管理都作了明确规定，比如：临床试验用药品不得销售；试验用药品的使用由研究者负责，研究者不得把试验用药品转交任何非临床试验参加者等等。

第十一章　质量保证。规定了申办者及研究者均应履行各自职责；临床试验中所有观察结果和发现都应加以核实，以保证数据完整、准确、真实、可靠。

第十二章　多中心试验。对多中心试验的概念作了解释，并列出了多中心试验在计划和组织实施中应该考虑的诸项问题。

第十三章　附则。明确了该规范所用术语的含义、解释权以及施行期为2003年9月1日。

## 药物临床试验质量管理规范
### 第一章　总则

第一条　为保证药物临床试验过程规范，结果科学可靠，保护受试者的权益并保障其安全，根据《中华人民共和国药品管理法》《中华人民共和国药品管理法实施条例》，参照国际公认原则，制定本规范。

第二条　药物临床试验质量管理规范是临床试验全过程的标准规定，包括方案设计、组织实施、监查、稽查、记录、分析总结和报告。

第三条 凡进行各期临床试验、人体生物利用度或生物等效性试验，均须按本规范执行。

第四条 所有以人为对象的研究必须符合《世界医学大会赫尔辛基宣言》（附录1），即公正、尊重人格、力求使受试者最大程度受益和尽可能避免伤害。

## 第二章 临床试验前的准备与必要条件

第五条 进行药物临床试验必须有充分的科学依据。在进行人体试验前，必须周密考虑该试验的目的及要解决的问题，应权衡对受试者和公众健康预期的受益及风险，预期的受益应超过可能出现的损害。选择临床试验方法必须符合科学和伦理要求。

第六条 临床试验用药品由申办者准备和提供。进行临床试验前，申办者必须提供试验药物的临床前研究资料，包括处方组成、制造工艺和质量检验结果。所提供的临床前资料必须符合进行相应各期临床试验的要求，同时还应提供试验药物已完成和其它地区正在进行与临床试验有关的有效性和安全性资料。临床试验药物的制备，应当符合《药品生产质量管理规范》。

第七条 药物临床试验机构的设施与条件应满足安全有效地进行临床试验的需要。所有研究者都应具备承担该项临床试验的专业特长、资格和能力，并经过培训。临床试验开始前，研究者和申办者应就试验方案、试验的监查、稽查和标准操作规程以及试验中的职责分工等达成书面协议。

## 第三章 受试者的权益保障

第八条 在药物临床试验的过程中，必须对受试者的个人权益给予充分的保障，并确保试验的科学性和可靠性。受试者的权益、安全和健康必须高于对科学和社会利益的考虑。伦理委员会与知情同意书是保障受试者权益的主要措施。

第九条 为确保临床试验中受试者的权益，须成立独立的伦理委员会，并向国家药品监督管理局备案。伦理委员会应有从事医药相关专业人员、非医药专业人员、法律专家及来自其他单位的人员，至少五人组成，并有不同性别的委员。伦理委员会的组成和工作不应受任何参与试验者的影响。

第十条 试验方案需经伦理委员会审议同意并签署批准意见后方可实施。在试验进行期间，试验方案的任何修改均应经伦理委员会批准；试验中发生严重不良事件，应及时向伦理委员会报告。

第十一条 伦理委员会对临床试验方案的审查意见应在讨论后以投票方式作出决定，参与该临床试验的委员应当回避。因工作需要可邀请非委员的专家出席会议，但不投票。伦理委员会应建立工作程序，所有会议及其决议均应有书面记录，记录保存至临床试验结束后五年。

第十二条 伦理委员会应从保障受试者权益的角度严格按下列各项审议试验方案：

（一）研究者的资格、经验、是否有充分的时间参加临床试验，人员配备及设备条件等是否符合试验要求；

（二）试验方案是否充分考虑了伦理原则，包括研究目的、受试者及其他人员可能遭受的风险和受益及试验设计的科学性；

（三）受试者入选的方法，向受试者（或其家属、监护人、法定代理人）提供有关本试验的信息资料是否完整易懂，获取知情同意书的方法是否适当；

（四）受试者因参加临床试验而受到损害甚至发生死亡时，给予的治疗和/或保险措施；

（五）对试验方案提出的修正意见是否可接受；

（六）定期审查临床试验进行中受试者的风险程度。

第十三条　伦理委员会接到申请后应及时召开会议，审阅讨论，签发书面意见，并附出席会议的委员名单、专业情况及本人签名。伦理委员会的意见可以是：

（一）同意；

（二）作必要的修正后同意；

（三）不同意；

（四）终止或暂停已批准的试验。

第十四条　研究者或其指定的代表必须向受试者说明有关临床试验的详细情况：

（一）受试者参加试验应是自愿的，而且有权在试验的任何阶段随时退出试验而不会遭到歧视或报复，其医疗待遇与权益不会受到影响；

（二）必须使受试者了解，参加试验及在试验中的个人资料均属保密。必要时，药品监督管理部门、伦理委员会或申办者，按规定可以查阅参加试验的受试者资料；

（三）试验目的、试验的过程与期限、检查操作、受试者预期可能的受益和风险，告知受试者可能被分配到试验的不同组别；

（四）必须给受试者充分的时间以便考虑是否愿意参加试验，对无能力表达同意的受试者，应向其法定代理人提供上述介绍与说明。知情同意过程应采用受试者或法定代理人能理解的语言和文字，试验期间，受试者可随时了解与其有关的信息资料；

（五）如发生与试验相关的损害时，受试者可以获得治疗和相应的补偿。

第十五条　经充分和详细解释试验的情况后获得知情同意书：

（一）由受试者或其法定代理人在知情同意书上签字并注明日期，执行知情同意过程的研究者也需在知情同意书上签署姓名和日期；

（二）对无行为能力的受试者，如果伦理委员会原则上同意、研究者认为受试者参加试验符合其本身利益时，则这些病人也可以进入试验，同时应经其法定监护人同意并签名及注明日期；

（三）儿童作为受试者，必须征得其法定监护人的知情同意并签署知情同意书，当儿童能做出同意参加研究的决定时，还必须征得其本人同意；

（四）在紧急情况下，无法取得本人及其合法代表人的知情同意书，如缺乏已被证实有效的治疗方法，而试验药物有望挽救生命，恢复健康，或减轻病痛，可考虑作为受试者，但需要在试验方案和有关文件中清楚说明接受这些受试者的方法，并事先取得伦理委员会同意；

（五）如发现涉及试验药物的重要新资料则必须将知情同意书作书面修改送伦理委员会批准后，再次取得受试者同意。

## 第四章　试验方案

**第十六条**　临床试验开始前应制定试验方案，该方案应由研究者与申办者共同商定并签字，报伦理委员会审批后实施。

**第十七条**　临床试验方案应包括以下内容：

（一）试验题目；

（二）试验目的，试验背景，临床前研究中有临床意义的发现和与该试验有关的临床试验结果、已知对人体的可能危险与受益，及试验药物存在人种差异的可能；

（三）申办者的名称和地址，进行试验的场所，研究者的姓名、资格和地址；

（四）试验设计的类型，随机化分组方法及设盲的水平；

（五）受试者的入选标准，排除标准和剔除标准，选择受试者的步骤，受试者分配的方法；

（六）根据统计学原理计算要达到试验预期目的所需的病例数；

（七）试验用药品的剂型、剂量、给药途径、给药方法、给药次数、疗程和有关合并用药的规定，以及对包装和标签的说明；

（八）拟进行临床和实验室检查的项目、测定的次数和药代动力学分析等；

（九）试验用药品的登记与使用记录、递送、分发方式及储藏条件；

（十）临床观察、随访和保证受试者依从性的措施；

（十一）中止临床试验的标准，结束临床试验的规定；

（十二）疗效评定标准，包括评定参数的方法、观察时间、记录与分析；

（十三）受试者的编码、随机数字表及病例报告表的保存手续；

（十四）不良事件的记录要求和严重不良事件的报告方法、处理措施、随访的方式、时间和转归；

（十五）试验用药品编码的建立和保存，揭盲方法和紧急情况下破盲的规定；

（十六）统计分析计划，统计分析数据集的定义和选择；

（十七）数据管理和数据可溯源性的规定；

（十八）临床试验的质量控制与质量保证；

（十九）试验相关的伦理学；

（二十）临床试验预期的进度和完成日期；

（二十一）试验结束后的随访和医疗措施；

（二十二）各方承担的职责及其他有关规定；

（二十三）参考文献。

第十八条　临床试验中，若确有需要，可以按规定程序对试验方案作修正。

## 第五章　研究者的职责

第十九条　负责临床试验的研究者应具备下列条件：

（一）在医疗机构中具有相应专业技术职务任职和行医资格；

（二）具有试验方案中所要求的专业知识和经验；

（三）对临床试验方法具有丰富经验或者能得到本单位有经验的研究者在学术上的指导；

（四）熟悉申办者所提供的与临床试验有关的资料与文献；

（五）有权支配参与该项试验的人员和使用该项试验所需的设备。

第二十条　研究者必须详细阅读和了解试验方案的内容，并严格按照方案执行。

第二十一条　研究者应了解并熟悉试验药物的性质、作用、疗效及安全性（包括该药物临床前研究的有关资料），同时也应掌握临床试验进行期间发现的所有与该药物有关的新信息。

第二十二条　研究者必须在有良好医疗设施、实验室设备、人员配备的医疗机构进行临床试验，该机构应具备处理紧急情况的一切设施，以确保受试者的安全。实验室检查结果应准确可靠。

第二十三条　研究者应获得所在医疗机构或主管单位的同意，保证有充分的时间在方案规定的期限内负责和完成临床试验。研究者须向参加临床试验的所有工作人员说明有关试验的资料、规定和职责，确保有足够数量并符合试验方案的受试者进入临床试验。

第二十四条　研究者应向受试者说明经伦理委员会同意的有关试验的详细情况，并取得知情同意书。

第二十五条　研究者负责作出与临床试验相关的医疗决定，保证受试者在试验期间出现不良事件时得到适当的治疗。

第二十六条　研究者有义务采取必要的措施以保障受试者的安全，并记录在案。在临床试验过程中如发生严重不良事件，研究者应立即对受试者采取适当的治疗措施，同时报告药品监督管理部门、卫生行政部门、申办者和伦理委员会，并在报告上签名及注明日期。

第二十七条　研究者应保证将数据真实、准确、完整、及时、合法地载入病历和病例报告表。

第二十八条　研究者应接受申办者派遣的监查员或稽查员的监查和稽查及药品监督管理部门的稽查和视察，确保临床试验的质量。

第二十九条　研究者应与申办者商定有关临床试验的费用，并在合同中写明。研究者在临床试验过程中，不得向受试者收取试验用药所需的费用。

第三十条　临床试验完成后，研究者必须写出总结报告，签名并注明日期后送申办者。

第三十一条　研究者中止一项临床试验必须通知受试者、申办者、伦理委员会和药品监督管理部门，并阐明理由。

## 第六章　申办者的职责

第三十二条　申办者负责发起、申请、组织、监查和稽查一项临床试验，并提供试验经费。申办者按国家法律、法规等有关规定，向国家药品监督管理局递交临床试验的申请，也可委托合同研究组织执行临床试验中的某些工作和任务。

第三十三条　申办者选择临床试验的机构和研究者，认可其资格及条件以保证试验的完成。

第三十四条　申办者提供研究者手册，其内容包括试验药物的化学、药学、毒理学、药理学和临床的（包括以前的和正在进行的试验）资料和数据。

第三十五条　申办者在获得国家药品监督管理局批准并取得伦理委员会批准件后方可按方案组织临床试验。

第三十六条　申办者、研究者共同设计临床试验方案，述明在方案实施、数据管理、统计分析、结果报告、发表论文方式等方面职责及分工。签署双方同意的试验方案及合同。

第三十七条　申办者向研究者提供具有易于识别、正确编码并贴有特殊标签的试验药物、标准品、对照药品或安慰剂，并保证质量合格。试验用药品应按试验方案的需要进行适当包装、保存。申办者应建立试验用药品的管理制度和记录系统。

第三十八条　申办者任命合格的监查员，并为研究者所接受。

第三十九条　申办者应建立对临床试验的质量控制和质量保证系统，可组织对临床试验的稽查以保证质量。

第四十条　申办者应与研究者迅速研究所发生的严重不良事件，采取必要的措施以保证受试者的安全和权益，并及时向药品监督管理部门和卫生行政部门报告，同时向涉及同一药物的临床试验的其他研究者通报。

第四十一条　申办者中止一项临床试验前，须通知研究者、伦理委员会和国家药品监督管理局，并述明理由。

第四十二条　申办者负责向国家药品监督管理局递交试验的总结报告。

第四十三条　申办者应对参加临床试验的受试者提供保险，对于发生与试验相关的损害或死亡的受试者承担治疗的费用及相应的经济补偿。申办者应向研究者提供法律上与经济上的担保，但由医疗事故所致者除外。

第四十四条　研究者不遵从已批准的方案或有关法规进行临床试验时，申办者应指出以求纠正，如情况严重或坚持不改，则应终止研究者参加临床试验并向药品监督管理部门报告。

## 第七章　监查员的职责

第四十五条　监查的目的是为了保证临床试验中受试者的权益受到保障，试验记录与报告的数据准确、完整无误，保证试验遵循已批准的方案和有关法规。

第四十六条 监查员是申办者与研究者之间的主要联系人。其人数及访视的次数取决于临床试验的复杂程度和参与试验的医疗机构的数目。监查员应有适当的医学、药学或相关专业学历，并经过必要的训练，熟悉药品管理有关法规，熟悉有关试验药物的临床前和临床方面的信息以及临床试验方案及其相关的文件。

第四十七条 监查员应遵循标准操作规程，督促临床试验的进行，以保证临床试验按方案执行。具体内容包括：

（一）在试验前确认试验承担单位已具有适当的条件，包括人员配备与培训情况，实验室设备齐全、运转良好，具备各种与试验有关的检查条件，估计有足够数量的受试者，参与研究人员熟悉试验方案中的要求；

（二）在试验过程中监查研究者对试验方案的执行情况，确认在试验前取得所有受试者的知情同意书，了解受试者的入选率及试验的进展状况，确认入选的受试者合格；

（三）确认所有数据的记录与报告正确完整，所有病例报告表填写正确，并与原始资料一致。所有错误或遗漏均已改正或注明，经研究者签名并注明日期。每一受试者的剂量改变、治疗变更、合并用药、间发疾病、失访、检查遗漏等均应确认并记录。核实入选受试者的退出与失访已在病例报告表中予以说明；

（四）确认所有不良事件均记录在案，严重不良事件在规定时间内作出报告并记录在案；

（五）核实试验用药品按照有关法规进行供应、储藏、分发、收回，并做相应的记录；

（六）协助研究者进行必要的通知及申请事宜，向申办者报告试验数据和结果；

（七）应清楚如实记录研究者未能做到的随访、未进行的试验、未做的检查，以及是否对错误、遗漏作出纠正；

（八）每次访视后作一书面报告递送申办者，报告应述明监查日期、时间、监查员姓名、监查的发现等。

## 第八章 记录与报告

第四十八条 病历作为临床试验的原始文件，应完整保存。病例报告表中的数据来自原始文件并与原始文件一致，试验中的任何观察、检查结果均应及时、准确、完整、规范、真实地记录于病历和正确地填写至病例报告表中，不得随意更改，确因填写错误，作任何更正时应保持原记录清晰可辨，由更正者签署姓名和时间。

第四十九条 临床试验中各种实验室数据均应记录或将原始报告复印件粘贴在病例报告表上，在正常范围内的数据也应具体记录。对显著偏离或在临床可接受范围以外的数据须加以核实。检测项目必须注明所采用的计量单位。

第五十条 为保护受试者隐私，病例报告表上不应出现受试者的姓名。研究者应按受试者的代码确认其身份并记录。

第五十一条　临床试验总结报告内容应与试验方案要求一致，包括：

（一）随机进入各组的实际病例数，脱落和剔除的病例及其理由；

（二）不同组间的基线特征比较，以确定可比性；

（三）对所有疗效评价指标进行统计分析和临床意义分析。统计结果的解释应着重考虑其临床意义；

（四）安全性评价应有临床不良事件和实验室指标合理的统计分析，对严重不良事件应详细描述和评价；

（五）多中心试验评价疗效，应考虑中心间存在的差异及其影响；

（六）对试验药物的疗效和安全性以及风险和受益之间的关系作出简要概述和讨论。

第五十二条　临床试验中的资料均须按规定保存（附录2）及管理。研究者应保存临床试验资料至临床试验终止后五年。申办者应保存临床试验资料至试验药物被批准上市后五年。

## 第九章　数据管理与统计分析

第五十三条　数据管理的目的在于把试验数据迅速、完整、无误地纳入报告，所有涉及数据管理的各种步骤均需记录在案，以便对数据质量及试验实施进行检查。用适当的程序保证数据库的保密性，应具有计算机数据库的维护和支持程序。

第五十四条　临床试验中受试者分配必须按试验设计确定的随机分配方案进行，每名受试者的处理分组编码应作为盲底由申办者和研究者分别保存。设盲试验应在方案中规定揭盲的条件和执行揭盲的程序，并配有相应处理编码的应急信件。在紧急情况下，允许对个别受试者紧急破盲而了解其所接受的治疗，但必须在病例报告表上述明理由。

第五十五条　临床试验资料的统计分析过程及其结果的表达必须采用规范的统计学方法。临床试验各阶段均需有生物统计学专业人员参与。临床试验方案中需有统计分析计划，并在正式统计分析前加以确认和细化。若需作中期分析，应说明理由及操作规程。对治疗作用的评价应将可信区间与假设检验的结果一并考虑。所选用统计分析数据集需加以说明。对于遗漏、未用或多余的资料须加以说明，临床试验的统计报告必须与临床试验总结报告相符。

## 第十章　试验用药品的管理

第五十六条　临床试验用药品不得销售。

第五十七条　申办者负责对临床试验用药品作适当的包装与标签，并标明为临床试验专用。在双盲临床试验中，试验药物与对照药品或安慰剂在外形、气味、包装、标签和其他特征上均应一致。

第五十八条　试验用药品的使用记录应包括数量、装运、递送、接受、分配、应用后剩余药物的回收与销毁等方面的信息。

第五十九条　试验用药品的使用由研究者负责，研究者必须保证所有试验用药品仅用于该临床试验的受试者，其剂量与用法应遵照试验方案，剩余的试验用药品退回申办者，上述过程需由专人负责并记录在案，试验用药品须有专人管理。研究者不得把试验用药品转交任何非临床试验参加者。

第六十条 试验用药品的供给、使用、储藏及剩余药物的处理过程应接受相关人员的检查。

## 第十一章 质量保证

第六十一条 申办者及研究者均应履行各自职责，并严格遵循临床试验方案，采用标准操作规程，以保证临床试验的质量控制和质量保证系统的实施。

第六十二条 临床试验中有关所有观察结果和发现都应加以核实，在数据处理的每一阶段必须进行质量控制，以保证数据完整、准确、真实、可靠。

第六十三条 药品监督管理部门、申办者可委托稽查人员对临床试验相关活动和文件进行系统性检查，以评价试验是否按照试验方案、标准操作规程以及相关法规要求进行，试验数据是否及时、真实、准确、完整地记录。稽查应由不直接涉及该临床试验的人员执行。

第六十四条 药品监督管理部门应对研究者与申办者在实施试验中各自的任务与执行状况进行视察。参加临床试验的医疗机构和实验室的有关资料及文件（包括病历）均应接受药品监督管理部门的视察。

## 第十二章 多中心试验

第六十五条 多中心试验是由多位研究者按同一试验方案在不同地点和单位同时进行的临床试验。各中心同期开始与结束试验。多中心试验由一位主要研究者总负责，并作为临床试验各中心间的协调研究者。

第六十六条 多中心试验的计划和组织实施要考虑以下各点：

（一）试验方案由各中心的主要研究者与申办者共同讨论认定，伦理委员会批准后执行；

（二）在临床试验开始时及进行的中期应组织研究者会议；

（三）各中心同期进行临床试验；

（四）各中心临床试验样本大小及中心间的分配应符合统计分析的要求；

（五）保证在不同中心以相同程序管理试验用药品，包括分发和储藏；

（六）根据同一试验方案培训参加该试验的研究者；

（七）建立标准化的评价方法，试验中所采用的实验室和临床评价方法均应有统一的质量控制，实验室检查也可由中心实验室进行；

（八）数据资料应集中管理与分析，应建立数据传递、管理、核查与查询程序；

（九）保证各试验中心研究者遵从试验方案，包括在违背方案时终止其参加试验。

第六十七条 多中心试验应当根据参加试验的中心数目和试验的要求，以及对试验用药品的了解程度建立管理系统，协调研究者负责整个试验的实施。

## 第十三章　附　则

第六十八条　本规范下列用语的含义是：

临床试验（Clinical Trial），指任何在人体（病人或健康志愿者）进行药物的系统性研究，以证实或揭示试验药物的作用、不良反应及/或试验药物的吸收、分布、代谢和排泄，目的是确定试验药物的疗效与安全性。

试验方案（Protocol），叙述试验的背景、理论基础和目的，试验设计、方法和组织，包括统计学考虑、试验执行和完成的条件。方案必须由参加试验的主要研究者、研究机构和申办者签章并注明日期。

研究者手册（Investigator's Brochure），是有关试验药物在进行人体研究时已有的临床与非临床研究资料。

知情同意（Informed Consent），指向受试者告知一项试验的各方面情况后，受试者自愿确认其同意参加该项临床试验的过程，须以签名和注明日期的知情同意书作为文件证明。

知情同意书（Informed ConsentForm），是每位受试者表示自愿参加某一试验的文件证明。研究者需向受试者说明试验性质、试验目的、可能的受益和风险、可供选用的其他治疗方法以及符合《赫尔辛基宣言》规定的受试者的权利和义务等，使受试者充分了解后表达其同意。

伦理委员会（Ethics Committee），由医学专业人员、法律专家及非医务人员组成的独立组织，其职责为核查临床试验方案及附件是否合乎道德，并为之提供公众保证，确保受试者的安全、健康和权益受到保护。该委员会的组成和一切活动不应受临床试验组织和实施者的干扰或影响。

研究者（Investigator），实施临床试验并对临床试验的质量及受试者安全和权益的负责者。研究者必须经过资格审查，具有临床试验的专业特长、资格和能力。

协调研究者（Coordinating Investigator），在多中心临床试验中负责协调参加各中心研究者工作的一名研究者。

申办者（Sponsor），发起一项临床试验，并对该试验的启动、管理、财务和监查负责的公司、机构或组织。

监查员（Monitor），由申办者任命并对申办者负责的具备相关知识的人员，其任务是监查和报告试验的进行情况和核实数据。

稽查（Audit），指由不直接涉及试验的人员所进行的一种系统性检查，以评价试验的实施、数据的记录和分析是否与试验方案、标准操作规程以及药物临床试验相关法规要求相符。

视察（Inspection），药品监督管理部门对一项临床试验的有关文件、设施、记录和其他方面进行官方审阅，视察可以在试验单位、申办者所在地或合同研究组织所在地进行。

病例报告表（CaseReportForm，CRF），指按试验方案所规定设计的一种文件，用以记录每一名受试者在试验过程中的数据。

试验用药品（Investigational Product），用于临床试验中的试验药物、对照药品或安慰剂。

不良事件（Adverse Event），病人或临床试验受试者接受一种药品后出现的不良医学事件，但并不一定与治疗有因果关系。

严重不良事件（SeriousAdverseEvent），临床试验过程中发生需住院治疗、延长住院时间、伤残、影响工作能力、危及生命或死亡、导致先天畸形等事件。

标准操作规程（Standard Operating Procedure，SOP），为有效地实施和完成某一临床试验中每项工作所拟定的标准和详细的书面规程。

设盲（Blinding/Masking），临床试验中使一方或多方不知道受试者治疗分配的程序。单盲指受试者不知，双盲指受试者、研究者、监查员或数据分析者均不知治疗分配。

合同研究组织（Contract Research Organization，CRO），一种学术性或商业性的科学机构。申办者可委托其执行临床试验中的某些工作和任务，此种委托必须作出书面规定。

第六十九条　本规范由国家药品监督管理局负责解释。

第七十条　本规范自2003年9月1日起施行，原国家药品监督管理局1999年9月1日发布的《药品临床试验管理规范》同时废止。

## 附件1

### 世界医学大会赫尔辛基宣言
### 人体医学研究的伦理准则

通过：第18届世界医学大会，赫尔辛基，芬兰，1964年6月

修订：第29届世界医学大会，东京，日本，1975年10月

　　　第35届世界医学大会，威尼斯，意大利，1983年10月

　　　第41届世界医学大会，香港，1989年9月

　　　第48届世界医学大会，南非，1996年10月

　　　第52届世界医学大会，爱丁堡，苏格兰，2000年10月

## 一、前言

1. 世界医学大会起草的赫尔辛基宣言，是人体医学研究伦理准则的声明，用以指导医生及其他参与者进行人体医学研究。人体医学研究包括对人体本身和相关数据或资料的研究。

2. 促进和保护人类健康是医生的职责。医生的知识和道德正是为了履行这一职责。

3. 世界医学大会的日内瓦宣言用"病人的健康必须是我们首先考虑的事"这样的语言对医生加以约束。医学伦理的国际准则宣告："只有在符合病人的利益时，医生才可

提供可能对病人的生理和心理产生不利影响的医疗措施"。

4. 医学的进步是以研究为基础的，这些研究在一定程度上最终有赖于以人作为受试者的试验。

5. 在人体医学研究中，对受试者健康的考虑应优先于科学和社会的兴趣。

6. 人体医学研究的主要目的是改进预防、诊断和治疗方法，提高对疾病病因学和发病机理的认识。即使是已被证实了的最好的预防、诊断和治疗方法都应不断的通过研究来检验其有效性、效率、可行性和质量。

7. 在目前的医学实践和医学研究中，大多数的预防、诊断和治疗都包含有风险和负担。

8. 医学研究应遵从伦理标准，对所有的人加以尊重并保护他们的健康和权益。有些受试人群是弱势群体需加以特别保护。必须认清经济和医疗上处于不利地位的人的特殊需要。要特别关注那些不能做出知情同意或拒绝知情同意的受试者、可能在胁迫下才做出知情同意的受试者、从研究中本人得不到受益的受试者及同时接受治疗的受试者。

9. 研究者必须知道所在国关于人体研究方面的伦理、法律和法规的要求，并且要符合国际的要求。任何国家的伦理、法律和法规都不允许减少或取消本宣言中对受试者所规定的保护。

**二、医学研究的基本原则**

10. 在医学研究中，保护受试者的生命和健康，维护他们的隐私和尊严是医生的职责。

11. 人体医学研究必须遵从普遍接受的科学原则，并基于对科学文献和相关资料的全面了解及充分的实验室试验和动物试验（如有必要）。

12. 必须适当谨慎地实施可能影响环境的研究，并要尊重用于研究的实验动物的权利。

13. 每项人体试验的设计和实施均应在试验方案中明确说明，并应将试验方案提交给伦理审批委员会进行审核、评论、指导，适当情况下，进行审核批准。该伦理委员会必须独立于研究者和申办者，并且不受任何其他方面的影响。该伦理委员会应遵从试验所在国的法律和制度。委员会有权监督进行中的试验。研究人员有责任向委员会提交监查资料，尤其是所有的严重不良事件的资料。研究人员还应向委员会提交其他资料以备审批，包括有关资金、申办者、研究机构以及其它对受试者潜在的利益冲突或鼓励的资料。

14. 研究方案必须有关于伦理方面的考虑的说明，并表明该方案符合本宣言中所陈述的原则。

15. 人体医学研究只能由有专业资格的人员并在临床医学专家的指导监督下进行。必须始终是医学上有资格的人员对受试者负责，而决不是由受试者本人负责，即使受试者已经知情同意参加该项研究。

16. 每项人体医学研究开始之前，应首先认真评价受试者或其他人员的预期风险、负担与受益比。这并不排除健康受试者参加医学研究。所有研究设计都应公开可以获得。

17. 医生只有当确信能够充分地预见试验中的风险并能够较好地处理的时候才能进行该项人体研究。如果发现风险超过可能的受益或已经得出阳性的结论和有利的结果时医生应当停止研究。

18. 人体医学研究只有试验目的的重要性超过了受试者本身的风险和负担时才可进行。这对受试者是健康志愿者时尤为重要。

19. 医学研究只有在受试人群能够从研究的结果中受益时才能进行。

20. 受试者必须是自愿参加并且对研究项目有充分的了解。

21. 必须始终尊重受试者保护自身的权利。尽可能采取措施以尊重受试者的隐私、病人资料的保密并将对受试者身体和精神以及人格的影响减至最小。

22. 在任何人体研究中都应向每位受试候选者充分地告知研究的目的、方法、资金来源、可能的利益冲突、研究者所在的研究附属机构、研究的预期的受益和潜在的风险以及可能出现的不适。应告知受试者有权拒绝参加试验或在任何时间退出试验并且不会受到任何报复。当确认受试者理解了这些信息后，医生应获得受试者自愿给出的知情同意，以书面形式为宜。如果不能得到书面的同意书，则必须正规记录非书面同意的获得过程并要有见证。

23. 在取得研究项目的知情同意时，应特别注意受试者与医生是否存在依赖性关系或可能被迫同意参加。在这种情况下，知情同意的获得应由充分了解但不参加此研究与并受试者也完全无依赖关系的医生来进行。

24. 对于在法律上没有资格，身体或精神状况不允许给出知情同意，或未成年人的研究受试者，研究者必须遵照相关法律，从其法定全权代表处获得知情同意。只有该研究对促进他们所代表的群体的健康存在必需的意义，或不能在法律上有资格的人群中进行时，这些人才能被纳入研究。

25. 当无法定资格的受试者，如未成年儿童，实际上能作出参加研究的决定时，研究者除得到法定授权代表人的同意，还必须征得本人的同意。

26. 有些研究不能从受试者处得到同意，包括委托人或先前的同意，只有当受试者身体/精神状况不允许获得知情同意是这个人群的必要特征时，这项研究才可进行。应当在试验方案中阐明致使参加研究的受试者不能作出知情同意的特殊原因，并提交伦理委员会审查和批准。方案中还需说明在继续的研究中应尽快从受试者本人或法定授权代理人处得到知情同意。

27. 作者和出版商都要承担伦理责任。在发表研究结果时，研究者有责任保证结果的准确性。与阳性结果一样，阴性结果也应发表或以其他方式公之于众。出版物中应说明资金来源、研究附属机构和任何可能的利益冲突。与本宣言中公布的原则不符的研究报告不能被接受与发表。

### 三、医学研究与医疗相结合的附加原则

28. 医生可以将医学研究与医疗措施相结合，但仅限于该研究已被证实具有潜在的预防、诊断和治疗价值的情况下。当医学研究与医疗措施相结合时，病人作为研究的受试者要有附加条例加以保护。

29. 新方法的益处、风险、负担和有效性都应当与现有最佳的预防、诊断和治疗方法作对比。这并不排除在目前没有有效的预防、诊断和治疗方法存在的研究中，使用安慰剂或无治疗作为对照。

30. 在研究结束时，每个入组病人都应当确保得到经该研究证实的最有效的预防、诊断和治疗方法。

31. 医生应当充分告知病人其接受的治疗中的那一部分与研究有关。病人拒绝参加研究绝不应该影响该病人与医生的关系。

32. 在对病人的治疗中，对于没有已被证明的预防、诊断和治疗方法，或在使用无效的情况下，若医生判定一种未经证实或新的预防、诊断和治疗方法有望挽救生命、恢复健康和减轻痛苦，在获得病人的知情同意的前提下，应不受限制地应用这种方法。在可能的情况下，这些方法应被作为研究对象，并有计划地评价其安全性和有效性。记录从所有相关病例中得到的新资料，适当时予以发表。同时要遵循本宣言的其他相关原则。

## 附件2
### 临床试验保存文件
#### 一、临床试验准备阶段

| | 临床试验保存文件 | 研究者 | 申办者 |
|---|---|---|---|
| 1 | 研究者手册 | 保存 | 保存 |
| 2 | 试验方案及其修正案（已签名） | 保存原件 | 保存 |
| 3 | 病例报告表（样表） | 保存 | 保存 |
| 4 | 知情同意书 | 保存原件 | 保存 |
| 5 | 财务规定 | 保存 | 保存 |
| 6 | 多方协议（已签名）（研究者、申办者、合同研究组织） | 保存 | 保存 |
| 7 | 伦理委员会批件 | 保存原件 | 保存 |
| 8 | 伦理委员会成员表 | 保存原件 | 保存 |
| 9 | 临床试验申请表 | | 保存原件 |
| 10 | 临床前实验室资料 | | 保存原件 |
| 11 | 国家药品监督管理局批件 | | 保存原件 |
| 12 | 研究者履历及相关文件 | 保存 | 保存原件 |
| 13 | 临床试验有关的实验室检测正常值范围 | 保存 | 保存 |

续表

| | 临床试验保存文件 | 研究者 | 申办者 |
|---|---|---|---|
| 14 | 医学或实验室操作的质控证明 | 保存原件 | 保存 |
| 15 | 试验用药品的标签 | | 保存原件 |
| 16 | 试验用药品与试验相关物资的运货单 | 保存 | 保存 |
| 17 | 试验药物的药检证明 | | 保存原件 |
| 18 | 设盲试验的破盲规程 | | 保存原件 |
| 19 | 总随机表 | | 保存原件 |
| 20 | 监查报告 | | 保存原件 |

### 二、临床试验进行阶段

| | 临床试验保存文件 | 研究者 | 申办者 |
|---|---|---|---|
| 21 | 研究者手册更新件 | 保存 | 保存 |
| 22 | 其他文件（方案、病例报告表、知情同意书、书面情况通知）的更新 | 保存 | 保存 |
| 23 | 新研究者的履历 | 保存 | 保存原件 |
| 24 | 医学、实验室检查的正常值范围更新 | 保存 | 保存 |
| 25 | 试验用药品与试验相关物资的运货单 | 保存 | 保存 |
| 26 | 新批号试验药物的药检证明 | | 保存原件 |
| 27 | 监查员访视报告 | | 保存原件 |
| 28 | 已签名的知情同意书 | 保存原件 | |
| 29 | 原始医疗文件 | 保存原件 | |
| 30 | 病例报告表（已填写，签名，注明日期） | 保存副本 | 保存原件 |
| 31 | 研究者致申办者的严重不良事件报告 | 保存原件 | 保存 |
| 32 | 申办者致药品监督管理局、伦理委员会的严重不良事件报告 | 保存 | 保存原件 |
| 33 | 中期或年度报告 | 保存 | 保存 |
| 34 | 受试者鉴认代码表 | 保存原件 | |
| 35 | 受试者筛选表与入选表 | 保存 | 保存 |
| 36 | 试验用药品登记表 | 保存 | 保存 |
| 37 | 研究者签名样张 | 保存 | 保存 |

### 三、临床试验完成后

| | 临床试验保存文件 | 研究者 | 申办者 |
|---|---|---|---|
| 38 | 试验药物销毁证明 | 保存 | 保存 |
| 39 | 完成试验受试者编码目录 | 保存 | 保存 |

续表

| | 临床试验保存文件 | 研究者 | 申办者 |
|---|---|---|---|
| 40 | 稽查证明件 | | 保存原件 |
| 41 | 最终监查报告 | | 保存原件 |
| 42 | 治疗分配与破盲证明 | | 保存原件 |
| 43 | 试验完成报告（致伦理委员会国家药品监督管理局） | | 保存原件 |
| 44 | 总结报告 | 保存 | 保存原件 |

**2.《药物临床试验质量管理规范》征求意见稿**  2018年7月17日国家市场监督管理总局为加强对药物临床试验质量的管理，组织对现行《药物临床试验质量管理规范》进行修订，形成了修订草案征求意见稿，并于2018年8月16日就征求意见稿向社会公开征求意见。

## 三、GCP所用术语的含义

（1）临床试验（Clinical Trial） 指任何在人体（病人或健康志愿者）进行药物的系统性研究，以证实或揭示试验药物的作用、不良反应及/或试验药物的吸收、分布、代谢和排泄，目的是确定试验药物的疗效与安全性。

（2）试验方案（Protocol） 叙述试验的背景、理论基础和目的，试验设计、方法和组织，包括统计学考虑、试验执行和完成的条件。方案必须由参加试验的主要研究者、研究机构和申办者签章并注明日期。

（3）研究者手册（Investigator's Brochure） 是有关试验药物在进行人体研究时已有的临床与非临床研究资料。

（4）知情同意书（Informed Consent Form） 是每位受试者表示自愿参加某一试验的文件证明。研究者需向受试者说明试验性质、试验目的、可能的受益和风险、可供选用的其他治疗方法以及符合《赫尔辛基宣言》规定的受试者的权利和义务等，使受试者充分了解后表达其同意。

（5）伦理委员会（Ethics Committee） 由医学专业人员、法律专家及非医务人员组成的独立组织，其职责为核查临床试验方案及附件是否合乎道德，并为之提供公众保证，确保受试者的安全、健康和权益受到保护。该委员会的组成和一切活动不应受临床试验组织和实施者的干扰或影响。

（6）不良事件（Adverse Event） 病人或临床试验受试者接受一种药品后出现的不良医学事件，但并不一定与治疗有因果关系。

（7）严重不良事件（Serious Adverse Event） 临床试验过程中发生需住院治疗、延长住院时间、伤残、影响工作能力、危及生命或死亡、导致先天畸形等事件。

（8）标准操作规程（Standard Operating Procedure，SOP） 为有效地实施和完成某一临床试验中每项工作所拟定的标准和详细的书面规程。

（9）设盲（Blinding/Masking） 临床试验中使一方或多方不知道受试者治疗分配的程

序。单盲指受试者不知，双盲指受试者、研究者、监查员或数据分析者均不知治疗分配。

（10）合同研究组织（Contract Research Organization，CRO） 一种学术性或商业性的科学机构。申办者可委托其执行临床试验中的某些工作和任务，此种委托必须作出书面规定。

### 四、世界医学大会赫尔辛基宣言

赫尔辛基宣言于1964年6月在芬兰的赫尔辛基召开的第18届世界医学大会上通过，并于1975年10月、1983年10月、1989年9月、1996年10月、2000年10月分别在日本的东京、意大利的威尼斯、香港、南非和苏格兰的爱丁堡召开的第29、35、41、48、52届世界医学大会上进行修订。

赫尔辛基宣言是人体医学研究伦理准则的声明，它可用以指导医生及其他参与者进行人体医学研究。其主要内容如下：医学研究应遵从伦理标准，对所有的人加以尊重并保护他们的健康和权益。研究者必须知道所在国关于人体研究方面的伦理、法律和法规的要求，并且要符合国际的要求。

每项人体试验的设计和实施均应在试验方案中明确说明，并应将试验方案提交给伦理审批委员会进行审核、评论、指导，适当情况下，进行审核批准。该伦理委员会必须独立于研究者和申办者，并且不受任何其他方面的影响。研究方案必须有关于伦理方面的考虑的说明。

人体医学研究只能由有专业资格的人员并在临床医学专家的指导监督下进行。必须始终是医学上有资格的人员对受试者负责，而决不是由受试者本人负责。每项人体医学研究开始之前，应首先认真评价受试者或其他人员的预期风险、负担与受益比。医生只有当确信能够充分地预见试验中的风险并能够较好地处理的时候才能进行该项人体研究。

在任何人体研究中都应向每位受试侯选者充分地告知研究的目的、方法、资金来源、可能的利益冲突、研究者所在的研究附属机构、研究的预期的受益和潜在的风险以及可能出现的不适。在取得研究项目的知情同意时，应特别注意受试者与医生是否存在依赖性关系或可能被迫同意参加。

医生应当充分告知病人其接受的治疗中的那一部分与研究有关。病人拒绝参加研究绝不应该影响该病人与医生的关系。

## 第三节  临床实验实务

### 一、临床试验申请的受理与审评审批

（一）临床试验申请与受理

申请人应按照相关要求提交新药首次临床试验申请和申报资料。其中对于I期临床

试验申请，并提交新药Ⅰ期临床试验申请申报资料。

# 新药Ⅰ期临床试验申请申报资料

## 一、申报资料基本要求

申请人应参照《新药Ⅰ期临床试验申请技术指南》（原国家食品药品监督管理总局通告2018年第16号），提供下述资料：

1. 文件目录；

2. 介绍性说明和总体研究计划；

3. 研究者手册；

4. 临床试验方案或草案；

5. 药学研究信息；

6. 非临床研究信息；

7. 既往临床使用经验说明；

8. 境外研究资料。

同时，还应提供如下信息：

1. 药物警戒系统建立情况；

2. 临床试验相关方名录；

3. 伦理委员会审查相关资料；

4. 申报前沟通交流资料。

## 二、申报资料重点关注

重点关注如下内容：

1. 临床试验方案的完整性、科学性和可操作性。

2. 支持性研究数据的充分性。鼓励采用CTD格式，提交包括药学研究、非临床研究、境外或早期临床研究等支持性研究数据。除了综述和总结部分外，应提供完整的各专业研究报告。

3. 申报前沟通交流情况。应提供沟通交流会议纪要（如有），以及根据纪要精神相关研究的完成情况。

4. 受试者安全性风险控制。应根据临床研发计划和临床试验方案，说明药物安全委员会和构建药物警戒系统的组建情况。

5. 临床试验利益相关方。应提供包括研究者姓名和资质、主要研究机构、独立数据监察委员会等在内的临床试验相关方名录信息。

国家药审中心在收到申报资料后5日内完成形式审查。符合要求或按照规定补正后符合要求的，发出受理通知书。

受理通知书应载明：自受理缴费之日起60日内，未收到药审中心否定或质疑意见的，申请人可以按照提交的方案开展临床试验。

临床试验开始时，申请人应登陆国家药审中心门户网站，在"药物临床试验登记与信息公示平台"进行相关信息登记。

对于申报资料符合审评要求，但有相关信息需要提醒申请人的，国家药审中心应在受理缴费后60日内通知申请人，列明相关要求和注意事项。申请人应通过国家药审中心门户网站查询和下载临床试验申请相关通知或提醒。

对于已受理的申报资料不符合审评技术要求的，国家药审中心可通过沟通交流或补充资料方式一次性告知申请人需要补正的全部内容，申请人应在收到补充资料通知之日起5日内一次性提交补充资料。申请人补充资料后在该申请受理缴费之日起60日内未收到国家药审中心其他否定或质疑意见的，可按照完善后的方案开展临床试验。申请人未按时限补充资料或补充资料仍不能满足审评要求的，药审中心以暂停临床试验通知书方式通知申请人，并列明目前尚不具备开展临床试验的原因。

对于申报资料存在重大缺陷，或临床试验方案不完整的，或缺乏可靠的风险控制措施、存在潜在的临床风险而无法保障临床试验受试者安全的，国家药审中心以暂停临床试验通知书方式通知申请人，说明目前不支持开展临床试验的理由。国家药审中心在作出暂停临床试验决定前，应与申请人沟通交流。申请人可通过国家药审中心门户网站查询和下载暂停临床试验通知书。

申请人在解决了暂停临床试验通知书中所列问题后，可向药审中心书面提出答复和恢复临床试验申请。药审中心在收到申请之日起60日内提出是否同意的答复意见。答复意见包括同意恢复临床试验或继续执行暂停临床试验决定，并说明理由。申请人应在收到药审中心书面答复同意恢复意见后方可开展临床试验。申请人对暂停临床试验通知书有异议且无法通过沟通交流解决的，可申请召开专家咨询会或专家公开论证会。

（二）沟通交流

对于技术指南明确、药物临床试验有成熟研究经验，申请人能够保障申报资料质量的，或国际同步研发的国际多中心临床试验申请，在监管体系完善的国家和地区已经获准实施临床试验的，申请人可不经沟通交流直接提出临床试验申请。

已获准开展新药临床试验的，在完成Ⅰ期、Ⅱ期临床试验后、开展Ⅲ期临床试验之前，申请人应向国家药审中心提出沟通交流会议申请，就包括Ⅲ期临床试验方案设计在内的关键技术问题与国家药审中心进行讨论。申请人也可在临床研发不同阶段就关键技术问题提出沟通交流申请。

在已获准开展的临床试验期间，申请增加新适应证的，可提出新的临床试验申请，也可按此办法先提出沟通交流申请后决定。提出新的临床试验申请的，申请时与首次申请重复的资料可免于提交，但应当在申报资料中列出首次申请中相关资料的编号。

（三）临床试验方案变更

对于变更临床试验方案、重大药学变更、非临床研究重要安全性发现等可能增加受试者安全性风险的，申请人应按相关规定及时递交补充申请。国家药审中心应在规定时限内完成技术审评，并可视技术审评情况通知申请人修改临床试验方案、暂停或终止临床试验。

（四）临床研究过程管理

申请人在获得首次临床试验许可后，应定期向国家药审中心提供药物研发期间安全性更新报告，包括全球研发和上市状况、正在进行中和已完成的临床试验、新增的安全性结果、重大生产变更、整体安全性评估、重要风险总结、获益－风险评估和下一年总体研究计划等内容。一般每年一次，于药物临床试验许可后每满一年后的二个月内提交。药审中心可以根据审查情况，要求申请人调整报告周期。逾期未提交的，申请人应暂停药物临床试验。

对于药物临床试验期间出现的可疑且非预期严重不良反应和毒理研究提示重大安全性风险信号，申请人应按照《药物临床试验期间安全性数据快速报告标准和程序》中相关要求向药审中心递交（个例）安全性报告。国家药审中心可以根据审查需要，要求申请人修改临床试验方案，必要时暂停临床试验。

申请人应按时递交审评需要的资料与数据，保证质量，并接受监管部门对研发过程的监督检查。

## 二、沟通交流会

（一）沟通交流会议的准备与申请

（1）申请人在提出新药首次药物临床试验申请之前，应向药审中心提出沟通交流会议申请，并在确保受试者安全的基础上，确定临床试验申请资料的完整性、实施临床试验的可行性。

### 沟通交流会议申请表内容

**一、药物研发基本情况**

1.申请人。

2.药品名称。

3.受理号（如适用）。

4.化学名称和结构（中药为处方）。

5.拟定适应证（或功能主治）。

6.剂型、给药途径和给药方法（用药频率和疗程）。

7.药物研发策略，包括药物研发背景资料、药物研制计划、研发过程的简要描述和关键事件、目前研发状态等。

**二、会议申请具体内容**

1.会议类型：Ⅰ类、Ⅱ类或Ⅲ类。

2.会议分类：如Ⅰ期临床试验申请前会议、Ⅱ期临床试验结束/Ⅲ期临床试验启动前会议，或提交新药上市申请前会议等。

3.会议形式：面对面会议、视频会议、电话会议或书面回复。

4.会议目的：简要说明。

5.建议会议日期和时间：请提供3个备选时间。

6.建议会议议程：包括每个议题预计讨论的时间（一般情况下，所有议题讨论时间应控制在60~90分钟以内）。

7.申请人参会名单：列出参会人员名单，包括职务、工作内容和工作单位。如果申请人拟邀请专家和翻译参会，应一并列出。

8.建议参会适应证团队：如消化适应证。

9.提交会议资料时间：对于Ⅰ类会议申请，应同时提交《沟通交流会议资料》；对于Ⅱ类和Ⅲ类会议申请，应明确提出拟提交《沟通交流会议资料》的时间。

10.拟讨论问题清单：建议申请人按学科进行分类，包括但不限于从药学、药理毒理学和临床试验方案的设计等方面提出问题，每个问题应该包括简短的研发背景解释和该问题提出的目的。

（2）申请人准备的沟通交流会议资料应包括临床试验方案或草案、对已有的药学和非临床研究数据及其他研究数据的完整总结资料。申请人应自行评估现有的研究是否符合申报拟实施临床试验的基本条件，并明确拟与药审中心讨论的问题。

## 沟通交流会议资料要求

**一、药物研发基本情况**

1.申请人。

2.药品名称。

3.受理号（如适用）。

4.化学名称和结构（中药为处方）。

5.拟定适应证（或功能主治）。

6.剂型、给药途径和给药方法（用药频率和疗程）。

7.药物研发策略，包括药物研发背景资料、药物研发计划、研发过程的简要描述和关键事件、目前研发状态等。

**二、会议资料具体内容**

1.会议目的：简要说明。

2.会议议程：列出会议议程。

3.申请人参会名单：列出参会人员名单，包括职务、工作内容和工作单位。如果申请人拟邀请专家和翻译参会，应一并列出。

4.药物研发前期研究总结情况。

5.拟开展的临床试验方案或草案。

6.讨论问题清单：申请人最终确定的问题列表。建议申请人按学科进行分类，包括但不限于从药学、药理毒理学和临床试验方案的设计等方面提出问题，每个问题应该包括简短的研发背景解释和该问题提出的目的。

7.支持性数据总结：按学科和问题顺序总结支持性数据。

支持性数据总结，应当用数据说明相关研究、结果和结论。以Ⅱ期临床试验结束会议为例，临床专业总结应包括下述内容：①应提供已完成的临床试验的简要总结，包括数据、结果与结论，同时应包括重要的剂量效应关系信息，也会视情况要求申请人提供完整的临床试验报告；②应对拟开展的Ⅲ期临床试验方案进行详细说明，以确认临床试验的主要特征，如临床试验受试者人群、关键的入选与排除标准、临床试验设计（如随机、盲法、对照选择，如果采用非劣效性试验，非劣效性界值设定依据）、给药剂量选择、主要和次要疗效终点、主要分析方法（包括计划的中期分析、适应性研究特征和主要安全性担忧）等。

8.风险控制计划：根据前期临床试验结果进一步更新和完善风险控制计划和具体措施。

（3）申请人应按照《药物研发与技术审评沟通管理办法（试行）》要求，提交沟通交流会议申请表（附件1）。国家药审中心应及时通知申请人是否召开沟通交流会议，并与申请人商议会议时间。申请人应按沟通交流相关要求按时提交完整的沟通交流会议资料（附件2）。国家药审中心对沟通交流会议资料进行初步审评，在沟通交流会议召开至少2日前，通过"申请人之窗"将初步审评意见和对申请人所提出问题的解答意见告知申请人。申请人在收到初步审评意见和解答意见后，应尽快反馈问题是否已经得到解决。申请人认为问题已经解决不需要召开沟通交流会议的，应通过国家药审中心网站"申请人之窗"告知国家药审中心取消沟通交流会议申请；申请人认为申请沟通交流的问题仍未得到解决的，按原定计划继续组织会议召开。

（二）沟通交流会议的召开

（1）会议由国家药审中心工作人员主持，双方围绕药物临床试验方案就申请人提出的关键技术问题，以及已有资料和数据是否支持实施临床试验开展和受试者安全风险是否可控进行讨论，并为后续研究提出要求和建议。

（2）沟通交流会议应按《沟通交流办法》要求形成会议纪要。现有资料、数据或补充完善后的资料、数据能够支持开展临床试验的，申请人即可在沟通交流会议之后或补充资料和数据后提出临床试验申请。现有资料和数据存在重大缺陷，临床试验方案不完整或风险控制措施无法保障临床试验受试者安全的，申请人应分析原因并开展相关研究工作。会议纪要作为审评文档存档，并作为审评和审批的参考。

## 三、临床实验签约

### （一）确定目标

申办者负责发起、申请、组织、监查和稽查一项临床试验，并提供试验经费。申办者按国家法律、法规等有关规定，向NMPA递交临床试验的申请，也可委托合同研究组织执行临床试验中的某些工作和任务。

申办者选择临床试验的机构和研究者，认可其资格及条件以保证试验的完成。

药物临床试验机构的设施与条件应满足安全有效地进行临床试验的需要。所有研究者都应具备承担该项临床试验的专业特长、资格和能力，并经过培训。临床试验开始前，研究者和申办者应就试验方案、试验的监查、稽查和标准操作规程以及试验中的职责分工等达成书面协议。

### （二）药物临床试验基地查找

开展药物临床试验，申办者首先应当选择临床试验的机构和研究者，认可其资格及条件以保证试验的完成。我国对药物临床试验机构实行资格准入制度，药物临床试验机构可在NMPA网站上查找到。具体步骤如下：

1. 进入NMPA网站主页（http://www.nmpa.gov.cn），见图4-1。

**图 4-1　国家药品监督管理局（NMPA）网站首页**

2. 在NMPA网站首页右下角信息公开栏内点击数据查询，找到"药品"项，见图4-2。

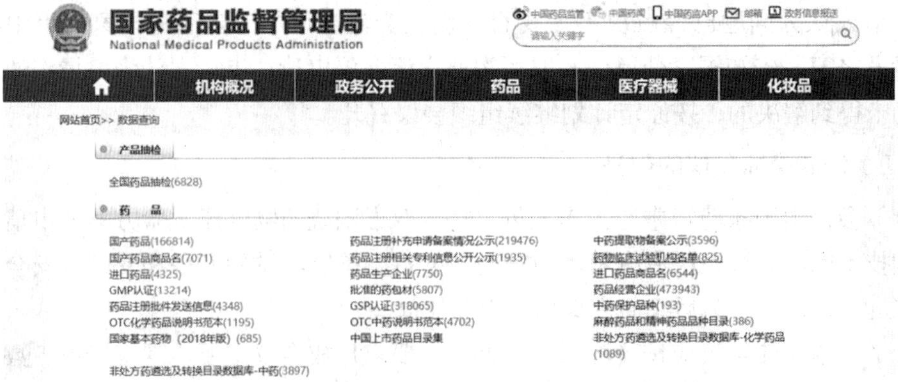

**图 4-2　国家药品监督管理局（NMPA）数据查询**

3. 在"药品"项点击"药物临床试验机构名单"，截至2019年4月1日12:00可查找到目前为止所有经NMPA审批或者备案的1553多家药物临床试验机构，见图4-3。

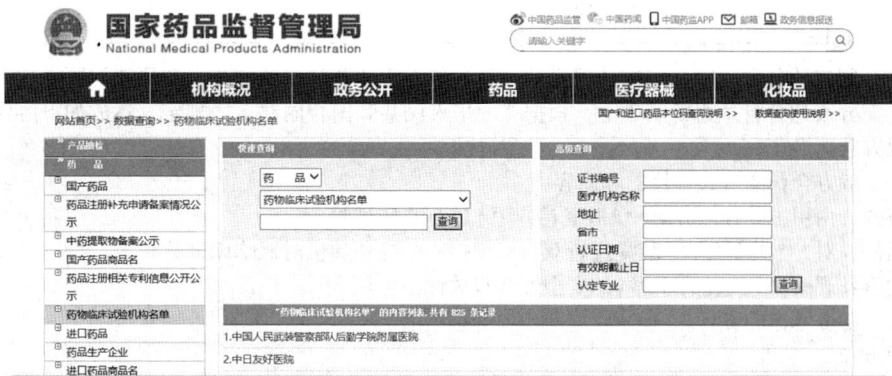

**图 4-3　药物临床试验机构名单**

（三）临床试验合同签订

申办方可根据自身情况选择药物临床试验机构提供的临床试验合同模版，或自行草拟合同。临床试验合同的内容包括：协议条款、保密责任、文章发表及知识产权、临床试验操作规范、研究的预计进行时间和入组例数、研究物资供应、保险、由研究药物所致伤害的赔偿、研究经费预算及支付方式等。例如：某医药有限公司和某医院就\*\*\*胶囊的\*\*\*期临床试验所签署的临床试验合同书式见表4-1。

---

技术合同第　　　　　号




**药物临床试验合同书**


项目名称：\*\*\*胶囊\*\*\*期临床试验



合同类别：委托研究







甲　　方：\*\*\*股份有限公司
乙　　方：\*\*\*医院


签约日期：\*年\*月

---

本合同签约各方就本合同描述项目的以下各条件所涉及的相关的技术和法律问题经过平等协商，在充分表达各自意愿的基础上，根据《中华人民共和国合同法》之规定，达成如下协议，由签约双方共同恪守。

一、双方合作的方式、目的和内容：

方式：由甲方委托乙方对***胶囊治疗***进行临床试验。

目的：对***类新药***胶囊进行双盲双模拟、阳性药随机对照临床试验。

内容：观察***胶囊治疗***的安全性和有效性。

二、各方承担的责任

甲方：

1、向乙方提供临床前毒理及药效学的实验研究资料。

2、向乙方无偿提供临床试验用药及对照药物（***胶囊、***胶囊）。

3、承担试验药物所致不良反应的一切经济与法律责任。

乙方：向甲方提供合格完整的CRF表及原始化验单。

三、履行合同的期限和进度

期限：自供药之日起***月内完成。

地点：***医院国家药品临床研究基地

进度：201*年*月~201*年*月：签定协议，制定观察方案和观察表格，落实实验室指标，进行临床观察的实施准备。

201*年*月~201*年*月：具体实施选择病例，进行临床试验。

201*年*月~201*年*月：交付合格的CRF表。

四、合同结束对技术内容的验收标准及方式

甲方按试验方案进行验收。

乙方完成***症***例的临床试验，以试验表格方式交付甲方，并附原始检验单。

五、合同委托方费用承担及支付方式、支付时间：

本合同费用总额为***元，其中：

观察费：***元（每例***×***例）

检验费：***元（每次检查费用为***元）

管理费：***元

六、费用支付方式、支付时间

支付方式：支票支付

支付时间：试验前支付50%（******元），试验完成按实际完成病例数支付剩余部分，乙方须向甲方出具正规临床试验费发票。

七、知识产权及成果的归宿和分享

成果归甲方所有。

乙方在该药批准生产后有权发表研究论文。

八、违约处理方法

协商解决。

九、争议的解决方法

协商解决。

十、合同变更及其他有关事项

协商解决。

十一、合同生效

本合同一式六份，经签约双方签字盖章后生效。

续表

| 合同双方 | 甲方 | 乙方 |
| --- | --- | --- |
| 单位名称 | ********股份有限公司 | ********医院 |
| 法定代表人/委托代理人 | | |
| 联系部门 | ***股份有限公司 | ***医院国家药品临床研究基地 |
| 联系人 | | |
| 联系地址: | | |
| 电话 | | |
| 传真 | | |
| 开户名 | | ********医院 |
| 开户银行 | | |
| 帐号 | | |
| 单位签章 | | |

表4-1  药物临床试验合同

## 练习题

### 一、单选题

1. GCP的中文全称是指（　　）

A. 药品生产质量管理规范　　　　　　B. 药品经营质量管理规范

C. 药物临床试验质量管理规范　　　　D. 药物非临床研究质量管理规范

2. 保障受试者权益的主要措施是（　　）

A. 有充分的临床试验依据　　　　　　B. 试验用药品的正确使用方法

C. 伦理委员会和知情同意书　　　　　D. 保护受试者身体状况良好

3. （　　）是实施临床试验并对临床试验的质量及受试者安全和权益的负责者

A. 研究者　　　　　　　　　　　　　B. 协调研究者

C. 申办者　　　　　　　　　　　　　D. 监查员

4. 以下不属于《药品临床试验质量管理规范》适用范畴的是（　　）

A. 新药各期临床试验　　　　　　　　B. 新药临床试验前研究

C. 人体生物等效性研究　　　　　　　D. 人体生物利用度研究

5. 临床试验全过程包括（　　）

A. 方案设计、批准、实施、监查、稽查、记录、分析、总结和报告

B. 方案设计、组织、实施、监查、分析、总结和报告

C. 方案设计、组织、实施、记录、分析、总结和报告

D. 方案设计、组织、实施、监查、稽查、记录、分析、总结和报告

6. 下列有关药物临床试验机构的表述，不正确的是（　　）

A. 药物临床试验机构的设施与条件应满足安全有效地进行临床试验的需要

B. 所有研究者都应具备承担该项临床试验的专业特长、资格和能力，并经过培训

C. 我国对药物临床试验机构实行资格准入制度

D. 临床试验结束后，研究者和申办者应就试验方案、试验的监查、稽查和标准操作规程以及试验中的职责分工等达成书面协议

## 二、多选题

7. 新药在批准上市前，应当进行的临床试验包括（    ）

    A. 一期               B. 二期               C. 三期

    D. 四期               E. 药学研究

8. 下列有关药物临床试验的实施，表述正确的是（    ）

A. 药物临床试验被批准后应当在5年内实施，逾期未实施的原批准证明文件自行废止；仍需进行临床试验的，应当重新申请

B. 在我国申报药物临床试验的，自申请受理并缴费之日起60日内，申请人未收到国家药品监督管理局药品审评中心否定或质疑意见的，可按照提交的方案开展药物临床试验

C. 伦理委员会负责药物临床试验的伦理审查与跟踪审查，受理受试者投诉。跟踪审查每年至少进行一次

D. 申请人、研究者以及伦理委员会都应根据药品监督管理部门的要求，及时提供药物临床试验有关资料、文件，配合监督检查工作

E. 药品审评机构应在药物临床试验结束后启动监督检查

9. 下列有关临床研究的用语，表述正确的是（    ）

A. 试验方案，是有关试验药物在进行人体研究时已有的临床与非临床研究资料

B. 视察，指由不直接涉及试验的人员所进行的一种系统性检查，以评价试验的实施、数据的记录和分析是否与试验方案、标准操作规程以及药物临床试验相关法规要求相符

C. 严重不良事件，指临床试验过程中发生需住院治疗、延长住院时间、伤残、影响工作能力、危及生命或死亡、导致先天畸形等事件

D. 不良反应，指病人或临床试验受试者接受一种药品后出现的不良医学事件，但并不一定与治疗有因果关系

E. 设盲，指临床试验中使一方或多方不知道受试者治疗分配的程序。单盲指受试者不知，双盲指受试者、研究者、监查员或数据分析者均不知治疗分配

10. 境外申请人在中国进行国际多中心药物临床试验，其临床试验用药物应当（    ）

    A. 已在境外注册的药品              B. 已进入I期临床试验的药物

C.已进入Ⅱ期临床试验的药物　　　　D.已进入Ⅲ期临床试验的药物

E.已进入Ⅳ期临床试验的药物

## 三、问答题

11.申请新药Ⅰ期临床试验需提交哪些资料?

12.临床试验过程中,出现哪些情形时,国家药品监督管理局可以责令申请人修改临床试验方案、暂停或终止临床试验?

# 第五章  药品注册申报

原研要"新"，注重其临床价值；仿制要"同"，强调质量一致、临床可替代；改剂型要"优"，改规格要"便"，方便患者服用；研究要"实"，确保研发出的药品临床疗效佳。国内药品研发呈现由开发药品到开发"好"药，再到开发高质量的"好"药的竞争态势。

药品注册申请包括新药注册申请、仿制药注册申请、进口药品注册申请及其补充申请和再注册申请。新药申请，是指未曾在中国境内外上市销售的药品的注册申请。对已上市药品改变剂型、改变给药途径、增加新适应证的药品注册申请按照新药申请的程序申报（说明：化药已改革）。仿制药申请，是指生产国家药品监督管理局已批准上市的已有国家标准的药品的注册申请（说明：化药已改革）；但是生物制品按照新药申请的程序申报。进口药品申请，是指境外生产的药品在中国境内上市销售的注册申请。补充申请，是指新药申请、仿制药申请或者进口药品申请经批准后，改变、增加或者取消原批准事项或者内容的注册申请。再注册申请，是指药品批准证明文件有效期满后申请人拟继续生产或者进口该药品的注册申请。

## 第一节  药品注册申请程序的变化说明

2015年药品注册改革后，药品注册申请程序有了较大变化。对于需要进行BE试验的仿制药，将BE试验由审批制改为备案管理，采用备案管理的仿制药，其活性成分、给药途径、剂型、规格应与原研制剂相一致。

### 一、仿制药的立项准备工作

药物研发立项涉及三个主要因素：①市场因素：企业生存根本是追求利润最大化；②法规因素：一定要遵循药品研发的法律法规，规避专利和各种药品保护，不要"知其不可而为之"；③技术因素：自己研发，还是采用外协，与人合作方式？因此，仿制药研发前期准备工作如下：

**1.调查产品相关资料**  初步调查品种的基本情况，包括品种的市场份额、销量、药物的研发历史等基本信息，有无专利保护信息和技术壁垒情况。

**2.综合评估**  撰写项目可行性分析报告，包括产品基本信息，立项目的与依据，产品有无知识产权和药政保护、国家政策风险，产品的特点及试验难易程度、有无技术壁垒、本公司设备是否齐备等，产品优势和劣势，经费预算与市场回报。

3.**合法原料提供渠道及价格**　化学药物研发的初始点即是有合格的原料药作为基础，必须有合法的原料药，如果只是进行制剂的仿制研究，必须提供原料药的合法证明文件。对于原料药的购买，可以选择国家药品监管部门批准的原料厂家进行购买有批准文号的原料药；也可以选择已经在原辅料登记平台上登记有登记号的原料药；还可以选择国外厂家的原料。但必须提供合法的证明文件，价格可以通过网络上查询，也可以与厂家电话沟通商定。

仿制原料药，必须进行药物的合成工艺研究，优化中试生产，保证质量合格，杂质种类和数量不高于上市品，必须先在原辅料登记备案平台上进行登记，获得登记号，当有制剂厂家使用时，与制剂一同审评。

4.**处方组成、剂型、规格、临床资料、不良反应资料等相关资料**　必须拿到产品的说明书，了解药物的处方组成、剂型、规格、临床应用情况、不良反应、药理毒理等相关资料，美国上市药物可以通过FDA网站查询橙皮书，欧洲EMEA网站查询或EMC网站或通过www.rxlist.com查询，或通过原研厂家网址查询到，对于在美国上市的药物的临床情况可以通过http://clinicaltrials.gov/ct2/home查询。

5.**国内及进口制剂剂型及规格**　全面掌握拟仿制药物的国内已上市产品情况，包括上市的剂型、规格、厂家，具体信息通过国家药品监督管理局数据查询得到。

6.**产品质量标准**　仿制药品质量标准的制定，可以参考和借鉴很多文献资料，包括国内外指导原则、国内外质量标准。其中药物质量标准最重要。仿制药可以参考的标准有中国药典标准、USP标准、EP标准、JP标准、企业注册标准、进口注册标准、卫生部颁标准、标准征求意见等。需要尽可能的查找到这些标准，得到要仿制的药品的检测项目、检测方法和限度要求，并制定自己的标准。

7.**工艺研究资料**　仿制药参考的文献资料很多，工艺相对成熟，可以通过维普、cnki、博硕论文、专利查阅到合成工艺和制剂工艺，或者查找相同剂型药物的工艺研究资料，对其进行分析汇总，形成自己的研究方案。

8.**专利情况**　专利的查询一定要重视，不能侵犯专利，否则以后的麻烦很多，要把国内外的专利都查阅齐全。由于是仿制药，化合物专利等大多已经过期，没有过期的专利大多可以绕过去。中国专利可以到国家知识产权局查阅，国外的专利可以查阅橙皮书或一些专门的网站。

9.**国家政策情况**　查询该药物是否是国家医保品种或者新农合目录品种。要保证所研究的药物是国家所鼓励的。

10.**生产注册情况**　对仿制药品种的立项，要关注仿制厂家数量和原研厂家情况。原研药厂最好是知名厂商，可以保证药物临床的安全有效性，有说服力。国内注册的厂家信息须查询齐全，比如有哪些厂家申报，申报的剂型和规格，现在进行到什么程度？另外，对国内仿制生产商也要有一定得了解，了解该药物的国内市场情况如何，销量怎么样。

**11.列出开发本品存在的风险和难题** 综合以上信息,列出研究开发本品的市场可行性、政策可行性和技术可行性及潜在的困难、风险并拟定应对措施。

## 二、优先审批程序范围

对于临床急需的仿制药,增加了优先审批程序。如儿童用药,老年人特有和多发疾病用药;列入国家科技重大专项和国家重点研发计划的药品;使用先进技术、创新治疗手段、具有明显治疗优势的临床急需用药;在中国境内用同一生产线生产并在欧盟、美国同步申请上市且已通过其药品审批机构现场检查等药品注册申请,均可提出加快审评申请。

对生产供应能力已远超临床使用需求的药品注册申请,在程序设置上限制大量重复申请,并拟发布《限制类药品审批目录》。

## 三、仿制药注册申请程序

仿制药注册申请程序改为图5-1。

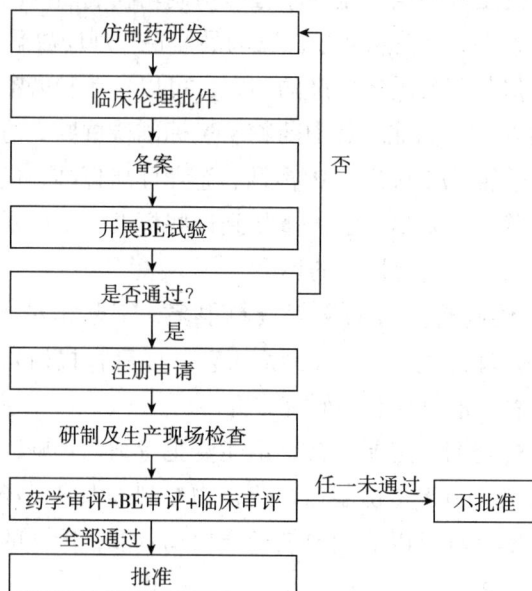

图 5-1 2015 年后采取 BE 备案管理的化药仿制药注册申请程序

## 二、BE备案管理

对于属于BE备案管理范围的仿制药,注册申请人须按照技术指导原则完成相应的药学研究且与原研制剂药学等效后,将BE试验方案提请药物临床试验机构伦理委员会进行伦理审查,然后在NMPA"化学药BE试验备案信息平台"(www.chinadrugtrials.org.cn)进行备案,填写相关备案信息。备案资料主要包括注册申请人信息、产品基本信息、处方工艺、质量研究和质量标准、参比制剂基本信息、稳定性研究、原料药、试验方案设计、伦理委员会批准证明文件等内容。

完成BE试验后，应当将试验数据申报资料、备案信息及变更情况提交国家药品监督管理局，在此基础上提出相应药品注册申请。在生物等效性试验期间，应当保证生物等效性试验样品所用原料药的生产地址、合成起始原料以及中间体的来源、合成路线和工艺、生产设备、原料药质量控制要求等与商业化生产一致。试验样品的生产地址、处方、工艺、原辅料质控要求、生产设备与商业化生产制剂也应当保证一致。如果试验期间，上述内容发生改变，或者因其他原因需要重新开展生物等效性试验，注册申请人应停止试验，通过备案平台提交试验中止的申请，国家局将公示其中止试验信息。此后，注册申请人需要重新完成相应的药学研究、重新备案，并使用发生变更后的产品再次开展生物等效性试验。为了便于数据溯源，对于同一个品种申请多次备案的情况，在首次申请的备案号下，生成按序排列的子备案号。

## 三、不符合BE备案管理的情形

对不符合生物等效性备案管理规定的仿制药注册申请，仍应按2007版《药品注册管理办法》进行研究及申请。

（1）无须进行BE试验的产品，仍按2007版《药品注册管理办法》直接提出上市申请，在技术审评通过后发给药品批准文号。如注射剂、溶液剂、雾化吸入剂等剂型。

（2）需要进行BE试验但不满足备案管理规定的仿制药，仍按照两报两批的程序进行申请和审评审批。主要包括风险相对较高的产品，具体涉及以下品种：放射性药品、麻醉药品、第一类精神药品、第二类精神药品、药品类易制毒化学品；细胞毒类药品；不适用BE试验方法验证与参比制剂质量和疗效一致的药品；不以境内注册申请或仿制药质量和疗效一致性评价为目的进行BE试验的药品；注册申请人认为BE试验可能有潜在安全性风险需要进行技术评价的药品。以上第一类品种，如果采用备案形式进行BE试验，在药品注册申请时，将不会获得受理。

在对仿制药进行研发时，通常需要在文献和/或实验的基础上，对已上市原研制剂的质量概况以及关键质量属性进行调研或研究，以尽可能使仿制药的处方工艺与原研制剂保持一致。但是，多数情况下无法保证二者处方工艺一致，如无法获知已上市原研制剂的工艺信息，无法获得已上市原研制剂所用的辅料，或者需要规避专利等，此时需要重新设计仿制药的处方工艺。例如，对于某缓释制剂，原研制剂采用亲水性凝胶骨架片，为规避专利，仿制药改为其它缓释片，如不溶性或者溶蚀型骨架片，或者膜控型缓释制剂，此时注册申请人如果经评估认为BE试验可能存在潜在的安全性风险，可按《药品注册管理办法》要求的两报两批的程序进行申请。或者即使采用与原研产品相同的处方工艺，注册申请人经评估认为BE试验可能存在潜在的安全性风险，也可采用以上申请程序。

（3）需要采用临床试验验证与参比制剂质量和疗效一致的药品。如全身起效的透皮制剂、脂质体、微球微囊注射制剂、缓释植入制剂等特殊制剂。

## 四、2019年3月取消国产药品注册初审

为了推进政府职能转变、优化营商环境部署，立足更多向市场放权、强化企业主体责任和政府监管责任，2019年2月《国务院关于取消和下放一批行政许可事项的决定》公布，其中规定国产药品在进行注册申报时，无需再走省级药监部门的初审环节，改由国家药监局直接受理国产药品的注册申请。这是国家局优化药品注册流程、直接受理药品注册申报的新措施。

药品注册初审是根据《中华人民共和国药品管理法》《中华人民共和国药品管理法实施条例》《药品注册管理办法》而制定的药品注册程序之一，也就是省级药品监督管理部门受理药品注册申报材料后进行的形式审查，即对药品的各项原始资料是否齐全、真实、规范进行审查。

在此之前，国产药品注册申请的审批流程大致如下：

1.药品注册申请人填写药品临床研究（或生产）申请表，连同申报的技术资料和样品报省级药品监督管理部门。省级药品监督管理部门进行初审，即对药品的各项原始资料是否齐全进行审查；同时，派员对试制条件进行实地考察，填写考察报告表。

2.省级药品检验所按药品审批各项技术要求完成药品注册标准复核和样品的检验。药检所的审核系指对药品的药学（包括药理、毒理）研究资料进行审查和对样品进行实验检验；不包括为申报单位进行新的检测方法的研究。药检所审核完毕后，提出质量标准和对药学（包括药理、毒理）方面的综合审查意见，送省级药品监督管理部门。

3.省级药品监督管理部门初审通过同意上报的，在药品临床研究（或生产）申请表签署意见，连同申报的技术资料一式5份报国家药品监督管理局注册司进行形式审查。

4.国家药品监督管理局注册司经形式审查合格的，向申报单位发出收取审评费的通知。同时交药品审评中心安排技术审查、审评委员会审评及必要的复核等工作。形式审查不合格的，予以退审。

5.技术审评通过后，将建议批准的或退审的审评报告及意见，报国家药品监督管理局药品注册司。

6.办理药品临床研究申请批件，报国家药品监督管理局注册司司长审批。申报单位在取得临床研究批件以后，在选择的临床研究负责和承担单位中进行药品的临床试验。

7.办理药品生产申请批件，报注册司司长审核，再转报国家药品监督管理局局长审批。药品质量标准与转正技术审查工作由国家药典委员会负责。

8.将申请批件发送申报单位等。

国产药品注册初审的取消减少了注册申请受理的环节，将提高我国药品注册申请受理和形式审查的效率，优化国产药品注册流程。

# 第二节　药品注册申请表填写

## 一、法律法规依据

**1.《药品管理法》**

第二十四条　在中国境内上市的药品，应当经国务院药品监督管理部门批准，取得药品注册证书；……

第九十八条　……禁止未取得药品批准证明文件生产、进口药品；……

第一百二十三条　提供虚假的证明、数据、资料、样品或者采取其他手段骗取临床试验许可、……、医疗机构制剂许可或者药品注册等许可的，撤销相关许可，十年内不受理其相应申请，并处五十万元以上五百万元以下的罚款；情节严重的，对法定代表人、主要负责人、直接负责的主管人员和其他责任人员，处二万元以上二十万元以下的罚款，十年内禁止从事药品生产经营活动，并可以由公安机关处五日以上十五日以下的拘留。

**2.《药品注册管理办法》**《药品注册管理办法》（于2007年6月18日经原国家食品药品监督管理局局务会审议通过，自2007年10月1日起施行）中的相关规定如下：

第五十条　申请人完成临床前研究后，应当填写《药品注册申请表》，向所在地省级药品监督管理部门如实报送有关资料。

第五十六条　申请人完成药物临床试验后，应当填写《药品注册申请表》，向所在地省级药品监督管理部门报送申请生产的申报资料，并同时向中国药品生物制品检定所报送制备标准品的原材料及有关标准物质的研究资料。

第七十五条　申请仿制药注册，应当填写《药品注册申请表》，向所在地省级药品监督管理部门报送有关资料和生产现场检查申请。

第八十五条　申请进口药品注册，应当填写《药品注册申请表》，报送有关资料和样品，提供相关证明文件，向国家药品监督管理局提出申请。

## 二、《药品注册电子申请表》规范填写

（一）注册类别的定位

确定申报的药品品种的注册分类类别是填写《药品注册申报表》的基本前提。《药品注册管理办法》附件明确：中药、天然药物注册分为9类；化学药品注册分为5类；治疗用生物制品注册分为15类；预防用生物制品注册分为15类。中药、天然药物注册分类中1~6的品种为新药，注册分类7、8按新药申请程序申报。注册分类9的品种为仿制药。

（二）《药品注册电子申请表》填写要求

进入到国家药品监督管理局网站主页，找到软件及表格下载栏目，点击最新版本的

"药品注册申请表报盘程序"，下载并安装，并仔细阅读"药品注册申请—填表说明"。

《药品注册电子申请表》正式填写之前必须就填写内容进行保证与事项申明。如："我们保证：本项内容是各申请机构对于本项申请符合法律、法规和规章的郑重保证，各申请机构应当一致同意。"

药品上市许可持有人：符合《药品上市许可持有人制度试点方案》试点行政区域、试点品种范围和申请人条件，申请成为药品上市许可持有人的申请人，应根据申请人实际情况勾选"生产企业"或"研发机构"或"科研人员"选项，并填写第二页机构1（受托生产企业）和机构2（申请人）相关的内容。（注：《药品上市许可持有人制度试点方案》正式印发后，可以填写相关内容。）

其他特别申明事项：需要另行申明的事项。"

**1.本申请属于** 系指如果属于申请国产注册品种选"国产药品注册"，如果属于申请进口注册选"进口药品注册"，如果属于申请港澳台注册选"港澳台医药产品注册"。本项为必选项目。

**2.申请分类** 按药品注册申请的分类填写，属新药的，选新药申请；属按新药管理的，选新药管理的申请；属申请仿制已有国家标准的，选仿制药申请。本项为必选项目。

**3.申请事项** 按照该申请实际申请事项填写。申请临床研究（包括附加申请免临床研究的），选临床试验；申请生产，选择生产；若仅申请新药证书的，选新药证书。本项为必选项目。当申请分类为新药申请或按新药管理的申请时，生产和新药证书为多选项；当为仿制药申请时，只能选临床或生产。

**4.药品注册分类** 药品分类及注册分类按照《药品注册管理办法》附件一、附件二、附件三中的有关分类要求选择。本项为必选项目。（系统设置为下拉选择菜单。中药设置为1、2、3、4、5、6.1.1、6.1.2、6.1.3、6.2、6.3、7、8、9类；化药设置为1、2.1、2.2、2.3、2.4、3、4、5.1、5.2类；生物制品依次设置为1、2、…、15类）。如果是新药或按新药管理，则化药注册分类只能选择1~2，中药只能选择1~8，生物制品不限制；如果是仿制药，则化药注册分类只能选择3~4，中药只能选择9，生物制品不能选择。

**5.附加申请事项** 在申请分类和药品注册分类选定后，如同时申请非处方药，则选非处方药，此项不选，默认为申请处方药；如申请仿制的药品属于按非处方药管理的，则此项必须选择非处方药；同时申请减免临床研究，则选减或免临床研究；属于《药品注册管理办法》第四条规定的新药申请申请特殊审批的可选特殊审批程序，如选择了特殊审批程序，须填写"药品注册特殊审批程序申请表"。属于上述申请以外的其他附加申请事项（如申请Ⅰ期临床等），可选择其他。选择"其他"的，应当简要填写申请事项。

**6.药品通用名称** 应当使用正式颁布的国家药品标准或者国家药典委员会《中国药品通用名称》或其增补本收载的药品通用名称。申报复方制剂或者中药制剂自拟药品名称的，应当预先进行药品名称查重工作。本项为必填项目。

**7.药品通用名称来源** 来源于中国药典、局颁标准的，选国家药品标准；来源于国家药典委员会文件的，选国家药典委员会；属申请人按有关命名原则自行命名的，选自拟。本项为必选项目。

**8.英文名称** 英文名填写INN英文名；中药制剂没有英文名的，可以免填；申报中药材的需提供拉丁名。本项为必填项目。

**9.汉语拼音** 均需填写，注意正确区分字、词、字母大小写等。可以参照中国药典格式填写。本项为必填项目。

**10.化学名称** 应当以文字正确表达药物活性物质的化学结构，不要采用结构式。本项为必填项目。

**11.其他名称** 系指曾经作为药品名称使用，但现在已被国家规范的药品通用名称取代者。

**12.商品名称** 申请人为方便其药品上市销售而申请使用的商品名称。进口药品可同时填写英文商品名称。商品名称仅限于符合新药要求的化学药品、生物制品及进口中药可以申请使用。

**13.制剂类型** 本项为必选项目。

非制剂：根据本品类型进行选择。其中"有效成分"系从植物、动物、矿物等物质中提取的有效成分。"有效部位"系指从植物、动物、矿物等物质中提取的有效部位，不属所列类型，选"其他"，并应简要填写所属类型。

制剂：在"剂型"后选择所属剂型；剂型属于《中国药典》或其增补本收载的剂型，选中国药典剂型；非属《中国药典》现行版及其增补本收载的剂型，选非中国药典剂型；进口药品同时填写剂型的英文。如属于靶向制剂、缓释、控释制剂等特殊制剂的，可同时选择特殊剂型。

**14.规格** 填写本制剂单剂量包装的规格，使用药典规定的单位符号。例如"克"应写为"g"，"克/毫升"应填写为"g/ml"。每一规格填写一份申请表，多个规格应分别填写申请表。本项为必填项目。

同品种已被受理或同期申报的原料药、制剂或不同规格品种：填写由同一申请人申报的该品种已被受理或同期申报的其他原料药、制剂或不同规格品种的受理号及名称。若为完成临床研究申请生产的需填写原临床申请受理号。

**15.包装** 系指直接接触药品的包装材料或容器，如有多个包装材质要分别填写，中间用句号分开，例如"玻璃瓶。塑料瓶"。包装规格是指基本包装单元的规格，药品的基本包装单元，是药品生产企业生产供上市的药品最小包装，如：每瓶×片，每瓶×毫升，每盒×支，对于按含量或浓度标示其规格的液体、半固体制剂或颗粒剂，其装量按包装规格填写。配用注射器、输液器或者专用溶媒的，也应在此处填写。每一份申请表可填写多个包装规格，不同包装规格中间用句号分开，书写方式为"药品规格：包装材质：包装规格"，例如："0.25g：玻璃瓶：每瓶30片。塑料瓶：每瓶100片"，多个规格的按上述顺序依次填写。本项为必填项目。

**16.药品有效期** 本品种的有效期，以月为单位填写。如有多个规格、包装材质，有效期如有不同则要分别对应填写，如包装材质为"玻璃瓶。塑料瓶"两种，有效期分别为18个月、12个月，应写为"18个月。12个月"。诊断试剂类制品，如有多个组分且有效期不同的应以最短的有效期作为产品有效期填写。

**17.处方（含处方量）** 应当使用规范的药物活性成分或者中药材、中药饮片、有效部位等名称，同时应当填写按1000制剂单位计算的处方量。申报复方制剂，应当预先进行处方查重工作。本项为必填项目。

处方内辅料（含处方量）：对处方使用的每种辅料均应填写，包括着色剂、防腐剂、香料、矫味剂等。处方量按1000制剂单位计算。本项为必填项目。

**18.原辅料来源** 境内生产是指已获得药品批准文号并在药品批准文号有效期内的原料药；进口注册是指已获得《进口药品注册证》或《医药产品注册证》，并在其有效期内的原料药；另行申报是指正在申报注册中的原料药，应将其受理号填写在批准文号项下，受理号亦可由省局在受理时填写；另行批准是指无需注册，经国家药品监督管理局专门批准的原料药，在批准文号项下填写其批准文件编号。复方制剂应填写全部原料药来源，同一原料药不得填写多个厂家。本项为必填项目。

**19.中药材标准** 制剂中所含中药材，规范填写药材名称。如有地方或国家药品标准的，属于法定标准药材；若没有地方或国家药品标准的中药材，属于非法定标准药材；明确各药材检验所采用的标准来源（国家标准、地方药材标准或自拟标准）。本项为必填项目。

**20.药品标准依据** 指本项药品申请所提交药品标准的来源或执行依据。来源于中国药典的，需写明药典版次；属局颁或部颁标准的，需写明何种及第几册，散页标准应写明药品标准编号；来源于进口药品注册标准的，写明该进口注册标准的编号或注册证号；来源于国外药典的，需注明药典名称及版次；其他是指非以上来源的，应该写明具体来源，如自行研究，国产药品注册标准等情况。本项为必填项目。

**21.主要适应证或功能主治** 简略填写主要适应证或者功能主治，不必照抄说明书详细内容，限300字以内。适应证分类：本项为必选项目。

表5-1 适应证分类

| | | |
|---|---|---|
| 化学药 | 抗感染 | 各种抗生素、合成抗菌药、抗分支杆菌药、抗艾滋病药、抗真菌药、抗病毒药、天然来源抗感染药 |
| | 寄生虫 | 抗寄生虫药 |
| | 呼吸 | 呼吸系统疾病用药和复方抗感冒药 |
| | 皮肤 | 皮肤疾病用药 |
| | 精神神经 | 脑血管病及精神障碍、神经系统疾病用药 |
| | 心肾 | 心血管疾病和肾病用药 |
| | 外科 | 电解质补充、酸碱平衡、静脉营养补充、痔疮、男性生殖系统等用药 |
| | 肿瘤 | 各种肿瘤、血液病用药 |

| | 内分泌 | 糖尿病及骨质疏松用药、解热镇痛类抗炎药、各种免疫系统调节剂等 |
|---|---|---|
| | 消化 | 胃肠道、肝胆疾病用药、减肥药等 |
| | 妇科 | 妇科疾病用药 |
| | 五官 | 用于耳、鼻、喉、眼等五官科用药 |
| | 放射 | 放射科用药（如造影剂等） |
| | 其他 | 难以界定其适应证的，包括辅料等 |
| 中药 | 儿科 | 儿科及小儿用药 |
| | 风湿 | 风湿类疾病用药 |
| | 呼吸 | 呼吸系统疾病用药和各种感冒药 |
| | 妇科 | 妇科疾病用药 |
| | 骨科 | 系指：骨折、颈椎病、骨质疏松症等疾病用药 |
| | 皮肤 | 皮肤科用药 |
| | 精神神经 | 系指：脑血管病及精神障碍、神经系统疾病用药 |
| | 心血管 | 心血管疾病用药 |
| | 外科 | 各种跌打损伤、痔疮等外科用药 |
| | 肿瘤 | 各种肿瘤疾病用药 |
| | 内分泌 | 糖尿病等疾病用药 |
| | 消化 | 肝、胆、脾胃等消化系统疾病用药 |
| | 五官 | 耳、鼻、喉、眼科等五官科用药 |
| | 泌尿生殖 | 男科、泌尿及生殖系统疾病用药 |
| | 其他 | 血液病、抗艾滋病等免疫系统疾病用药及难以界定其适应证的药品 |

22.**专利情况**　所申请药品的专利情况应当经过检索后确定，发现本品已在中国获得保护的有关专利或国外专利信息均应填写。本项申请实施了其他专利权人专利的，应当注明是否得到其实施许可。已知有中国专利的，填写其属于化合物专利、工艺专利、处方专利等情况。

23.**是否涉及特殊管理药品或成分**　属于麻醉药品、精神药品、医疗用毒性药品、放射性药品管理办法管理的特殊药品，应分别选填。

24.**中药品种保护**　根据所了解情况分别填写。

25.**同品种新药监测期**　如有，需填写起止日期。

26.**本次申请为**　填写申报品种本次属于第几次申报。简要说明既往申报及审批情况。如申请人自行撤回或因资料不符合审批要求曾被国家药品监督管理局不予批准等情况。

27.**机构1~5**　机构1是指具备本品生产条件，申请生产本品的药品生产企业，或为接受药品上市许可持有人/申请人委托的受托生产企业。对于新药申请，尚不具备生产条件或尚未确定本品生产企业的，可不填写。对仿制药品申请及增加新的适应证的药品申请，必须填写本项。对于进口药品申请，应当填写境外制药厂商（持证公司）的名称。对于申请生产本药品的国内药品生产企业，应当对其持有《药品生产质量管理规范》认证证书情况做出选择。

机构2、3、4、5，对于新药申请，必须填写申请新药证书的机构，即使与机构1相同，也应当重复填写；对于增加新的适应证的申请，不必填写；对于已有国家标准的药品申请，本项不得填写。仍有其他申请新药证书机构的，可另外附页。对于进口药品申请，如有国外包装厂，则填写在机构3位置。对于新药申请，国家药品监督管理局批准后，在发给的新药证书内，将本申请表内各新药证书申请人登记为持有人，排列顺序与各申请人排名次序无关。申请参加药品上市许可持有人制度试点的，申请人的相应信息应当填入机构2相应位置。申请人不具备相应生产资质的，应将受托生产企业信息填入机构1相应位置。申请人具备相应生产资质、拟委托受托生产企业生产的，应将受托生产企业信息填入机构1相应位置；申请人具备相应生产资质且拟自行生产的，同时填入机构1和机构2。

各申请机构栏内："名称"，应当填写其经过法定登记机关注册登记的名称。"本机构负责缴费"的选项，用于申请人指定其中一个申请机构负责向国家缴纳注册费用，该机构注册地址即成为缴费收据的邮寄地址。"所在省份"是指申请人、受托生产企业等所在的省份。"社会信用代码/组织机构代码"，是指境内组织机构代码管理机构发给的机构代码或社会信用代码，境外申请机构免填。"注册申请负责人"，是指本项药品注册申请的项目负责人。电话、手机、传真和电子信箱，是与该注册负责人的联系方式，其中电话应当提供多个有效号码，确保能及时取得联系。填写时须包含区号（境外的应包含国家或者地区号），经总机接转的须提供分机号码。"联系人"，应当填写具体办理注册事务的工作人员姓名，以便联系。

各申请机构名称、公章、法定代表人签名、签名日期：已经填入的申请人各机构均应当由其法定代表人在此签名、加盖机构公章。日期的填写格式为×××年××月××日。本项内容为手工填写。

药品注册代理机构名称、公章、法定代表人签名、签名日期：药品注册代理机构在此由法定代表人签名、加盖机构公章。

**28. 委托研究机构** 系指药品申报资料中凡属于非申请机构自行研究取得而是通过委托其他研究机构所取得的试验资料或数据（包括药学、药理毒理等）的研究机构。

**29. 电子资料** 选择提出注册申请时同步提交的电子资料目录。如属于中药，分别为《注册管理办法》附件1中：4号资料（对主要研究结果的总结及评价）、7号资料（药学研究资料综述）、19号资料（药理毒理研究资料综述）、29号资料（国内外相关的临床试验资料综述）；如属于化药，按照新注册分类申报要求，需提交以下资料：概要、药学研究信息汇总表、非临床研究信息汇总表、临床研究信息汇总表，以上电子资料打包一并上传到"4号资料"内。另外对于申请生产或上市的品种，均需要提交详细生产工艺、质量标准和说明书。相关资料内容通过国家局药品审评中心网站提交。

**30. 填表要求**　填表应当使用中文简体字，必要的英文除外。文字陈述应简明、准确。选择性项目中，"○"为单选框，只能选择一项或者全部不选；"□"为复选框，可以选择多项或者全部不选。需签名处须亲笔签名。

**31. 其他要求**　本申请表必须使用国家药品监督管理局制发的申请表填报软件填写、修改和打印，申报时应当将打印表格连同该软件生成的电子表格一并提交，并且具有同样的效力，申请人应当确保两种表格的数据一致。为帮助判断两种表格内数据是否完全一致，电子表格一经填写或者修改后，即由软件自动生成新的"数据核对码"，两套"数据核对码"一致即表明两套表格数据一致。对申请表填写内容的修改必须通过该软件进行，修改后计算机自动在电子表格内产生新的"数据核对码"，并打印带有同样"数据核对码"的整套表格。未提交电子表格、电子表格与打印表格"数据核对码"不一致、或者本申请表除应当亲笔填写项目外的其他项目使用非国家药品监督管理局制发的申请表填报软件填写或者修改者，其申报不予接受。

32. 本表打印表格各页边缘应当骑缝加盖负责办理申请事宜机构或者药品注册代理机构的公章，以保证本申请表系完全按照规定，使用国家药品监督管理局制发的申请表填报软件填写或者修改。

# 第三节　药品注册申报材料整理

药品注册申报按照中药/天然药物、化学药品、生物制品三大注册类别分别提交不同的注册申报材料，分别进行技术审评。

中药指在我国中医药理论指导下使用的药用物质及其制剂；天然药物指在现代医药理论指导下使用的天然药用物质及其制剂。

化学药品指通过合成、半合成、从天然物质中提取或通过发酵提取方法制得的有效单体/单体混合物/高分子混合物的原料药及其制剂。

生物制品指以微生物、寄生虫、动物毒素、生物组织等作为起始材料，采用生物学工艺或分离纯化技术制备，并以生物学技术和分析技术控制中间产物和成品质量制成的生物活性制剂，包括疫（菌）苗、毒素、类毒素、免疫血清、血液制品、免疫球蛋白、抗原、变态反应原、细胞因子、激素、酶、发酵产品、单克隆抗体、DNA重组产品。

## 一、药品注册申报材料要求

（一）《药品管理法》

第二十四条　……申请药品注册，应当提供真实、充分、可靠的数据、资料和样品，证明药品的安全性、有效性和质量可控性。

第二十五条  对申请注册的药品，国务院药品监督管理部门应当组织药学、医学和其他技术人员进行审评，对药品的安全性、有效性以及申请人保障药品安全性、有效性的质量管理、风险防控和责任赔偿等能力进行审查；符合条件的，发给药品注册证书。国务院药品监督管理部门在审批药品时，对化学原料药一并审评审批，对相关辅料、直接接触药品的包装材料和容器一并审评，对药品的质量标准、生产工艺、标签和说明书一并核准。

本法所称辅料，是指生产药品和调配处方时所用的赋形剂和附加剂。

（二）《药品注册管理办法》

《药品注册管理办法》规定如下：

第五十条  申请人完成临床前研究后，应当填写《药品注册申请表》，向所在地省级药品监督管理部门如实报送有关资料。

第五十六条  申请人完成药物临床试验后，应当填写《药品注册申请表》，向所在地省级药品监督管理部门报送申请生产的申报资料，并同时向中国药品生物制品检定所报送制备标准品的原材料及有关标准物质的研究资料。

第七十五条  申请仿制药注册，应当填写《药品注册申请表》，向所在地省级药品监督管理部门报送有关资料和生产现场检查申请。

第八十五条  申请进口药品注册，应当填写《药品注册申请表》，报送有关资料和样品，提供相关证明文件，向国家药品监督管理局提出申请。

## 二、中药、天然药物药品注册资料整理

（一）中药、天然药物药品注册申报材料项目

**1.综述资料**

（1）药品名称

（2）证明性文件

（3）立题目的与依据

（4）对主要研究结果的总结及评价

（5）药品说明书样稿、起草说明及最新参考文献

（6）包装、标签设计样稿

**2.药学研究资料**

（7）药学研究资料综述

（8）药材来源及鉴定依据

（9）药材生态环境、生长特征、形态描述、栽培或培植（培育）技术、产地加工和炮制方法等

（10）药材标准草案及起草说明，并提供药品标准物质及有关资料

（11）提供植物、矿物标本，植物标本应当包括花、果实、种子等

（12）生产工艺的研究资料、工艺验证资料及文献资料，辅料来源及质量标准

（13）化学成分研究的试验资料及文献资料

（14）质量研究工作的试验资料及文献资料

（15）药品标准草案及起草说明，并提供药品标准物质及有关资料

（16）样品检验报告书

（17）药物稳定性研究的试验资料及文献资料

（18）直接接触药品的包装材料和容器的选择依据及质量标准

**3. 药理毒理研究资料**

（19）药理毒理研究资料综述

（20）主要药效学试验资料及文献资料

（21）一般药理研究的试验资料及文献资料

（22）急性毒性试验资料及文献资料

（23）长期毒性试验资料及文献资料

（24）过敏性（局部、全身和光敏毒性）、溶血性和局部（血管、皮肤、黏膜、肌肉等）刺激性、依赖性等主要与局部、全身给药相关的特殊安全性试验资料和文献资料

（25）遗传毒性试验资料及文献资料

（26）生殖毒性试验资料及文献资料

（27）致癌试验资料及文献资料

（28）动物药代动力学试验资料及文献资料

**4. 临床试验资料**

（29）临床试验资料综述

（30）临床试验计划与方案

（31）临床研究者手册

（32）知情同意书样稿、伦理委员会批准件

（33）临床试验报告

（二）申报资料的具体要求

（1）申请新药临床试验，一般应报送资料项目1~4、7~31。

（2）完成临床试验后申请新药生产，一般应报送资料项目1~33以及其他变更和补充的资料，并详细说明变更的理由和依据。

（3）申请仿制药（中药、天然药物注射剂等需进行临床试验的除外），一般应报送资料项目2~8、12、15~18。

（4）进口申请提供的生产国家或者地区政府证明文件及全部技术资料应当是中文本并附原文；其中质量标准的中文本必须按中国国家药品标准规定的格式整理报送。

（5）由于中药、天然药物的多样性和复杂性，在申报时，应当结合具体品种的特点进行必要的相应研究。如果减免试验，应当充分说明理由。

（6）中药、天然药物注射剂的技术要求另行制定。

（7）对于"注册分类1"的未在国内上市销售的从植物、动物、矿物等中提取的有

效成分及其制剂，当有效成分或其代谢产物与已知致癌物质有关或相似，或预期连续用药6个月以上，或治疗慢性反复发作性疾病而需经常间歇使用时，必须提供致癌性试验资料。

申请"未在国内上市销售的从植物、动物、矿物等中提取的有效成分及其制剂"，如有由同类成分组成的已在国内上市销售的从单一植物、动物、矿物等物质中提取的有效部位及其制剂，则应当与该有效部位进行药效学及其他方面的比较，以证明其优势和特点。

（8）对于"注册分类3"的新的中药材代用品，除按"注册分类2"的要求提供临床前的相应申报资料外，还应当提供与被替代药材进行药效学对比的试验资料，并应提供进行人体耐受性试验以及通过相关制剂进行临床等效性研究的试验资料，如果代用品为单一成分，尚应当提供药代动力学试验资料及文献资料。

新的中药材代用品获得批准后，申请使用该代用品的制剂应当按补充申请办理，但应严格限定在被批准的可替代的功能范围内。

（9）对于"注册分类5"未在国内上市销售的从单一植物、动物、矿物等中提取的有效部位及其制剂，除按要求提供申报资料外，尚需提供以下资料：

①申报资料项目第12项中需提供有效部位筛选的研究资料或文献资料；申报资料项目第13项中需提供有效部位主要化学成分研究资料及文献资料；

②由数类成分组成的有效部位，应当测定每类成分的含量，并对每类成分中的代表成分进行含量测定且规定下限（对有毒性的成分还应该增加上限控制）；

③申请由同类成分组成的未在国内上市销售的从单一植物、动物、矿物等物质中提取的有效部位及其制剂，如其中含有已上市销售的从植物、动物、矿物等中提取的有效成分，则应当与该有效成分进行药效学及其他方面的比较，以证明其优势和特点。

（10）对于"注册分类6"未在国内上市销售的中药、天然药物复方制剂按照不同类别的要求应提供资料为：

①中药复方制剂，根据处方来源和组成、功能主治、制备工艺等可减免部分试验资料，具体要求另行规定；

②天然药物复方制剂应当提供多组分药效、毒理相互影响的试验资料及文献资料；

③处方中如果含有无法定标准的药用物质，还应当参照相应注册分类中的要求提供相关的申报资料；

④中药、天然药物和化学药品组成的复方制剂中的药用物质必需具有法定标准，申报临床时应当提供中药、天然药物和化学药品间药效、毒理相互影响（增效、减毒或互补作用）的比较性研究试验资料及文献资料，以及中药、天然药物对化学药品生物利用度影响的试验资料；申报生产时应当通过临床试验证明其组方的必要性，并提供中药、天然药物对化学药品人体生物利用度影响的试验资料。处方中含有的化学药品（单方或复方）必须被国家药品标准收载。

（11）对于"注册分类8"改变国内已上市销售中药、天然药物剂型的制剂，应当说明新制剂的优势和特点。新制剂的功能主治或适应证原则上应与原制剂相同，其中无法通过药效或临床试验证实的，应当提供相应的资料。

（12）对于"注册分类9"仿制药应与被仿制品种一致，必要时还应当提高质量标准。

（13）关于临床试验

①临床试验的病例数应当符合统计学要求和最低病例数要求；

②临床试验的最低病例数（试验组）要求：Ⅰ期为20~30例，Ⅱ期为100例，Ⅲ期为300例，Ⅳ期为2000例；

③属注册分类1、2、4、5、6的新药，以及7类和工艺路线、溶媒等有明显改变的改剂型品种，应当进行Ⅳ期临床试验；

④生物利用度试验一般为18~24例；

⑤避孕药Ⅰ期临床试验应当按照本办法的规定进行，Ⅱ期临床试验应当完成至少100对6个月经周期的随机对照试验，Ⅲ期临床试验应当完成至少1000例12个月经周期的开放试验，Ⅳ期临床试验应当充分考虑该类药品的可变因素，完成足够样本量的研究工作；

⑥新的中药材代用品的功能替代，应当从国家药品标准中选取能够充分反映被代用药材功效特征的中药制剂作为对照药进行比较研究，每个功能或主治病证需经过2种以上中药制剂进行验证，每种制剂临床验证的病例数不少于100对；

⑦改剂型品种应根据工艺变化的情况和药品的特点，免除或进行不少于100对的临床试验；

⑧仿制药视情况需要，进行不少于100对的临床试验；

⑨进口中药、天然药物制剂按注册分类中的相应要求提供申报资料，并应提供在国内进行的人体药代动力学研究资料和临床试验资料，病例数不少于100对；多个主治病证或适应证的，每个主要适应证的病例数不少于60对。

（三）中药、天然药物申报资料项目表

| 资料分类 | 资料项目 | 注册分类及资料项目要求 | | | | | | | | | | |
|---|---|---|---|---|---|---|---|---|---|---|---|---|
| | | 1 | 2 | 3 | 4 | 5 | 6 | | | 7 | 8 | 9 |
| | | | | | | | 6.1 | 6.2 | 6.3 | | | |
| 综述资料 | 1 | + | + | + | + | + | + | + | + | + | + | − |
| | 2 | + | + | + | + | + | + | + | + | + | + | + |
| | 3 | + | + | + | + | + | + | + | + | + | + | + |
| | 4 | + | + | + | + | + | + | + | + | + | + | + |
| | 5 | + | + | + | + | + | + | + | + | + | + | + |
| | 6 | + | + | + | + | + | + | + | + | + | + | + |

| 资料分类 | 资料项目 | 注册分类及资料项目要求 | | | | | | | | | | |
|---|---|---|---|---|---|---|---|---|---|---|---|---|
| | | 1 | 2 | 3 | 4 | 5 | 6 | | | 7 | 8 | 9 |
| | | | | | | | 6.1 | 6.2 | 6.3 | | | |
| 药学资料 | 7 | + | + | + | + | + | + | + | + | + | + | + |
| | 8 | + | + | + | + | + | + | + | + | + | + | + |
| | 9 | – | + | + | – | ▲ | ▲ | ▲ | ▲ | – | – | – |
| | 10 | – | + | + | + | ▲ | ▲ | ▲ | ▲ | – | – | – |
| | 11 | – | + | + | – | ▲ | ▲ | ▲ | ▲ | – | – | – |
| | 12 | + | + | + | + | + | + | + | + | + | + | + |
| | 13 | + | + | ± | + | + | + | + | + | + | + | + |
| 药学资料 | 14 | + | + | ± | + | + | ± | ± | ± | ± | ± | ± |
| | 15 | + | + | + | + | + | + | + | + | + | + | + |
| | 16 | + | + | + | + | + | + | + | + | + | + | + |
| | 17 | + | + | + | + | + | + | + | + | + | + | + |
| | 18 | + | + | + | + | + | + | + | + | + | + | + |
| 药理毒理资料 | 19 | + | + | * | + | + | + | + | + | + | ± | – |
| | 20 | + | + | * | + | + | ± | + | + | + | ± | – |
| | 21 | + | + | * | + | + | ± | + | + | – | – | – |
| | 22 | + | + | * | + | + | + | + | + | + | ± | – |
| | 23 | + | + | ± | + | + | + | + | + | + | ± | – |
| | 24 | * | * | * | * | * | * | * | * | * | * | * |
| | 25 | + | + | ▲ | + | * | * | * | * | * | – | – |
| | 26 | + | + | * | * | * | * | * | * | * | – | – |
| | 27 | * | * | * | * | * | * | * | * | * | – | – |
| | 28 | + | – | * | – | – | – | – | – | – | – | – |
| 临床资料 | 29 | + | + | + | + | + | + | + | + | + | + | + |
| | 30 | + | + | + | + | + | + | + | + | + | * | – |
| | 31 | + | + | + | + | + | + | + | + | + | * | + |
| | 32 | + | + | + | + | + | + | + | + | + | * | – |
| | 33 | + | + | + | + | + | + | + | + | + | * | – |

说明：1. "+"指必须报送的资料；

2. "–"指可以免报的资料；

3. "±"指可以用文献综述代替试验研究或按规定可减免试验研究的资料；

4. "▲"具有法定标准的中药材、天然药物可以不提供，否则必须提供资料；

5. "*"按照申报资料项目说明和申报资料具体要求。

## 三、药品注册申报资料的体例格式与整理规范

（一）申报资料的体例要求

**1.字体、字号、字体颜色、行间距离及页边距离**

1.1　字体　中文：宋体；英文：Times New Roman。

1.2　字号　中文：不小于小4号字，表格不小于5号字；申报资料封面加粗4号；申报资料目录小4号，脚注5号字。英文：不小于12号字。

1.3　字体颜色　黑色

1.4　行间距离及页边距离　行间距离：不小于单倍。纵向页面：左边距离不小于2.5cm、上边距离不小于2cm、其他边距不小于1cm。横向页面：上边距离不小于2.5cm、右边距离不小于2cm、其他边距不小于1cm。页眉和页脚：信息在上述页边距内显示，保证文本在打印或装订中不丢失信息。

**2.纸张规格**　申报资料使用国际标准A4型（297mm×210mm）规格、纸张重量80g，纸张全套双面或全套单面打印，内容应完整、规范、清楚，不得涂改。

**3.纸张性能**　申报资料文件材料的载体和书写材料应符合耐久性要求。

**4.加盖印章**

4.1　除《药品注册申请表》、相关受理文件及检验机构出具的检验报告外，申报资料应逐个封面加盖申请人印章（多个申请人联合申报的，应加盖所有申请人印章），封面与骑缝处加盖临床研究基地有效公章，封面印章应加盖在文字处。

4.2　加盖的印章应符合国家有关用章规定，并具法律效力。

（二）申报资料的整理要求

**1.申报资料封面**

1.1　申报资料袋封面

1.1.1　档案袋封面注明：申请分类、注册分类、药品名称、本袋所属第×套第×袋每套共×袋、原件/复印件、联系人、联系电话、手机、联系地址、邮政编码、申请单位名称，封面格式（附件1）。

1.1.2　申报资料袋封面（档案袋）应采用国家局统一格式（条码信息）的封面。

1.1.3　多规格的品种为同一册申报资料时，申报资料袋封面，需显示多规格的条形码的受理号（同一封面）。

**2.申报资料项目封面**

2.1　每项资料加"封面"，每项资料封面上注明：药品名称、资料项目编号、项目名称、研究机构名称（加盖公章）、研究地址、主要研究者（或资料整理者）姓名（签名）、原始资料保存地点、联系人姓名、联系电话、联系地址、申请单位名称（加盖公章），封面格式（附件2）。

2.2　右上角注明资料项目编号，左上角注明注册分类。

2.3　各项资料之间应当使用明显的区分标志。

2.4　申报资料目录　申报资料首页为申报资料项目目录（见附件3），目录中申报资料项目编号及项目名称均应按《化学药品新注册分类申报资料要求》中规定的编号和名称。各项申报资料的首页建议编制该项资料的内目录。

### 3. 申报资料内容

3.1　总体要求

3.1.1　报送国家药品监督管理局的药品注册申报资料为3套，其中2套为完整的资料，并至少一套为原件。

3.1.2　每套资料需按序装入药品注册申请资料目录（附件4）、申请表、申报资料目录、申报资料。

3.1.3　申报资料中的委托试验资料（含报告附件），均需加盖试验机构的公章和骑缝章。试验机构为非法人机构的，应为获得法人机构授权或持有二级机构合法登记证明文件的二级机构，方可独立作为试验机构并加盖二级公章。

3.1.4　药品注册申报资料中如有境外机构提供的药物试验资料或文件资料，需提供：①境外研究机构授权药品注册申请人使用其研究资料的文件或合同，包括资料项目、页码的情况说明；②该授权文件须经境外合法公证并经中国驻外使领馆认证。公证和认证文件应为原件。申报资料需要附译文，译文在前，原文在后。

3.1.5　申报资料中的证明性文件、质量标准、图谱等复印件一般应提供原始文件的等比例复印件。

3.1.6　申报资料中的所有复印件均应清晰可辨，经核对确认与原件一致，并在每一页复印件上注明"与原件一致"和加盖申请单位公章；或将复印件连续编号，注明"与原件一致，第×页，共×页"，在首页加盖公章，并将全套复印件加盖骑缝章。

3.1.7　申报资料中同一内容（如药品名称、申请人名称、申请人地址等）的填写应前后一致。

3.1.8　申报资料中的外文资料应翻译成中文（参考文献至少应提供中文摘要及相关部分内容的全文翻译），译文在前，原文在后。译文如为申请机构翻译，需要提供翻译保证说明，如委托翻译公司翻译，则需提供相应的公司资质，申请人对翻译的准确性负责。凡必须提交原件的资料，应保证原件提交份数满足要求。

3.2　具体要求

3.2.1　编写页号

3.2.1.1　装订成册的文件材料均以有书写内容的页面编写页号。

3.2.1.2　《化学药品新注册分类申报资料要求》格式提交的申报资料，按申报资料项目号分别应用阿拉伯数字从1起依次编号（附件5）。

3.2.1.3　CTD格式提交的申报资料，按照模块分别应用阿拉伯数字从1起依次编号。

3.2.1.4　单面书写的文件材料在其正中编写页号；双面书写的文件材料，正面与背面均在其正中编写页号。图样页号编写在标题栏外。

3.2.2　整理装订

3.2.2.1　按资料分类（化学药品1、2、3、5类：概要、主要研究信息汇总表、药学研究资料、非临床研究资料、临床研究资料；化学药品4类：概要、原料药、制剂）顺序，每项资料编号后，分别打孔装订成册。

3.2.2.2　装订成册的申报资料内容排列为正文在前，图谱、附件在后。申报资料内的不同试验项目、附件图谱、参考文献及其他附件等应用醒目的分隔页分隔，并设子目录。

3.2.2.3　应采用安全和便于翻阅的装订方式以避免翻阅中脱落散页，装订线不得越过页边距或覆盖资料内容。

3.2.2.4　装订成册的申报资料内不同幅面的文件材料要折叠为统一幅面，破损的要先修复，幅面一般采用国际标准A4型（297mm×210mm）。

3.2.2.5　每册申报资料的装订厚度不大于2.5厘米（约300页），均以有书写内容的页面编写页号。

3.2.3　整理装袋

3.2.3.1　全套资料装入独立的档案袋，档案袋使用足够强度牛皮纸，以免破损。

3.2.3.2　对于化学药品1、2、3、5类概要部分与主要研究信息汇总表应装入同一档案袋中，其余药学研究资料、非临床研究资料、临床研究资料应单独装入相应的档案袋中；化学药品4类概要及相关申报资料应单独装入相应的档案袋中。

3.2.3.3　当单专业研究申报资料无法装入同一个档案袋时，允许用多个档案袋进行分装，并按本专业研究资料目录有序排列，同一资料项目编号的研究资料放置在同一档案袋中，确保每袋资料间完整的逻辑关系。

# 第四节　化学药品CTD格式申报资料撰写要求

1990年4月，欧盟、美国和日本在布鲁塞尔召开国际会议，成立了ICH指导委员会。为使新药申报的形式和内容趋于一致，制定了通用技术文件（CTD），并分为CTD，CTD-Q，CTD-S，CTD-E和eCTD，质量（Q）、安全（S）和有效（E）3个方面，是ICH指导委员会用来制定各类技术要求作为药品能否批准上市的基础。这份统一的文件模板为多国同步申报奠定了基础，并在不断的使用当中逐渐完善。

ICH指导委员会确定的ICH-CTD全套注册文件分5个模块，模块1作为单独一块文件具有地区特异性，其他4个模块为CTD格式文件，其作为国际通行的注册文件编写格式，具有通用性。ICH-CTD规范了药品注册申请的格式和内容，5个模块相辅相成，从药学研究到临床试验，注册审评人员通过全套CTD文件就可以了解药品研发的全过程，为批准药品上市提供了强大的保障。若一个产品按照ICH要求来进行研发，用同一套

ICH-CTD注册文件在多国同步申报获准上市，也就是说同一条生产线上生产的产品可以在多国上市销售，申报企业可以通过这样的途径节省大量的人力、物力和财力。

2003年7月以前，各国对药品注册申请文件并无统一格式。人用药物注册技术要求国际会议（ICH）为解决这一问题，决定采用通用技术文件（Common Technical Document，简称CTD）格式。通用技术文件的引入，促进了药品审评中的规制协调，减少了申请人在不同国家和地区提交不同格式申报材料而付出的成本，便于信息的搜集整理和共享。

在全球化的背景下，我国药品监管部门逐步认识到，以通用技术文件格式提交电子化、格式化的药品申报资料，从整体上对申报材料提出更高要求，有助于规范药物研究开发，有助于更为合理地配置审评资源，有助于更好地开展仿制药审评及比对工作，有助于促进监管国际化。

## 一、我国CTD资料要求发展过程

国家药品监督管理部门在研究人用药品注册技术要求国际协调会（ICH）通用技术文件（Common Technical Document，简称CTD）的基础上，于2010年9月颁布了《化学药品CTD格式申报资料撰写要求》。我国化学药仿制药注册申请药学部分的CTD文件格式，包括CTD格式申报资料提交要求、主要研究信息汇总表等。正式发布了《化学药品CTD格式申报资料撰写要求》之后，CDE按照CTD格式开展技术审评。这套文件的正式实施标志着我国的药品注册管理迈上了一个新的台阶。

2010年发布的《化学药品CTD格式申报资料撰写要求》，其主要适用于《药品注册管理办法》附件2化学药品注册分类3、4、5和6的生产注册申请的药学部分申报资料，即CTD格式模块2的质量相关综述和模块3的质量相关文件，当时的化药1类、2类新药并未涉及其中。

为了进一步优化CTD资料的规整统一，2011年7月，CDE发布了化学药药学资料CTD格式电子文档标准（试行）来统一文档字体、字号、行间距、页面设置和文档结构目录等内容。另外，作为一项激励政策，原CFDA在2012年9月发布了《关于按照CTD格式申报品种单独按序审评的有关说明》，规定率先按照CTD格式进行申报的产品可以享受单独排队的优势，进入优先审评通道。

2015年11月，原CFDA发布了《关于征求化学仿制药CTD格式申报资料撰写要求意见的通知》，对原化学药品注册分类6情形的CTD格式申报资料撰写要求修订稿征求意见，且根据近年来的实施积累经验，主要修订了原料药和制剂的部分撰写要求，并增加了仿制药生物等效性试验部分的内容。

2016年3月，原CFDA发布《化学药品注册分类改革工作方案的公告》及其解读，制定了化学药品新的注册分类要求；为支持化学药品新的注册分类方案，同年5月，原CFDA继而发布了新的化学药申报资料试行要求，其中，新药和仿制药的药学资料均要求用CTD格式进行撰写申报，仿制药非临床和临床部分文件撰写也引入了CTD章节设置，CTD格式文件正式成为化药申报注册格式。

我国正式发布的化药CTD格式申报资料包括两部分：主要研究信息汇总表和申报资料正文，分别对应ICH-CTD的模块2和模块3的一个章节。

原CFDA颁布的CTD格式模板2内容为2.3.P主要研究信息汇总表，原料药部分主要包括：基本信息、生产信息、特性鉴定、质量控制、对照品、包装材料和容器、稳定性等7个章节。制剂部分主要包括：剂型及产品组成、产品开发、生产、原辅料控制、制剂的质量控制、对照品、稳定性等7个章节，其中与国际CTD模板不同的一点是少了制剂包装材料和容器这一个章节，其相关内容在国际CTD模板中为单独一节，而我国CTD模板此内容在产品开发章节中描述。

主要研究信息汇总表中的信息，是对模块3.2.P中主要部分的信息进行的一个概述和重要内容提炼，各项内容和数据应与申报资料保持一致，不能写模块3或CTD的其他部分没有涉及的信息、数据或论断，涉及到需要详细数据支持的地方需写明参见模块3.2.P的具体章节名称，并在各项下注明所对应的申报资料的项目及页码，其格式、目录及项目编号不能改变。主要研究信息汇总表应系统全面、重点突出，对药品质量的稳定性、可控性做出客观综合的评价。模块3.2.P包括7个章节，包含药学申报的全部内容。我国CTD相应模板下载，见网址：http://www.cde.org.cn/download.do?method=list&class_id1=1。

2016年5月4日《总局关于发布化学药品新注册分类申报资料要求（试行）的通告》（2016年第80号）的附件《化学药品新注册分类申报资料要求（试行）》中申报资料撰写说明，信息汇总表中的信息是基于申报资料的抽提，各项内容和数据应与申报资料保持一致，并在各项下注明所对应申报资料的项目及页码。主要研究信息汇总表的格式、目录及项目编号不能改变。即使对应项目无相关信息或研究资料，项目编号和名称也应保留，可在项下注明"无相关研究内容"或"不适用"。对于以附件形式提交的资料，应在相应项下注明"参见附件（注明申报资料的页码）"。

eCTD（electronic CTD），简言之就是纸质板CTD注册文件的信息电子化产物，它在信息可视化、文件链接化和传递快捷化上均有别于纸质板CTD文件注册，加快了申请人和审评人之间的信息沟通速度，可以保证注册文件模块完整化提交和注册资料的最新版本等。eCTD，最早依旧源于ICH，该组织的M2专家工作组（EWG），于2003年10月制定并发布了关于药品电子提交的通用标准，并被美国FDA、欧洲EMA、日本MHLW以及加拿大等国广泛推行。其规定了申请人向药政当局提交电子文件的目录结构及文档格式，并采用XML语言的文件类型对整个递交及各申报文件的元数据进行管理，以组成综合的目录并提供相应的引索。同时简化了申报文件的创建、审核、生命周期的管理以及文件的储存。

eCTD，作为ICH-CTD发展道路上的一个里程碑，是符合注册申报发展趋势的产物，eCTD格式申报逐渐转变为国际化注册的主流形式，也是我国逐步与国际化注册全面接轨和努力的目标。

## 二、CTD格式申报主要研究信息汇总表（制剂）

### 2.3.P.1 剂型及产品组成

（1）说明具体的剂型，并以表格的方式列出单位剂量产品的处方组成，列明各成分在处方中的作用，执行的标准。如有过量加入的情况需给予说明。对于处方中用到但最终需去除的溶剂也应列出。

| 成分 | 用量 | 过量加入 | 作用 | 执行标准 |
|---|---|---|---|---|
|  |  |  |  |  |
|  |  |  |  |  |
|  |  |  |  |  |
| 工艺中使用到并最终去除的溶剂 |  |  |  |  |

（2）如附带专用溶剂，参照上表格方式列出专用溶剂的处方。

（3）说明产品所使用的包装材料及容器。

### 2.3.P.2 产品开发 简要说明产品开发目标，包括剂型、规格的选择依据。

### 2.3.P.2.1 处方组成

**2.3.P.2.1.1 原料药** 简述原料药和辅料的相容性试验结果。详细信息参见申报资料3.2.P.2.1.1（注明页码）。

简要分析与制剂生产及制剂性能相关的原料药的关键理化特性（如晶型、溶解性、粒度分布等等）及其控制。

**2.3.P.2.1.2 辅料** 简述辅料种类和用量选择的试验和/或文献依据。详细信息参见申报资料3.2.P.2.1.2（注明页码）。

### 2.3.P.2.2 制剂研究

**3.2.P.2.2.1 处方开发过程** 处方的研究开发过程和确定依据参见申报资料3.2.P.2.2.1（注明页码）。

以列表方式说明不同开发阶段（小试、中试、大生产）处方组成的变化、原因以及支持变化的验证研究。示例如下：

处方组成变化汇总

| 小试处方 | 中试处方 | 大生产处方 | 主要变化及原因 | 支持依据 |
|---|---|---|---|---|
|  |  |  |  |  |
|  |  |  |  |  |

过量投料：过量投料的必要性和合理性依据。

2.3.P.2.2.2 制剂相关特性 简要对与制剂性能相关的理化性质，如pH、离子强度、溶出度、再分散性，复溶、粒径分布、聚合、多晶型、流变学等进行分析。

提供自研产品与对照药品在处方开发过程中进行的质量特性对比研究结果，例如：

（1）口服固体制剂的溶出度：样品批号、对照药品批号和生产厂；溶出条件，取样点；比较结果。

（2）有关物质：样品批号、对照药品批号和生产厂；测定及计算方法；比较结果。

2.3.P.2.3 生产工艺的开发 生产工艺的选择和优化过程参见申报资料3.2.P.2.3（注明页码）。

以列表方式说明从小试到中试直至放大生产过程的变化（包括批量、设备、工艺参数等的变化）及相关的支持性验证研究。示例如下：

**生产工艺变化汇总**

| 小试工艺 | 中试工艺 | 大生产工艺 | 主要变化 | 支持依据 |
|---|---|---|---|---|
|  |  |  |  |  |
|  |  |  |  |  |
|  |  |  |  |  |

汇总研发过程中代表性批次（应包括但不限于临床研究批、中试放大批、生产现场检查批、工艺验证批等）的样品情况，包括：批号、生产时间及地点、批规模、用途（如用于稳定性试验，用于生物等效性试验等）、分析结果（例如有关物质、溶出度以及其他主要质量指标）。示例如下：

**批分析汇总**

| 批号 | 生产日期 | 生产地点 | 规模 | 收率 | 样品用途 | 样品质量 | | |
|---|---|---|---|---|---|---|---|---|
|  |  |  |  |  |  | 含量 | 杂质 | 其它指标 |
|  |  |  |  |  |  |  |  |  |
|  |  |  |  |  |  |  |  |  |
|  |  |  |  |  |  |  |  |  |

2.3.P.2.4 包装材料/容器

| 项目 | 包装容器 | 配件[注2] |
|---|---|---|
| 包材类型[注1] |  |  |
| 包材生产商 |  |  |
| 包材注册证号 |  |  |
| 包材注册证有效期 |  |  |
| 包材质量标准编号 |  |  |

详细信息参见申报资料3.2.P.2.4（注明页码）。

2.3.P.2.5　相容性　简述制剂和附带溶剂或者给药装置的相容性。详细信息参见申报资料3.2.P.2.5（注明页码）。

### 2.3.P.3　生产

2.3.P.3.1　生产商　生产商的名称（一定要写全称）、地址、电话、传真以及生产场所的地址、电话、传真等。

2.3.P.3.2　批处方　以表格的方式列出生产规模产品的处方组成，列明各成分在处方中的作用，执行的标准。如有过量加入的情况需给予说明并论证合理性。对于处方中用到但最终需去除的溶剂也应列出。

| 成分 | 用量 | 过量加入 | 作用 | 执行标准 |
| --- | --- | --- | --- | --- |
|  |  |  |  |  |
|  |  |  |  |  |
| 工艺中使用到并最终去除的溶剂 |  |  |  |  |

2.3.P.3.3　生产工艺和工艺控制

（1）工艺流程图：参见申报资料3.2.P.3.3（注明页码）。

（2）工艺描述：按单元操作过程简述工艺（包括包装步骤），明确主要操作流程、工艺参数和范围。详细内容参见申报资料3.2.P.3.3（注明页码）。

（3）主要的生产设备：参见申报资料3.2.P.3.3（注明页码）。

（4）大生产的拟定规模：制剂单位/批（口服制剂等）或灌装前的溶液体积/批（溶液剂、注射剂等）。

2.3.P.3.4　关键步骤和中间体的控制　列出所有关键步骤及其工艺参数控制范围。

关键步骤确定及工艺参数控制范围确定资料参见申报资料3.2.P.3.4（注明页码）。

中间体的质量控制参见申报资料3.2.P.3.4（注明页码）。

2.3.P.3.5　工艺验证和评价　无菌制剂和采用特殊工艺的制剂：工艺验证方案（编号：--，版本号：--）和验证报告（编号：--，版本号：--），参见申报资料3.2.P.3.5（注明页码）。

其他制剂：工艺验证方案（编号：--，版本号：--）和验证报告（编号：--，版本号：--）参见申报资料3.2.P.3.5（注明页码）；或者，工艺验证方案（编号：--，版本号：--）和批生产记录（编号：--，版本号：--）样稿参见申报资料3.2.P.3.5（注明页码），验证承诺书参见申报资料3.2.P.3.5（注明页码）。

### 2.3.P.4　原辅料的控制　按下表提供相关信息：

| 成分 | 生产商 | 批准文号 | 质量标准 |
|------|--------|----------|----------|
|  |  |  |  |
|  |  |  |  |
|  |  |  |  |
|  |  |  |  |
|  |  |  |  |
| 工艺过程中溶剂的使用与去除 |  |  |  |
|  |  |  |  |
|  |  |  |  |

### 2.3.P.5 制剂的质量控制

2.3.P.5.1 质量标准 按下述表格方式提供质量标准。如具有放行标准和货架期标准，应分别进行说明。质量标准详细信息参见申报资料3.2.P.5.1（注明页码）。

| 检查项目 | 方法 | 放行标准限度 | 货架期标准限度 |
|----------|------|--------------|----------------|
| 性状 |  |  |  |
| 鉴别 |  |  |  |
| 降解产物 |  |  |  |
| 溶出度 |  |  |  |
| 含量均匀度/装量差异 |  |  |  |
| 残留溶剂 |  |  |  |
| 水分 |  |  |  |
| 粒度分布 |  |  |  |
| 无菌 |  |  |  |
| 细菌内毒素 |  |  |  |
| 其他 |  |  |  |
|  |  |  |  |
|  |  |  |  |
| 含量 |  |  |  |

2.3.P.5.2 分析方法 列明各色谱方法的色谱条件：降解产物、残留溶剂、含量等。

列明溶出度检查的溶出条件、定量方法等。

分析方法详细信息参见申报资料3.2.P.5.2（注明页码）。

2.3.P.5.3 分析方法的验证 以表格形式逐项总结验证结果。示例如下：

**有关物质方法学验证结果**

| 项目 | 验证结果 |
| --- | --- |
| 专属性 | 辅料干扰情况；已知杂质分离；难分离物质对分离试验；强制降解试验；…… |
| 线性和范围 | 针对已知杂质进行 |
| 定量限、检测限 | |
| 准确度 | 针对已知杂质进行 |
| 精密度 | 重复性、中间精密度、重现性等 |
| 溶液稳定性 | |
| 耐用性 | 色谱系统耐用性、萃取（提取）稳健性 |

详细信息参见申报资料3.2.P.5.3（注明页码）。

2.3.P.5.4　批检验报告　三个连续批次（批号：）的检验报告参见申报资料3.2.P.5.4（注明页码）。

2.3.P.5.5　杂质分析　以列表的方式列明产品中可能含有的杂质。示例如下：

**杂质情况分析**

| 杂质名称 | 杂质结构 | 杂质来源 | 杂质控制限度 | 是否定入质量标准 |
| --- | --- | --- | --- | --- |
| | | | | |
| | | | | |
| | | | | |
| | | | | |

详细信息参见申报资料3.2.P.5.5（注明页码）。

2.3.P.5.6　质量标准制定依据　质量标准制定依据参见申报资料3.2.P.5.6（注明页码）。

**2.3.P.6　对照品**　药典对照品：来源、批号。

自制对照品：简述含量和纯度标定的方法及结果。

**2.3.P.7　稳定性**

2.3.P.7.1　稳定性总结

（1）试验样品

| | | | |
| --- | --- | --- | --- |
| 批号 | | | |
| 规格 | | | |
| 原料药来源及批号 | | | |
| 生产日期 | | | |
| 生产地点 | | | |
| 批量 | | | |
| 内包装材料 | | | |

（2）研究内容

**常规稳定性考察结果**

| 项目 | | 放置条件 | 已完成的考察时间（计划考察时间） |
|---|---|---|---|
| 影响因素试验 | 高温 | | |
| | 高湿 | | |
| | 光照 | | |
| | 其他 | | |
| 加速试验 | | | |
| 中间条件试验 | | | |
| 长期试验 | | | |
| 其他试验 | | | |

**使用中产品稳定性研究结果**

| 项目 | 放置条件 | 考察时间 | 考察项目 | 分析方法及其验证 | 研究结果 |
|---|---|---|---|---|---|
| 配伍稳定性 | | | | | |
| 多剂量包装产品开启后稳定性 | | | | | |
| 制剂与用药器具的相容性试验 | | | | | |
| 其他试验 | | | | | |

2.3.P.7.2 上市后的稳定性承诺和稳定性方案 详细信息参见申报资料3.2.P.7.2（注明页码）。

基于目前稳定性研究结果，拟定包装材料、贮藏条件和有效期如下：

| 拟定内包材 | |
|---|---|
| 拟定贮藏条件 | |
| 拟定有效期 | |
| 对说明书中相关内容的提示 | |

2.3.P.7.3 稳定性数据 按以下例表简述研究结果，详细信息参见申报资料3.2.P.7.2（注明页码）。

| 考察项目 | 方法及限度（要求） | 试验结果 |
|---|---|---|
| 性状 | 目视观察，应符合质量标准的规定 | 在0至18月考察期间，各时间点均符合规定 |
| 降解产物 | HPLC法，杂质A不得过0.3%，其他单一杂质不得过0.1%，总杂质不得过0.8% | 在0至18个月考察期间，杂质A最大为0.15%，单一杂质最大为0.08%，总杂质最大为0.4%，未显示出明显的变化趋势 |
| 溶出度 | 45min不低于80% | 在0至18个月考察期间，各时间点均符合规定，未显示出明显的变化趋势 |

续表

| 考察项目 | 方法及限度（要求） | 试验结果 |
|---|---|---|
| 含量 | HPLC法，5.0%~05.0% | 在0至18个月考察期间，含量变化范围为99.8%（最低值）至101.2%（最大值），未显示出明显的变化趋势 |
| | | |
| | | |

说明：对于选用CTD格式提交申报资料的申请人，除按照"CTD格式申报资料撰写要求"整理、提交药学部分的研究资料和图谱外，还应基于申报资料填写本表，并提交电子版。本表中的信息是基于申报资料的抽提，各项内容和数据应与申报资料保持一致，并在各项下注明所对应的申报资料的项目及页码。本表的格式、目录及项目编号不能改变。即使对应项目无相关信息或研究资料，项目编号和名称也应保留，可在项下注明"无相关研究内容"或"不适用"。对于以附件形式提交的资料，应在相应项下注明"参见附件（注明申报资料中的页码）"。

## 三、CTD格式申报资料撰写要求（制剂）

### （一）目录

**3.2.P.1　剂型及产品组成**

**3.2.P.2　产品开发**

3.2.P.2.1　处方组成

3.2.P.2.1.1　原料药

3.2.P.2.1.2　辅料

3.2.P.2.2　制剂

3.2.P.2.2.1　处方开发过程

3.2.P.2.2.2　制剂相关特性

3.2.P.2.3　生产工艺的开发

3.2.P.2.4　包装材料/容器

3.2.P.2.5　相容性

**3.2.P.3　生产**

3.2.P.3.1　生产商

3.2.P.3.2　批处方

3.2.P.3.3　生产工艺和工艺控制

3.2.P.3.4　关键步骤和中间体的控制

3.2.P.3.5　工艺验证和评价

**3.2.P.4　原辅料的控制**

**3.2.P.5　制剂的质量控制**

3.2.P.5.1　质量标准

3.2.P.5.2　分析方法

3.2.P.5.3 分析方法的验证

3.2.P.5.4 批检验报告

3.2.P.5.5 杂质分析

3.2.P.5.6 质量标准制定依据

### 3.2.P.6 对照品

### 3.2.P.7 稳定性

3.2.P.7.1 稳定性总结

3.2.P.7.2 上市后的稳定性研究方案及承诺

3.2.P.7.3 稳定性数据

### （二）申报资料正文及撰写要求

#### 3.2.P.1 剂型及产品组成

（1）说明具体的剂型，并以表格的方式列出单位剂量产品的处方组成，列明各成分在处方中的作用，执行的标准。如有过量加入的情况需给予说明。对于处方中用到但最终需去除的溶剂也应列出。

| 成分 | 用量 | 过量加入 | 作用 | 执行标准 |
|---|---|---|---|---|
|  |  |  |  |  |
|  |  |  |  |  |
| 工艺中使用到并最终去除的溶剂 |  |  |  |  |

（2）如附带专用溶剂，参照以上表格方式列出专用溶剂的处方。

（3）说明产品所使用的包装材料及容器。

#### 3.2.P.2 产品开发
提供相关的研究资料或文献资料来论证剂型、处方组成、生产工艺、包装材料选择和确定的合理性，具体为：

3.2.P.2.1 处方组成

3.2.P.2.1.1 原料药 参照《化学药物制剂研究的技术指导原则》，提供资料说明原料药和辅料的相容性，分析与制剂生产及制剂性能相关的原料药的关键理化特性（如晶型、溶解性、粒度分布等）。

3.2.P.2.1.2 辅料 说明辅料种类和用量选择的依据，分析辅料用量是否在常规用量范围内，是否适合所用的给药途径，并结合辅料在处方中的作用分析辅料的哪些性质会影响制剂特性。

3.2.P.2.2 制剂研究

3.2.P.2.2.1 处方开发过程 参照《化学药物制剂研究的技术指导原则》，提供处方的研究开发过程和确定依据，包括文献信息（如对照药品的处方信息）、研究信息（包括处方设计，处方筛选和优化、处方确定等研究内容）以及与对照药品的质量特性对比研究结果（需说明对照药品的来源、批次和有效期，自研样品批次，对比项目、采用方法），并重点说明在药品开发阶段中处方组成的主要变更、原因以及支持变化的验证研究。

如生产中存在过量投料的问题，应说明并分析过量投料的必要性和合理性。

3.2.P.2.2.2　制剂相关特性　对与制剂性能相关的理化性质，如pH，离子强度，溶出度，再分散性，复溶、粒径分布、聚合、多晶型、流变学等进行分析。提供自研产品与对照药品在处方开发过程中进行的质量特性对比研究结果，例如有关物质等。如为口服固体制剂，需提供详细的自研产品与对照药品在不同溶出条件下的溶出曲线比较研究结果，推荐采用f2相似因子的比较方式。

3.2.P.2.3　生产工艺的开发　简述生产工艺的选择和优化过程，重点描述工艺研究的主要变更（包括批量、设备、工艺参数等的变化）及相关的支持性验证研究。

汇总研发过程中代表性批次（应包括但不限于临床研究批、中试放大批、生产现场检查批、工艺验证批等）的样品情况，包括：批号、生产时间及地点、批规模、用途（如用于稳定性试验，用于生物等效性试验等）、分析结果（例如有关物质、溶出度以及其他主要质量指标）。示例如下：

**批分析汇总**

| 批号 | 生产日期 | 生产地点 | 规模 | 收率 | 样品用途 | 样品质量 | | |
|---|---|---|---|---|---|---|---|---|
| | | | | | | 含量 | 杂质 | 其它指标 |
| | | | | | | | | |
| | | | | | | | | |
| | | | | | | | | |

3.2.P.2.4　包装材料/容器

（1）包材类型、来源及相关证明文件：

| 项目 | 包装容器 | 配件[注2] |
|---|---|---|
| 包材类型[注1] | | |
| 包材生产商 | | |
| 包材注册证号 | | |
| 包材注册证有效期 | | |
| 包材质量标准编号 | | |

注1：关于包材类型，需写明结构材料、规格等。

例如，五层共挤膜输液袋，规格为内层：改性乙烯/丙烯聚合物，第二层：聚乙烯，第三层：聚乙烯，第四层：乙烯甲基丙烯酸酯聚合物，第五层：多酯共聚物；聚丙烯输液瓶，规格为250ml；

铝塑泡罩包装，组成为：3.2.PVC/铝、3.2.PVC/3.2.PE/3.2.PVDC/铝、3.2.PVC/3.2.PVDC/铝；复合膜袋包装，组成为：聚酯/铝/聚乙烯复合膜袋、聚酯/低密度聚乙烯复合膜袋。

注2：表中的配件一栏应包括所有使用的直接接触药品的包材配件。如：塑料输液容器用组合盖、塑料输液容器用接口等。

提供包材的检验报告（可来自包材生产商或供应商）。

（2）阐述包材的选择依据。

（3）描述针对所选用包材进行的支持性研究。

在常规制剂稳定性考察基础上，需考虑必要的相容性研究，特别是含有有机溶剂的液体制剂或半固体制剂。一方面可以根据迁移试验结果，考察包装材料中的成分（尤其是包材的添加剂成分）是否会渗出至药品中，引起产品质量的变化；另一方面可以根据吸附试验结果，考察是否会由于包材的吸附/渗出而导致药品浓度的改变、产生沉淀等，从而引起安全性担忧。

3.2.P.2.5　相容性　提供研究资料说明制剂和附带溶剂或者给药装置的相容性。

### 3.2.P.3　生产

3.2.P.3.1　生产商　生产商的名称（一定要写全称）、地址、电话、传真以及生产场所的地址、电话、传真等。

3.2.P.3.2　批处方　以表格的方式列出生产规模产品的批处方组成，列明各成份执行的标准。如有过量加入的情况需给予说明并论证合理性。对于处方中用到但最终需去除的溶剂也应列出。

| 成分 | 用量 | 过量加入 | 执行标准 |
|---|---|---|---|
|  |  |  |  |
|  |  |  |  |
| 工艺中使用到并最终去除的溶剂 |  |  |  |

3.2.P.3.3　生产工艺和工艺控制

（1）工艺流程图　以单元操作为依据，提供完整、直观、简洁的工艺流程图，其中应涵盖工艺步骤，各物料的加入顺序，指出关键步骤以及进行中间体检测的环节。

（2）工艺描述　以注册批为代表，按单元操作过程描述工艺（包括包装步骤），明确操作流程、工艺参数和范围。在描述各单元操作时，应结合不同剂型的特点关注各关键步骤与参数。如大输液品种的原辅料的预处理、直接接触药品的内包装材料等的清洗、灭菌、去热原等；原辅料的投料量（投料比），配液的方式、温度和时间，各环节溶液的pH值范围；活性炭的处理、用量，吸附时浓度、温度、搅拌或混合方式、速度和时间；初滤及精滤的滤材种类和孔径、过滤方式、滤液的温度与流速；中间体质控的检测项目及限度，药液允许的放置时间；灌装时药液的流速，压塞的压力；灭菌温度、灭菌时间和目标F0值。

生产工艺表述的详略程度应能使本专业的技术人员根据申报的生产工艺可以完整地重复生产过程，并制得符合标准的产品。

（3）主要的生产设备 如输液制剂生产中的灭菌柜型号、生产厂、关键技术参数；轧盖机类型、生产厂、关键技术参数；过滤滤器的种类和孔径；配液、灌装容器规格等。

（4）拟定的大生产规模 例如对于口服制剂而言，大生产规模不得超过注册批生产规模的十倍。

3.2.P.3.4 关键步骤和中间体的控制 列出所有关键步骤及其工艺参数控制范围。提供研究结果支持关键步骤确定的合理性以及工艺参数控制范围的合理性。

列出中间体的质量控制标准，包括项目、方法和限度，并提供必要的方法学验证资料。

3.2.P.3.5 工艺验证和评价 对无菌制剂和采用特殊工艺的制剂提供工艺验证资料，包括工艺验证方案和验证报告，工艺必须在预定的参数范围内进行。工艺验证内容包括：批号；批量；设备的选择和评估；工艺条件/工艺参数及工艺参数的可接受范围；分析方法；抽样方法及计划；工艺步骤的评估；可能影响产品质量的工艺步骤及可接受的操作范围等。研究中可采取挑战试验（参数接近可接受限度）验证工艺的可行性。

其余制剂可提交上述资料，也可在申报时仅提供工艺验证方案和批生产记录样稿，但应同时提交上市后对前三批商业生产批进行验证的承诺书。

验证方案、验证报告、批生产纪录等应有编号及版本号，且应由合适人员（例如QA、QC、质量及生产负责人等）签署。

3.2.P.4 原辅料的控制 提供原辅料的来源、相关证明文件以及执行标准。

| 成分 | 生产商 | 批准文号 | 执行标准 |
| --- | --- | --- | --- |
|  |  |  |  |
|  |  |  |  |
|  |  |  |  |
|  |  |  |  |
| 工艺过程中溶剂的使用与去除 |  |  |  |
|  |  |  |  |

如所用原辅料系在已上市原辅料基础上根据制剂给药途径的需要精制而得，例如精制为注射给药途径用，需提供精制工艺选择依据、详细的精制工艺及其验证资料、精制

前后的质量对比研究资料、精制产品的注射用内控标准及其起草依据。

如制剂生产商对原料药、辅料制定了内控标准，应分别提供制剂生产商的内控标准以及原料药/辅料生产商的质量标准。

提供原料药、辅料生产商的检验报告以及制剂生产商对所用原料药、辅料的检验报告。

### 3.2.P.5　制剂的质量控制

**3.2.P.5.1　质量标准**　按下述表格方式提供质量标准。如具有放行标准和货架期标准，应分别进行说明。

| 检查项目 | 方法（列明方法编号） | 放行标准限度 | 货架期标准限度 |
|---|---|---|---|
| 性状 | | | |
| 鉴别 | | | |
| 降解产物 | | | |
| 溶出度 | | | |
| 含量均匀度/装量差异 | | | |
| 残留溶剂 | | | |
| 水分 | | | |
| 粒度分布 | | | |
| 无菌 | | | |
| 细菌内毒素 | | | |
| 其他 | | | |
| | | | |
| | | | |
| 含量 | | | |

**3.2.P.5.2　分析方法**　列明质量标准中各项目的检查方法。

**3.2.P.5.3　分析方法的验证**　按照《化学药物质量控制分析方法验证技术指导原则》《化学药物质量标准建立的规范化过程技术指导原则》《化学药物杂质研究技术指导原则》《化学药物残留溶剂研究技术指导原则》以及现行版《中华人民共和国药典》附录中有关的指导原则提供方法学验证资料，逐项提供，以表格形式整理验证结果，并提供相关验证数据和图谱。示例如下：

**有关物质方法学验证结果**

| 项目 | 验证结果 |
|---|---|
| 专属性 | 辅料干扰情况；已知杂质分离；难分离物质对分离试验；强制降解试验；…… |
| 线性和范围 | 针对已知杂质进行 |
| 定量限、检测限 | |

续表

| 项目 | 验证结果 |
|---|---|
| 准确度 | 针对已知杂质进行 |
| 精密度 | 重复性、中间精密度、重现性等 |
| 溶液稳定性 | |
| 耐用性 | 色谱系统耐用性、萃取（提取）稳健性 |

3.2.P.5.4 批检验报告 提供不少于连续三批产品的检验报告。

3.2.P.5.5 杂质分析 以列表的方式列明产品中可能含有的杂质，分析杂质的产生来源，结合相关指导原则要求，对于已知杂质给出化学结构并提供结构确证资料，并提供控制限度。可以表格形式整理，示例如下：

杂质情况分析

| 杂质名称 | 杂质结构 | 杂质来源 | 杂质控制限度 | 是否定入质量标准 |
|---|---|---|---|---|
| | | | | |
| | | | | |
| | | | | |

对于最终质量标准中是否进行控制以及控制的限度，应提供依据。

3.2.P.5.6 质量标准制定依据 说明各项目设定的考虑，总结分析各检查方法选择以及限度确定的依据。

**3.2.P.6 对照品** 在药品研制过程中如果使用了药典对照品，应说明来源并提供说明书和批号。

在药品研制过程中如果使用了自制对照品，应提供详细的含量和纯度标定过程。

**3.2.P.7 稳定性**

3.2.P.7.1 稳定性总结 总结所进行的稳定性研究的样品情况、考察条件、考察指标和考察结果，并提出贮存条件和有效期。示例如下：

（1）试验样品

| | | |
|---|---|---|
| 批号 | | |
| 规格 | | |
| 原料药来源及批号 | | |
| 生产日期 | | |
| 生产地点 | | |
| 批量注 | | |
| 内包装材料 | | |

注：稳定性研究需采用中试或者中试以上规模的样品进行研究。

（2）研究内容

**常规稳定性考察结果**

| 项目 | | 放置条件 | 考察时间 | 考察项目 | 分析方法及其验证 |
|---|---|---|---|---|---|
| 影响因素试验 | 高温 | | | | |
| | 高湿 | | | | |
| | 光照 | | | | |
| | 其他 | | | | |
| | 结论 | | | | |
| 加速试验 | | | | | |
| 中间条件试验 | | | | | |
| 长期试验 | | | | | |
| 其他试验 | | | | | |
| 结论 | | | | | |

填表说明：

①影响因素试验中，尚需将样品对光、湿、热之外的酸、碱、氧化和金属离子等因素的敏感程度进行概述，可根据分析方法研究中获得的相关信息，从产品稳定性角度，在影响因素试验的"其他"项下简述；影响因素试验的"结论"项中需概述样品对光照、温度、湿度等哪些因素比较敏感，哪些因素较为稳定，作为评价贮藏条件合理性的依据之一。

②稳定性研究内容包括影响因素试验、加速试验和长期试验，根据加速试验的结果，必要时应当增加中间条件试验。建议长期试验同时采用 $30 \pm 2℃/65 \pm 5\%RH$ 的条件进行，如长期试验采用 $30 \pm 2℃/65 \pm 5\%RH$ 的条件，则可不再进行中间条件试验。提交申报资料时至少需包括6个月的加速试验和6个月的长期试验数据，样品的有效期和贮存条件将根据长期稳定性研究的情况最终确定。"其他试验"是指根据样品具体特点而进行的相关稳定性研究，如液体挥发油类原料药进行的低温试验，注射剂进行的容器密封性试验。

③"分析方法及其验证"项需说明采用的方法是否为已验证并列入质量标准的方法。如所用方法和质量标准中所列方法不同，或质量标准中未包括该项目，应在上表中明确方法验证资料在申报资料中的位置。

**使用中产品稳定性研究结果**

| 项目 | 放置条件 | 考察时间 | 考察项目 | 分析方法及其验证 | 研究结果 |
|---|---|---|---|---|---|
| 配伍稳定性 | | | | | |
| 多剂量包装产品开启后稳定性 | | | | | |
| 制剂与用药器具的相容性试验 | | | | | |
| 其他试验 | | | | | |

（3）研究结论

| 内包材 | |
|---|---|
| 贮藏条件 | |
| 有效期 | |
| 对说明书中相关内容的提示 | |

3.2.P.7.2　上市后的稳定性承诺和稳定性方案　应承诺对上市后生产的前三批产品进行长期留样稳定性考察，并对每年生产的至少一批产品进行长期留样稳定性考察，如有异常情况应及时通知管理当局。

提供后续稳定性研究方案。

3.2.P.7.3　稳定性数据　以表格形式提供稳定性研究的具体结果，并将稳定性研究中的相关图谱作为附件。

（1）影响因素试验

批号：（一批样品）　　　　　　批量：　　　　　　规格：

| 考察项目 | 限度要求 | 光照试验 4500Lux（天） | | | 高温试验 60℃（天） | | | 高湿试验 90%RH（天） | | |
|---|---|---|---|---|---|---|---|---|---|---|
| | | 0 | 5 | 10 | 0 | 5 | 10 | 0 | 5 | 10 |
| 性状 | | | | | | | | | | |
| 单一杂质A | | | | | | | | | | |
| 单一杂质B | | | | | | | | | | |
| 总杂质 | | | | | | | | | | |
| 含量 | | | | | | | | | | |
| 其他项目 | | | | | | | | | | |

（2）加速试验

批号1：（三批样品）　批量：　　　　　规格：　　　　　包装：　　　　　考察条件：

| 考察项目 | 限度要求 | 时间（月） | | | | |
|---|---|---|---|---|---|---|
| | | 0 | 1 | 2 | 3 | 6 |
| 性状 | | | | | | |
| 单一杂质A | | | | | | |
| 单一杂质B | | | | | | |
| 总杂质 | | | | | | |
| 含量 | | | | | | |
| 其他项目 | | | | | | |

（3）长期试验

批号1：（三批样品）　批量：　　　　规格：　　　　包装：　　　　考察条件：

| 考察项目 | 限度要求 | 时间（月） | | | | | | | |
|---|---|---|---|---|---|---|---|---|---|
| | （低/高） | 0 | 3 | 6 | 9 | 12 | 18 | 24 | 36 |
| 性状 | | | | | | | | | |
| 单一杂质A | | | | | | | | | |
| 单一杂质B | | | | | | | | | |
| 总杂质 | | | | | | | | | |
| 含量 | | | | | | | | | |
| 其他项目 | | | | | | | | | |

## 四、色谱数据和图谱提交要求

药品注册申报资料所附的色谱数据和图谱的纸面文件可参照国家药品监督管理局药品审评中心发布的《药品研究色谱数据工作站及色谱数据管理要求（一）》的相关内容准备，建议对每项申报资料所附图谱前面建立交叉索引表，说明图谱编号、申报资料中所在页码、图谱的试验内容。

用于准备药品注册申报资料的色谱数据的纸面文件应采用色谱数据工作站自动形成的输出文件形式，内容应包括如下相关信息：

1. 标明使用的色谱数据工作站，并保留色谱数据工作站固有的色谱图谱头信息，包括：实验者、试验内容、进样时间、运行时间等，进样时间（指injection time）精确到秒，对于软件本身使用"acquired time""作样时间""试验时间"等含糊表述的，需说明是否就是进样时间。

2. 应带有存盘路径的数据文件名。这是原始性、追溯性的关键信息，文件夹和文件名的命名应合理、规范和便于图谱的整理查阅。

3. 色谱峰参数应有保留时间（保留到小数点后三位）、峰高、峰面积、定量结果、积分标记线、理论板数等。

申报资料的色谱数据的纸面文件还应包括色谱数据的审计追踪信息（如色谱数据的修改删除记录及原因）。

说明：对于选用CTD格式提交申报资料的申请人，应按照本要求整理、提交药学部分的研究资料和图谱。申报资料的格式、目录及项目编号不能改变。即使对应项目无相关信息或研究资料，项目编号和名称也应保留，可在项下注明"无相关研究内容"或"不适用"。对于以附件形式提交的资料，应在相应项下注明"参见附件（注明申报资料中的页码）"。

CTD格式的申报资料仅替代（二）药学研究资料部分，其余内容保持不变。

# 第五节　药品注册补充申请

## 一、药品注册补充申请要求

### （一）法律法规依据

《药品管理法》相关条款如下：

第七十九条　对药品生产过程中的变更，按照其对药品安全性、有效性和质量可控性的风险和产生影响的程度，实行分类管理。属于重大变更的，应当经国务院药品监督管理部门批准，其他变更应当按照国务院药品监督管理部门的规定备案或者报告。

### （二）相关规定要求

《药品注册管理办法》规定如下：

第一百一十条　变更研制新药、生产药品和进口药品已获批准证明文件及其附件中载明事项的，应当提出补充申请。

申请人应当参照相关技术指导原则，评估其变更对药品安全性、有效性和质量可控性的影响，并进行相应的技术研究工作。

## 二、药品注册补充申请实施

### （一）明确申请事项

#### 1.国家药品监督管理局审批的补充申请事项

（1）持有新药证书的药品生产企业申请该药品的批准文号。

（2）使用药品商品名称。

（3）增加中药的功能主治、天然药物适应证或者化学药品、生物制品国内已有批准的适应证。

（4）变更用法用量或者变更适用人群范围但不改变给药途径。

（5）变更药品规格。

（6）变更药品处方中已有药用要求的辅料。

（7）改变影响药品质量的生产工艺。

（8）修改药品注册标准。

（9）替代或减去国家药品标准处方中的毒性药材或处于濒危状态的药材。

（10）进口药品、国内生产的注射剂、眼用制剂、气雾剂、粉雾剂、喷雾剂变更直接接触药品的包装材料或者容器；使用新型直接接触药品的包装材料或者容器。

（11）申请药品组合包装。

（12）新药的技术转让。

（13）修订或增加中药、天然药物说明书中药理毒理、临床试验、药代动力学等项目。

（14）改变进口药品注册证的登记项目，如药品名称、制药厂商名称、注册地址、药品有效期、包装规格等。

（15）改变进口药品的产地。

（16）改变进口药品的国外包装厂。

（17）进口药品在中国国内分包装。

（18）其他。

**2.省级药品监督管理部门批准国家药品监督管理局备案，或国家药品监督管理局直接备案的进口药品补充申请事项**

（19）改变国内药品生产企业名称。

（20）国内药品生产企业内部改变药品生产场地。

（21）变更直接接触药品的包装材料或者容器（除上述第10事项外）。

（22）改变国内生产药品的有效期。

（23）改变进口药品制剂所用原料药的产地。

（24）变更进口药品外观，但不改变药品标准的。

（25）根据国家药品标准或者国家药品监督管理局的要求修改进口药品说明书。

（26）补充完善进口药品说明书安全性内容。

（27）按规定变更进口药品包装标签。

（28）改变进口药品注册代理机构。

（29）其他。

**3.省级药品监督管理部门备案的补充申请事项**

（30）根据国家药品标准或者国家药品监督管理局的要求修改国内生产药品说明书。

（31）补充完善国内生产药品说明书安全性内容。

（32）按规定变更国内生产药品包装标签。

（33）变更国内生产药品的包装规格。

（34）改变国内生产药品制剂的原料药产地。

（35）变更国内生产药品外观，但不改变药品标准的。

（36）其他。

**（二）申报资料项目及其说明**

**1.药品批准证明文件及其附件的复印件** 包括与申请事项有关的本品各种批准文件，如药品注册批件、补充申请批件、商品名批准文件、药品标准颁布件、药品标准修订批件和统一换发药品批准文号的文件、《新药证书》《进口药品注册证》《医药产品注册证》等。附件包括上述批件的附件，如药品标准、说明书、标签样稿及其他附件。

### 2.证明性文件

（1）申请人是药品生产企业的，应当提供《药品生产许可证》及其变更记录页、营业执照、《药品生产质量管理规范》认证证书复印件。申请人不是药品生产企业的，应当提供其机构合法登记证明文件的复印件。

由境外制药厂商常驻中国代表机构办理注册事务的，应当提供外国企业常驻中国代表机构登记证复印件。

境外制药厂商委托中国药品注册代理机构代理申报的，应当提供委托文书、公证文书及其中文译本，以及中国药品注册代理机构的营业执照复印件。

（2）对于不同申请事项，应当按照"申报资料项目表"要求分别提供有关证明文件。

（3）对于进口药品，应当提交其生产国家或者地区药品管理机构出具的允许药品变更的证明文件、公证文书及其中文译本。其格式应当符合中药、天然药物、化学药品、生物制品申报资料项目中对有关证明性文件的要求。

除变更药品规格、改变产地、改变制药厂商和注册地址名称外，生产国家或者地区药品管理机构不能出具有关证明文件的，可以依据当地法律法规的规定做出说明。

### 3.修订的药品说明书样稿　并附详细修订说明。

### 4.修订的药品标签样稿　并附详细修订说明。

### 5.药学研究资料　根据对注册事项的不同要求，分别提供部分或全部药学研究试验资料和必要的原注册申请相关资料，申报资料项目按照附件1~3中相应的申报资料项目提供。

### 6.药理毒理研究资料　根据对注册事项的不同要求，分别提供部分或全部药理毒理研究的试验资料和必要的国内外文献资料，申报资料项目按照附件1~3中相应的申报资料项目提供。

### 7.临床试验资料　要求进行临床试验的，应当按照附件1~3中相应的申报资料项目要求，在临床试验前后分别提交所需项目资料。不要求进行临床试验的，可提供有关的临床试验文献。

### （三）申报资料项目表

| 注册事项 | 申报资料项目 | | | | | | | |
|---|---|---|---|---|---|---|---|---|
| | 1 | 2 | | | 3 | 4 | 5 | 6 | 7 |
| | | ① | ② | ③ | | | | | |
| 持有新药证书的药品生产企业申请该药品的批准文号 | + | + | − | − | − | + | *1 | − | − |
| 使用药品商品名称 | + | + | *2 | + | + | + | − | − | − |

续表

| 注册事项 | 申报资料项目 | | | | | | | |
|---|---|---|---|---|---|---|---|---|
| | 1 | 2 | | | 3 | 4 | 5 | 6 | 7 |
| | | ① | ② | ③ | | | | | |
| 增加中药的功能主治或者化学药品、生物制品国内已有批准的适应证 | + | + | − | + | + | + | − | # | # |
| 变更用法用量或者变更适用人群范围但不改变给药途径 | + | + | − | + | + | + | − | # | # |
| 变更药品规格 | + | + | − | + | + | + | + | − | *3 |
| 变更药品处方中已有药用要求的辅料 | + | + | − | + | *4 | *4 | + | ± | ± |
| 改变影响药品质量的生产工艺 | + | + | − | + | *4 | *4 | + | # | # |
| 修改药品注册标准 | + | + | − | + | *4 | *4 | *5 | − | − |
| 替代或减去国家药品标准处方中的毒性药材或处于濒危状态的药材 | + | + | *6 | + | + | + | # | # | # |
| 变更直接接触药品的包装材料或者容器 | + | + | − | + | *4 | *4 | *7 | − | − |
| 申请药品组合包装 | + | + | − | + | + | + | − | *8 | *8 |
| 新药的技术转让 | *9 | + | *10 | − | + | + | *1 | − | *11 |
| 修订或增加中药、天然药物说明书中药理毒理、临床试验、药代动力学等项目 | + | + | − | ± | + | + | − | ± | ± |
| 改变进口药品注册证的登记项目，如药品名称、制药厂商名称、注册地址、药品有效期、包装规格等 | + | + | − | + | + | + | *4 | − | − |
| 改变进口药品的产地 | + | + | − | + | + | + | + | − | − |
| 改变进口药品的国外包装厂 | + | + | *12 | + | + | *13 | − | − | |
| 进口药品在中国国内分包装 | + | + | *14 | − | + | *15 | − | − | |
| 改变进口药品制剂所用原料药的产地 | + | + | − | + | − | + | − | − | |
| 改变国内药品生产企业名称 | + | + | *16 | − | + | + | − | − | |
| 国内药品生产企业内部改变药品生产场地 | + | + | *17 | − | *4 | *4 | *1 | − | − |
| 根据国家药品标准或者国家药品监督管理局的要求修改药品说明书 | + | + | *18 | − | + | + | − | − | |
| 补充完善药品说明书的安全性内容 | + | + | − | + | + | + | − | *19 | *20 |
| 按规定变更药品包装标签 | + | + | *21 | + | − | + | − | − | |
| 变更国内生产药品的包装规格 | + | + | − | − | + | + | *4 | − | *3 |
| 改变国内生产药品的有效期 | + | + | − | + | + | + | *22 | − | − |
| 改变国内生产药品制剂的原料药产地 | + | + | − | − | − | *4 | *23 | − | − |

续表

| 注册事项 | 申报资料项目 | | | | | | | | |
|---|---|---|---|---|---|---|---|---|---|
| | 1 | 2 | | | 3 | 4 | 5 | 6 | 7 |
| | | ① | ② | ③ | | | | | |
| 变更药品外观，但不改变药品标准的 | + | + | − | + | + | *4 | + | − | − |
| 改变进口药品注册代理机构 | + | + | *24 | − | − | − | − | − | − |

注：*1. 仅提供连续3个批号的样品检验报告书。

*2. 提供商标查询单。

*3. 提供临床使用情况报告或文献。

*4. 如有修改的应当提供。

*5. 仅提供质量研究工作的试验资料及文献资料、药品标准草案及起草说明、连续3个批号的样品检验报告书。

*6 有关毒性药材、处于濒危状态药材的证明文件，或者有关部门要求进行替代、减去的文件、证明。

*7. 仅提供连续3个批号的样品检验报告书、药物稳定性研究的试验资料、直接接触药品的包装材料和容器的选择依据及质量标准。

*8. 按照中药、天然药物、化学药品、生物制品注册分类中已在国外上市但尚未在国内上市销售的复方制剂的相应资料要求提供。其中药学研究部分仅提供药物稳定性研究的试验资料、直接接触药品的包装材料和容器的选择依据及质量标准、连续3个批号的样品检验报告书。

*9. 同时提交新药证书原件。

*10. 提供技术转让有关各方签订的转让合同，原生产企业放弃生产的应当提供相应文件原件。

*11. 国家药品监督管理局根据评价需要另行提出要求。

*12. 提供包装厂所在国家或地区药品管理机构出具的该药品包装企业符合药品生产质量管理规范的证明文件。

*13. 仅提供分包装工艺、药物稳定性研究的试验资料、直接接触药品的包装材料和容器的选择依据及质量标准、连续3个批号的样品检验报告书。

*14. 提供进口药品分包装合同（含使用进口药品商标的授权）。

*15. 仅提供分包装工艺、直接接触药品的包装材料和容器的选择依据及质量标准。

*16. 提供有关管理机构同意更名的文件复印件，更名前与更名后的营业执照、《药品生产许可证》、药品生产质量管理规范认证证书等的复印件。

*17. 提供有关管理机构同意药品生产企业变更生产场地的证明文件。

*18. 提供新的国家药品标准或者国家药品监督管理局要求修改药品说明书的文件。

*19. 可提供毒理研究的试验资料或者文献资料。

*20. 可提供文献资料。

*21. 按规定变更药品包装标签者，应提供有关规定的文件内容。

*22. 仅提供药品稳定性研究的试验资料和连续3个批号的样品检验报告书。

*23. 仅提供原料药的批准证明文件及其合法来源证明、制剂1个批号的检验报告书。

*24. 提供境外制药厂商委托新的中国药品注册代理机构代理申报的委托文书、公证文书及其中文译本，新的中国药品注册代理机构的营业执照复印件，境外制药厂商解除原委托代理注册关系的文书、公证文书及其中文译本。

"#"：见"四、注册事项说明及有关要求"。

## （四）注册事项说明及有关要求

1. 注册事项1，持有新药证书的药品生产企业申请该药品的批准文号，是指新药研制单位获得新药证书时不具备该新药生产条件，并且没有转让给其他药品生产企业的，在具备相应生产条件以后，申请生产该新药。

2. 注册事项3，增加中药的功能主治或者化学药品、生物制品已有国内同品种使用的适应证，其药理毒理研究和临床试验应当按照下列进行：

（1）增加中药新的功能主治，需延长用药周期或者增加剂量者，应当提供药理毒理试验资料或者文献资料。经批准后应当进行临床试验，临床试验按中药新药要求。

（2）增加中药新的功能主治，用药周期和服用剂量均不变者，应当提供主要药效学试验资料及文献资料，并须进行至少100对临床试验。

（3）增加已有国内同品种使用的功能主治或者适应证者，须进行至少60对临床试验，或者进行以使用此适应证的同品种为对照的生物等效性试验。

3. 注册事项4，变更用法用量或者变更适用人群范围但不改变给药途径，应当提供支持该项改变的安全性研究资料或文献资料，必要时应当进行临床试验。中药、天然药物应当针对主要病证，进行至少100对临床试验。

4. 注册事项5，变更药品规格，应当符合以下要求：

（1）所申请的规格一般应当与同品种上市规格一致。如果不一致，应当符合科学、合理、必要的原则。

（2）所申请的规格应当根据药品用法用量合理确定，一般不得小于单次最小用量，或者大于单次最大用量。

（3）如果同时改变用法用量或者适用人群，应当同时按照注册事项4的要求提供相应资料，必要时进行临床试验。

5. 注册事项7，改变影响药品质量的生产工艺的，其生产工艺的改变不应导致药用物质基础的改变。中药如有改变药用物质基础的，应当提供药学、药理毒理等方面的对比试验研究资料，并应当根据药品的特点，进行不同目的的临床试验，病例数一般不少于100对。

6. 注册事项9，替代或减去国家药品标准处方中的毒性药材或处于濒危状态的药材，是指申请人自行要求进行替代或减去药材的申请，不包括国家规定进行统一替代或减去药材的情形。

（1）申请使用已获批准的中药材代用品替代中药成方制剂中相应药材。应当提供新的制备工艺、药品标准和稳定性等药学研究资料，可以减免药理、毒理和临床试验资料。

（2）申请使用已被法定标准收载的中药材进行替代，如果被替代的药材在处方中处于辅助地位的，应当提供新的制备工艺、药品标准和稳定性等药学研究资料，必要时提供药理、毒理和临床试验资料。其替代药材若为毒性药材，则还应当提供考察药品安全性的资料，包括毒理对比试验资料，必要时提供药效学试验资料，并进行临床试验。如果被替代的药材在处方中处于主要地位的，除提供上述药学研究资料外，还应当进行药效、毒理的对比试验及相关制剂的临床等效性研究。

（3）申请减去毒性药材的，应当提供新的制备工艺、药品标准和稳定性等药学研究资料、药理实验资料，并进行临床试验。

（4）药学、药理、毒理及临床试验的要求如下：

药学方面：①生产工艺：药材替代或减去后药品的生产工艺应当与原工艺保持一致。②药品标准：应当针对替代药材建立专属性鉴别和含量测定。不能建立专属性鉴别或含量测定的，应提供研究资料。③稳定性试验：替代药材可能影响药品的稳定性时，应进行稳定性试验。

药理、毒理学方面：药材替代后，应当与原药品针对主要病症进行主要药效学和急性毒性的比较研究。减去毒性药材后，应当与原药品针对主要病症进行主要药效学的比较研究。

临床试验方面：应当针对主要病证，进行100对随机对照试验，以评价二者的等效性。

7.注册事项11，药品组合包装是指两种或者两种以上具有独立的适应证和用法用量的药品组成的包装。其不包括下列情形：

（1）已有相同活性成分组成的复方制剂上市的。

（2）缺乏国际公认的成熟的治疗方案作为依据的。

（3）给药途径不一致的药品。

（4）其他不符合有关规定的。

药品组合包装不单独发给药品批准文号，不设立监测期，不得使用商品名称。

申请药品组合包装还应当符合以下要求：

（1）申请生产企业应当取得《药品生产质量管理规范》认证证书，组合包装的各药品应是本生产企业生产，并已取得药品批准文号。

（2）说明书、标签应当根据临床前研究和临床试验结果制定，而不是其中各药品说明书的简单叠加，并应当符合药品说明书和标签管理的有关规定。

（3）直接接触药品的包装材料应当适用于其中各药品。

（4）标注的有效期应当与其中药品的最短有效期一致。

（5）贮藏条件应当适用于其中各药品。

（6）名称为"X/Y/Z组合包装"，X、Y、Z分别代表其中各药品的通用名称。

8.注册事项13，指根据试验资料或文献资料修订或增加中药、天然药物说明书中药理毒理、临床试验、药代动力学项目，不包括对功能主治、用法用量等项目的增加或修订。

9.注册事项19，改变国内药品生产企业名称，是指国内药品生产企业经批准变更《药品生产许可证》企业名称以后，申请将其已注册药品的生产企业名称作相应变更。

10.注册事项20，国内药品生产企业内部改变药品产地，包括原址改建或异地新建。

11.注册事项25和30，是指根据国家药品标准的统一规定和国家药品监督管理局的专项要求，对药品说明书的某些项目进行修改，如不良反应、禁忌、注意事项等项目。除有专门规定或要求外，不包括修改适应证或功能主治、用法用量、规格等项目。

12.注册事项26和31，补充完善药品说明书的安全性内容，仅可增加不良反应、禁忌、注意事项的范围。不包括对适应证或功能主治、用法用量等项目增加使用范围。

13.注册事项27和32，按规定变更药品包装标签，是指按照药品管理的有关规定、国家药品标准或经过核准的药品说明书内容，对该药品的包装标签进行相应修改。

14.注册事项33，变更国内生产药品的包装规格应当符合以下要求：

（1）药品包装规格应当经济、方便。有使用疗程的药品，其包装规格一般应当根据该药品使用疗程确定。

（2）申请药品注射剂配一次性使用注射器或者输液器的包装、药品注射剂配其专用溶媒的包装的，不得另行命名，所配注射器、输液器或者溶媒必须已获准注册，且注射器、输液器的灭菌有效期或者溶媒的有效期不得短于药品的有效期。

15.注册事项23和34，改变原料药产地，是指改换或增加生产药品制剂所用原料药的生产厂。国内生产药品制剂改变原料药产地的，该原料药必须具有药品批准文号或者进口药品注册证书，并提供获得该原料药的合法性资料。

16.申报注册事项1、5~10、12、15、20、21，应当对3个批号药品进行药品注册检验。申报注册事项34，应当对1个批号药品进行药品注册检验。

## 三、申报资料形式审查

（一）《药品注册申请表》审查要点

确认提供的《药品注册（补充）申请表》的纸质申请表与电子申请表数据核对码（RVT格式）是否一致，纸质申请表各页的数据核对码是否一致。确认表格各页边缘是否骑缝加盖负责办理的所有申请人或注册代理机构的公章。

1.**药品上市许可持有人**　申请成为药品上市许可持有人的申请人，应根据申请人实际情况勾选"生产企业"或"研发机构"或"科研人员"选项。并填写第三页机构1（变更后的受托生产企业）、机构2（申请人）、机构3（原申请人/原持有人）以及机构4（原受托生产企业）的相关内容。

2.**变更事项**　根据实际情况选择变更事项。涉及上市许可持有人的，勾选与上市许可人相关的变更主体。

3.**注意事项**　除提出变更的内容外，其余均应与药品批准证明文件保持一致，发生变更应填写变更后内容。

4.**本申请属于**　境内注册应为"国产药品注册"，如果属于申请进口注册选"进口药品注册"，如果属于申请港澳台注册选"港澳台医药产品注册"。

**5.申请事项分类** 按照《药品注册管理办法》附件中的有关分类要求选择。

**6.规格** 每一规格填写一份申请表，多个规格应分别填写申请表。

**7.补充申请的内容** 应简要填写本次补充申请所变更的各项具体内容，应与申请表第5项申请事项分类保持一致。

**8.申请人（机构1~机构5）**

（1）机构1~5"名称"、相关代码或编号应与申报资料2中相应证明文件一致。

（2）"本机构负责缴费"的选项，用于申请人指定其中一个申请机构负责向国家缴纳注册费用，该机构注册地址即成为缴费收据的邮寄地址。

（3）已经填入的申请人各机构均应当由其法定代表人或接受其授权者（另需提供签字授权书原件）在此签名、加盖机构公章（须与其机构名称完全一致）。

**9.委托研究机构** 系指药品申报资料中凡属于非申请机构自行研究取得而是通过委托其他研究机构所取得的试验资料或数据（包括药学、药理毒理等）的研究机构。非法人机构应为获得法人机构授权或持有合法登记证明文件的二级机构。

**10.其他** 申请表上的信息与所提供的证明性文件及申报资料中相应内容应保持一致。

（二）申报资料审查要点

应按照《药品注册管理办法》及2016年第80号通告的规定，提供符合要求的申报资料。申报资料的格式、目录及项目编号不能改变，对应项目无相关信息或研究资料，项目编号和名称也应保留，可在项下注明"无相关研究内容"或"不适用"。资料审查内容如下：

**1.药品批准证明文件及其附件的复印件** 包括与申请事项有关的本品各种批准文件，如药品注册批件、补充申请批件、商品名批准文件、药品标准颁布件、药品标准修订批件和统一换发药品批准文号的文件、《新药证书》《进口药品注册证》《医药产品注册证》等。附件包括上述批件的附件，如药品标准、说明书、标签样稿及其他附件。

**2.证明性文件**

（1）申请人是药品生产企业的，应当提供《药品生产许可证》及其变更记录页、营业执照、《药品生产质量管理规范》认证证书复印件。申请人不是药品生产企业的，应当提供其机构合法登记证明文件的复印件。

由境外制药厂商常驻中国代表机构办理注册事务的，应当提供外国企业常驻中国代表机构登记证复印件。境外制药厂商委托中国药品注册代理机构代理申报的，应当提供委托文书、公证文书及其中文译本，以及中国药品注册代理机构的营业执照复印件。

（2）对于不同申请事项，应当按照《药品注册管理办法》附件4中"申报资料项目表"要求分别提供有关证明文件。

（3）对于进口药品，应当提交其生产国家或者地区药品管理机构出具的允许药品变更的证明文件、公证文书及其中文译本。其格式应当符合中药、天然药物、化学药品、生物制品申报资料项目中对有关证明性文件的要求。除变更药品规格、改变产地、改变制药厂商和注册地址名称外，生产国家或者地区药品管理机构不能出具有关证明文件的，可以依据当地法律法规的规定做出说明。

**3.其他申报资料**　　其他申报资料按照28号令附件4申报资料项目逐项提交，化学药品的其他申报资料须参照28号令附件4及2016年第80号通告的要求提交。同时，申报资料应逐页加盖注册代理机构的公章。

**4.其他提示**

（1）药品批准证明文件已失效的，相关品种的补充申请不予受理。

（2）再注册申请尚未完成审批程序前申报补充申请的，申请人应当在《药品补充申请表》中列明相关再注册申请情况，同时提交相关再注册申请的受理通知单复印件。

（3）对于申请人拟申请增加进口药品生产厂的申请，按照新申请申报。

（4）核减药品功能主治、适应证的，按照《药品注册管理办法》附件4中药品补充申请注册事项第3项的程序和要求办理。

（5）申请人根据药品批准证明文件要求完成上市后相关技术研究的，按照《药品注册管理办法》附件4药品补充申请注册事项第18项办理。

申报资料报送前，药品注册人员应当根据《药品补充申请受理审查指南（试行）》的要求进行自查。自查项目详见下表：

表5-2　药品补充申请申报资料自查表

| 基本信息 | | | |
|---|---|---|---|
| 药品名称 | | 规格 | |
| 申请人 | | | |
| 申请事项分类 | | | |
| 适用范围 | | | 备注 |
| 是否属于补充申请申报的范围 | □符合 | □不符合 | |
| 基本条件 | | | |
| 1.申报品种状态 | □已上市<br>□已批准临床<br>□在审评审批中 | | |
| 2.是否按相关技术指导原则完成研究 | □是 | □否 | |
| 申报资料报送要求 | | | |
| 1.申报资料、表格的种类及数量是否符合要求 | □符合 | □不符合 | |
| 2.资料项目目录<br>资料项目是否完整 | □有<br>□完整 | □无<br>□不完整 | |
| 3.申报资料的体例 | | | |

| 字体中文：宋体<br>字号<br>字体颜色黑色<br>行间距离单倍<br>纵向页面<br>横向页面<br>页眉和页脚<br>纸张规格A4型规格、纸张重量80g | □符合<br>□符合<br>□符合<br>□符合<br>□符合<br>□符合<br>□符合<br>□符合 | □不符合<br>□不符合<br>□不符合<br>□不符合<br>□不符合<br>□不符合<br>□不符合<br>□不符合<br>□不符合<br>□不符合 | |
|---|---|---|---|
| **3.4申报资料的整理装订要求** | | | |
| 3.4.1申报资料袋封面 | □符合 | □不符合 | |
| 3.4.2申报资料项目封面 | □符合 | □不符合 | |
| **3.4.3装订** | | | |
| 3.4.3.1各项资料首页目录 | □符合 | □不符合 | |
| 3.4.3.2资料装订顺序 | □符合 | □不符合 | |
| 3.4.3.3资料装袋 | □符合 | □不符合 | |
| **申请表审查** | | | |
| **（一）《药品注册–（补充）申请表》** | | | |
| 1.《药品注册–（补充）申请表》一般情况 | □提供 | □不完整 | |
| 电子表RVT格式<br>电子表格与打印纸质表格"数据核对码"<br>骑缝章<br>负责人签名<br>申请人公章<br>签字日期<br>纸质表一式四份 | □正确<br>□正确<br>□有<br>□有<br>□有<br>□有<br>□正确 | □不正确<br>□不正确<br>□无<br>□无<br>□无<br>□无<br>□不正确 | |
| 2.《药品注册–（补充）申请表》填表情况 | | | |
| 2.1其他特别申请事项 | □无 | □有 | |
| 2.2本次申请属于境内注册/进口注册/港澳台医药产品注册 | □正确 | □不正确 | |
| 2.3药品注册分类 | □正确 | □不正确 | |
| 2.4是否为OTC | □正确 | □不正确 | |
| 2.5原申请品种状态 | □正确 | □不正确 | |
| 2.6申请事项分类 | □正确 | □不正确 | |
| 2.7药品通用名称 | □正确 | □不正确 | |
| 2.8英文名称 | □正确 | □无<br>□不正确 | |

续表

| 2.9汉语拼音 | □正确 | □不正确 | |
|---|---|---|---|
| 2.10化学名称 | □正确 | □不正确 | |
| 2.11商品名称 | □有 | □无 | |
| 2.12制剂类型 | □正确 | □不正确 | |
| 2.13规格 | □合理 | □不合理 | |
| 2.14同品种已被受理或同期申报品种的其他制剂及规格 | □无 | □有 | |
| 2.14包装 | □正确 | □不正确 | |
| 2.15有效期 | 个月 | | |
| 2.16处方（含处方量）<br>辅料 | □规范<br>□规范 | □不规范<br>□不规范 | |
| 2.17原/辅料来源 | □提供 | □未提供<br>□不完整 | |
| 2.18中药材标准 | □非中药<br>□正确 | □不正确 | |
| 2.19主要适应证（功能主治） | □规范 | □未填写/不规范 | |
| 2.20补充申请内容 | □规范明确 | □未填写/不规范明确 | |
| 2.21提出现补充申请理由 | □规范明确 | □未填写/不规范明确 | |
| 2.22原批准注册内容及相关信息 | □正确 | □不正确 | |
| 2.23专利情况 | □无 | □有 | |
| 2.24中药品种保护 | □正确 | □不正确 | |
| 2.25新药监测期 | □无 | □有<br>终止日期： 年 月 日 | |
| 2.26首次申请<br>多次申请：既往情况 | □是<br>□有 | □否<br>□无 | |
| 2.27机构1填写 | □正确 | □不正确 | |
| 2.28机构2-5填写 | □正确 | □不正确 | |
| 2.29委托研究机构 | □无 | □有 | |
| （二）《研制现场核查申请表》 | | | |
| 《研制现场核查申请表》 | □提供<br>□不需要提供 | □未提供 | |
| （三）《生产现场检查申请表》 | | | |
| 《生产现场检查申请表》 | □提供<br>□不需要提供 | □未提供 | |

续表

| 申报资料 | | | |
|---|---|---|---|
| 1.药品批准证明文件 | | | 备注 |
| 1.1 与申请事项有关的本品各种批准文件 | □提供 | □未提供 | |
| 1.2 批准证明文件是否在有效期内 | □是 | □否 | |
| 2 证明性文件 | | | |
| 2.1 营业执照 | □提供 | □未提供 | |
| 2.2 药品生产许可证范围是否包含本品 | □是 | □否 | |
| 2.3 药品GMP证书 | □提供<br>□不需要提供 | □未提供 | |
| 2.4 申请人机构合法登记证明文件（申请人不是药品生产企业的） | □不适用<br>□提供 | □未提供 | |
| 2.5 进口药品：外国企业常驻中国代表机构登记证复印件 | □不适用<br>□提供 | □未提供 | |
| 2.6 进口药品：境外制药厂商委托中国药品注册代理机构代理申报的，应当提供委托文书、公证文书及其中文译本，以及中国药品注册代理机构的营业执照复印件 | □不适用<br>□提供 | □未提供 | |
| 2.7 进口药品：对于进口药品，应当提交其生产国家或者地区药品管理机构出具的允许药品变更的证明文件、公证文书及其中文译本。其格式应当符合中药、天然药物、化学药品、生物制品申报资料项目中对有关证明性文件的要求 | □不适用<br>□提供 | □未提供 | |
| 2.8 进口药品：除变更药品规格、改变产地、改变制药厂商和注册地址名称外，生产国家或者地区药品管理机构不能出具有关证明文件的，可以依据当地法律法规的规定做出说明 | □符合 | □不符合 | |
| 3.药品说明书样稿及详细修订说明 | □提供<br>□不需要提供 | □未提供 | |
| 3.1 药品说明书样稿是否符合24号令要求 | □是<br>□不适用 | □否 | |
| 4.药品标签样稿及详细修订说明 | □提供<br>□不需要提供 | □未提供 | |
| 4.1 药品标签样稿是否符合24号令要求 | □是<br>□不适用 | □否 | |
| 5.药学研究资料 | □提供<br>□不需要提供 | □未提供 | |
| 5.1 根据对注册事项的不同要求，分别提供部分或全部药学研究试验资料和必要的原注册申请相关资料 | □提供<br>□不需要提供 | □未提供 | |

| | | | |
|---|---|---|---|
| 5.2 化学药品的申报资料项目是否按照80号通告中相应的申报资料项目提供 | □提供<br>□不需要提供 | □未提供 | |
| 5.3 生物制品的申报资料项目是否按照附件3中相应的申报资料项目提供 | □提供<br>□不需要提供 | □未提供 | |
| 5.4 中药、天然药的申报资料项目是否按照附件1中相应的申报资料项目提供 | □提供<br>□不需要提供 | □未提供 | |
| 5.5 电子文档与纸质文件保持一致 | □是 | □否 | |
| 6. 药理毒理研究资料 | □提供<br>□不需要提供 | □未提供 | |
| 6.1 根据对注册事项的不同要求，分别提供部分或全部药理毒理研究的试验资料和必要的国内外文献资料 | □提供<br>□不需要提供 | □未提供 | |
| 6.2 化学药品的申报资料项目是否按照80号通告中相应的申报资料项目提供 | □提供<br>□不需要提供 | □未提供 | |
| 6.3 生物制品的申报资料项目是否按照附件3中相应的申报资料项目提供 | □提供<br>□不需要提供 | □未提供 | |
| 6.4 中药、天然药的申报资料项目是否按照附件1中相应的申报资料项目提供 | □提供<br>□不需要提供 | □未提供 | |
| 7. 临床试验资料 | □提供<br>□不需要提供 | □未提供 | |
| 7.1 化学药品的申报资料项目是否按照80号通告中相应的申报资料项目提供 | □提供　　　□不需要提供 | □未提供 | |
| 7.2 生物制品的申报资料项目是否按照附件3中相应的申报资料项目提供 | □提供<br>□不需要提供 | □未提供 | |
| 7.3 中药、天然药的申报资料项目是否按照附件1中相应的申报资料项目提供 | □提供<br>□不需要提供 | □未提供 | |
| 8. 是否按照《药品注册管理办法》附件4申报资料项目表提交申报资料 | □是 | □不是<br>□不完整 | |

申请材料真实性承诺

1. 本申请遵守国家相关法律、法规和规章的规定。
2. 本自查表及所提交的申报资料均真实、来源合法、译文准确。
3. 所提交的申报资料与目录内容完全一致。
4. 所提交的复印件与原件内容完全一致。
5. 所提交的电子文件与打印文件内容完全一致。
6. 保证按要求在总局药品审评中心网站及时上传相关电子资料。
7. 如有虚假，申请人本单位愿意承担相应法律责任。

申报单位负责人（签字）　　　　　　　　　　　　　　　　申请人（公章）

　　　　　　　　　　　　　　　　　　　　　　　　　　　年　　月　　日

# 第六节　药品再注册申请

药品再注册，是指药品批准证明文件有效期满后申请人拟继续生产或者进口该药品的注册申请。药品再注册申请由取得药品批准证明文件的生产企业提出。制剂再注册申请向所在省药品监督管理局受理中心提出申请，原料药到国家局备案登记。

省药品监督管理局药品注册管理处负责本省的药品再注册的形式审查、受理、审批。省局审评中心负责药品再注册的资料审查工作，出具《综合审评意见》。

## 一、境内生产药品再注册申报资料项目

1.证明性文件

（1）药品批准证明文件及药品监督管理部门批准变更的文件。

（2）《药品生产许可证》复印件。

（3）营业执照复印件。

（4）《药品生产质量管理规范》认证证书复印件。

2.五年内生产、销售、抽验情况总结，对产品不合格情况应当作出说明。

3.五年内药品临床使用情况及不良反应情况总结。

4.有下列情形之一的，应当提供相应资料或者说明：

（1）药品批准证明文件或者再注册批准文件中要求继续完成工作的，应当提供工作完成后的总结报告，并附相应资料。

（2）首次申请再注册药品需要进行IV期临床试验的，应当提供IV期临床试验总结报告。

（3）首次申请再注册药品有新药监测期的，应当提供监测情况报告。

5.提供药品处方、生产工艺、药品标准。凡药品处方、生产工艺、药品标准与上次注册内容有改变的，应当注明具体改变内容，并提供批准证明文件。

6.生产药品制剂所用原料药的来源。改变原料药来源的，应当提供批准证明文件。

7.药品最小销售单元的现行包装、标签和说明书实样。

## 二、药品不予再注册的情形

1.有效期届满前未提出再注册申请的。

2.未达到国家药品监督管理局批准上市时提出的有关要求的。

3.未按照要求完成IV期临床试验的。

4.未按照规定进行药品不良反应监测的。

5.经国家药品监督管理局再评价属于疗效不确、不良反应大或者其他原因危害人体健康的。

6.按照《药品管理法》的规定应当撤销药品批准证明文件的。

7.不具备《药品管理法》规定的生产条件的。

8.未按规定履行监测期责任的。

9.其他不符合有关规定的情形。

### 三、工作流程

1.申请人应在药品注册批件有效期届满前6个月提出再注册申请，应填写《药品再注册申请表》，报送所需各项资料至省局受理大厅，省局受理大厅应对符合要求的资料予以签收，并在2个工作日内转交药品注册处。

2.药品注册处按要求对申报资料进行形式审查。符合受理要求的，出具《再注册受理通知书》；不符合受理要求的，出具不予受理通知书，并说明理由，并将申报资料转药品审评中心。

申请材料存在可以当场更正的错误的，应当允许申请人当场更正。对于申报资料不齐全或者不符合法定形式的，应当一次告知申请人需要补正的全部内容。申请人按照要求提交全部补正申请材料的，省局出具《再注册受理通知书》。

3.药品审评中心在收到资料后完成审查，并将审查意见连同申报资料转至药品注册处。

在审查中需要申请人补充资料的，省局审评中心一次性发出补充资料通知，申请人应按照通知要求一次性提交补充资料的纸质版及相应电子文档。未按时提交补充资料的，其审评程序自行终止。申请人对补充资料通知内容提出异议的，可在补充资料中一并说明。省局审评中心收到补充资料后，完成对补充资料的审评，补充资料的时间不计入审评工作时间。并连同所有技术审评资料的纸质版报送省局药品注册处。

4.药品注册处在收到审查意见后完成《药品再注册申请批件》或《不予再注册审批意见通知件》送签件的制作、审核及签发，并报国家局备案。

## 练习题

### 一、单选题

1.对已上市药品改变剂型、改变给药途径、增加新适应证的药品注册申请按照（　　）申请的程序申报

　　A.仿制药　　　　　　B.新药管理　　　　　C.进口药　　　　　　D.原研药

2.生物类似药的注册申请按照（　　）程序申报

　　A.仿制药　　　　　　B.新药　　　　　　　C.国产药　　　　　　D.进口药

3.填写药品注册申请表时，处方量应该按照（　　）制剂单位填写

　　A.100　　　　　　　　B.200　　　　　　　　C.500　　　　　　　　D.1000

4. 提交药品注册申报资料时，加速试验和长期试验均需要至少进行（　　）个月

　　A. 4　　　　　　　　　　B. 5　　　　　　　　　　C. 9　　　　　　　　　　D. 6

5. 填写药品注册申请表时，同一品种每1个规格填写（　　）份申请表，3个包装规格应填写（　　）份申请表

　　A. 1，1　　　　　　　　B. 1，3　　　　　　　　C. 2，3　　　　　　　　D. 3，3

## 二、多选题

6. 下列需要进行补充申请的事项有（　　）

　　A. 变更生产厂商名称　　　　　　　　B. 变更原料药生产产地

　　C. 增加药品规格　　　　　　　　　　D. 申请药品商品名

　　E. 增加药品适应证

7. 下列药物可以采用优先审批程序的有（　　）

　　A. 老年人用药　　　　　　　　　　　B. 有明显治疗优势的临床急需用药

　　C. 已有多家生产的仿制药　　　　　　D. 已在国外上市的共线药物

　　E. 儿童用药

8. BE备案的资料包括（　　）

　　A. 受试者信息　　　　　　　　　　　B. 伦理委员会证明文件

　　C. 注册申请人信息　　　　　　　　　D. 参比制剂及实验药品信息

　　E. 稳定性研究

9. 药品通用名称来源（　　）

　　A. 中国药典　　　　　　　　　　　　B. 药品说明书草拟稿

　　C. 国家药典委员会《中国药典通用名称》或其增补版

　　D. 质量标准草拟稿　　　　　　　　　E. 药品研究报告

10. 填写药品注册申请表时，处方内辅料应填写（　　）

　　A. 制备过程中用到的但最终除去的乙醇

　　B. 着色剂　　　　　　　　　　C. 防腐剂

　　D. 矫味剂　　　　　　　　　　E. 助溶剂

11. 主要研究信息汇总表撰写的要求有（　　）

　　A. 其各项内容和数据应与申报资料保持一致

　　B. 格式、目录和项目编号不能改变

　　C. 对具体内容和数据在申报资料中详述的，在相应项下注明，详见内容编号，并标明页码

　　D. 对于以附件形式递交的资料，注明参见附件

　　E. 应系统全面、重点突出，对药品质量的稳定性、可控性做出客观综合的评价

12. 下列属于国家药品监督管理局审批的补充申请事项的是（　　）

A.持有新药证书的药品生产企业申请该药品的批准文号

B.使用药品商品名称

C.变更药品规格

D.变更药品处方中已有药用要求的辅料

E.变更国内生产药品的包装规格

## 三、简答题

13.简述化学药品CTD格式申报资料的主要内容有哪些?

14.药品稳定性研究包括的具体内容有哪些?目的是什么?

# 第六章 药品注册检验与现场核/检查

国家药品监督管理部门建立基于风险的监督检查体系。检查可分常规检查和有因检查，常规检查是按照年度随机抽查计划和审评需求启动的检查；有因检查是指因投诉举报等因素而发起的检查。监督检查可以包括对临床前研究、药物临床试验、批准上市前的生产、上市后变更及再注册等环节进行的检查，以验证申报资料和数据的准确性、可靠性。监督检查信息均可作为技术审评的依据。药品注册现场检查所抽样品的检验工作由国家药品监督管理部门指定的省级以上药品检验机构承担。

## 第一节 药品注册检验

### 一、药品注册检验的概念

药品注册检验，包括样品检验和药品标准复核。

1. 样品检验，是指药品检验所按照申请人申报或者国家药品监督管理局核定的药品标准对样品进行的检验。

2. 药品标准复核，是指药品检验所对申报的药品标准中检验方法的可行性、科学性、设定的项目和指标能否控制药品质量等进行的实验室检验和审核工作。

### 二、药品注册检验的管理

1. 药品注册检验由中国药品生物制品检定所或者省级药品检验所承担。进口药品的注册检验由中国药品生物制品检定所组织实施。

2. 下列药品的注册检验由中国药品生物制品检定所或者国家药品监督管理局指定的药品检验所承担：

（1）未在国内上市销售的从植物、动物、矿物等物质中提取的有效成分及其制剂，新发现的药材及其制剂。

（2）未在国内外获准上市的化学原料药及其制剂、生物制品。

（3）生物制品、放射性药品。

（4）国家药品监督管理局规定的其他药品。

3. 申请人应当提供药品注册检验所需要的有关资料、报送样品或者配合抽取检验用样品、提供检验用标准物质。

4. 药品检验所进行新药标准复核时，除进行样品检验外，还应当根据药物的研究数据、国内外同类产品的药品标准和国家有关要求，对药物的药品标准、检验项目等提出复核意见。

5. 要求申请人重新制订药品标准的，申请人不得委托提出原复核意见的药品检验所进行该项药品标准的研究工作；该药品检验所不得接受此项委托。

# 第二节　药品注册标准的管理

## 一、药品注册标准的概念

1. 国家药品标准，是指国家药品监督管理局颁布的《中华人民共和国药典》、药品注册标准和其他药品标准，其内容包括质量指标、检验方法以及生产工艺等技术要求。

2. 药品注册标准，是指国家药品监督管理局批准给申请人特定药品的标准，生产该药品的药品生产企业必须执行该注册标准。

## 二、药品注册标准的管理

1. 药品注册标准的项目及其检验方法的设定，应当符合中国药典及相关规定的基本要求和原则。

2. 申请人应当选取有代表性的样品进行标准的研究工作。

3. 药品注册标准不得低于中国药典的规定。

## 三、药品标准物质的管理

1. 药品标准物质，是指供药品标准中物理和化学测试及生物方法试验用，具有确定特性量值，用于校准设备、评价测量方法或者给供试药品赋值的物质，包括标准品、对照品、对照药材、参考品。

2. 中国食品药品检定研究院　①负责标定国家药品标准物质；②可以组织有关的省级药品检验所、药品研究机构或者药品生产企业协作标定国家药品标准物质；③负责对标定的标准物质从原材料选择、制备方法、标定方法、标定结果、定值准确性、量值溯源、稳定性及分装与包装条件等资料进行全面技术审核，并作出可否作为国家药品标准物质的结论。

# 第三节　药品注册现场核查

为规范药品研制秩序，保证药品注册现场核查工作质量，根据《药品注册管理办法》的有关规定，国家局组织制定了《药品注册现场核查管理规定》（国食药监注〔2008〕255号）。

## 一、药品注册现场核查的类型与定义

药品注册现场核查分为研制现场核查和生产现场检查。

（一）药品注册研制现场核查

药品注册研制现场核查，是指药品监督管理部门对所受理药品注册申请的研制情况进行实地确证，对原始记录进行审查，确认申报资料真实性、准确性和完整性的过程。

药品注册研制现场核查包括药物临床前研究现场核查、药物临床试验现场核查和申报生产研制现场核查。

1. **药物临床前研究现场核查**　药物临床前研究现场核查主要是对药学研究、药理毒理研究情况进行现场核查。

省局受理药品注册申请后，应当组织现场核查组，按照《药品注册现场核查要点及判定原则》对药学、药理毒理等研究情况实施现场核查。

申请注册的药品属于生物制品的，核查组在现场核查时应抽取3个生产批号的检验用样品，填写《药品注册抽样记录单》及《药品注册检验通知书》，并将样品、《药品注册抽样记录单》、《药品注册检验通知书》及相关资料一并送交药品检验所。

省局完成药物临床前研究现场核查后，应当在规定的时间内将《药品注册研制现场核查报告》连同《药品注册管理办法》规定的其他资料一并送交国家药品监督管理局药品审评中心。

2. **药物临床试验现场核查**　药物临床试验现场核查主要是对临床试验情况进行现场核查。必要时，可对临床试验用药物制备条件及情况进行现场核查，对临床试验用药物进行抽查检验。

省、自治区、直辖市药品监督管理部门受理新药、按照新药程序申报的生产申请后，应当组织现场核查组，按照《药品注册现场核查要点及判定原则》对临床试验情况实施现场核查。

对于仿制药申请和补充申请，申请人完成临床试验后，应当将临床试验资料报送国家药品监督管理局药品审评中心，并报送所在地省、自治区、直辖市药品监督管理部门。省、自治区、直辖市药品监督管理部门应当组织对临床试验进行现场核查。

省、自治区、直辖市药品监督管理部门完成药物临床试验现场核查后，应当在规定的时间内将《药品注册研制现场核查报告》连同《药品注册管理办法》规定的其他资料一并送交国家药品监督管理局药品审评中心。

3. **申报生产研制现场核查**　申报生产研制现场核查主要是对申报生产注册申请的样品试制情况进行现场核查。若申报生产时药学、药理毒理等研究与申报临床相比发生变化，应对变化内容进行现场核查。

省、自治区、直辖市药品监督管理部门受理药品生产申请后，应当组织现场核查组，按照《药品注册现场核查要点及判定原则》对申报生产研制情况实施现场核查。

对于新药、按照新药程序申报的生产申请，除生物制品外的其他药品，核查组在现场核查时应抽取3批样品，填写《药品注册抽样记录单》及《药品注册检验通知书》，并将样品、《药品注册抽样记录单》《药品注册检验通知书》及相关资料一并送交药品检验所。

省、自治区、直辖市药品监督管理部门完成申报生产研制现场核查后，应当在规定的时间内将《药品注册研制现场核查报告》连同《药品注册管理办法》规定的其他资料一并送交国家药品监督管理局药品审评中心。

（二）药品注册生产现场检查

药品注册生产现场检查，是指药品监督管理部门对所受理药品注册申请批准上市前的样品批量生产过程等进行实地检查，确认其是否与核定的或申报的生产工艺相符合的过程。

1. **新药、生物制品生产现场检查** 国家药品监督管理局药品审评中心对于新药、生物制品的注册申请，经审评符合规定的，通知申请人申请生产现场检查，同时告知国家药品监督管理局食品药品审核查验中心。

申请人应当自收到生产现场检查通知之日起6个月内向国家药品监督管理局食品药品审核查验中心提出药品注册生产现场检查的申请，报送《药品注册生产现场检查申请表》。

国家药品监督管理局食品药品审核查验中心在收到生产现场检查的申请后，应当根据核定的生产工艺组织对样品批量生产过程等进行生产现场检查。

国家药品监督管理局食品药品审核查验中心应当组织现场核查组，按照《药品注册现场核查要点及判定原则》实施现场检查。

核查组在现场检查时应抽取1批样品（生物制品抽取3批样品），填写《药品注册抽样记录单》及《药品注册检验通知书》，并将样品、《药品注册抽样记录单》《药品注册检验通知书》及相关资料一并送交进行该药品标准复核的药品检验所。

国家药品监督管理局食品药品审核查验中心完成生产现场检查后，应当在规定的时间内将《药品注册生产现场检查报告》送交国家药品监督管理局药品审评中心。

2. **已上市药品改变剂型、改变给药途径生产现场检查** 国家药品监督管理局药品审评中心对于已上市药品改变剂型、改变给药途径的注册申请，经审评符合规定的，通知申请人申请生产现场检查，同时告知受理该注册申请的省、自治区、直辖市药品监督管理部门。

申请人应当自收到生产现场检查通知之日起6个月内向受理其注册申请的省、自治区、直辖市药品监督管理部门提出生产现场检查的申请，报送《药品注册生产现场检查申请表》。

省、自治区、直辖市药品监督管理部门在收到生产现场检查的申请后，应当根据核定的生产工艺组织对样品批量生产过程等进行生产现场检查。

省、自治区、直辖市药品监督管理部门应当组织现场核查组，按照《药品注册现场核查要点及判定原则》实施现场检查。

核查组在现场检查时应抽取1批样品，填写《药品注册抽样记录单》及《药品注册检验通知书》，并将样品、《药品注册抽样记录单》《药品注册检验通知书》及相关资料一并送交进行该药品标准复核的药品检验所。

省、自治区、直辖市药品监督管理部门完成生产现场检查后，应当在规定的时间内将《药品注册生产现场检查报告》送交国家药品监督管理局药品审评中心。

**3. 仿制药生产现场检查**　申请人申请仿制药注册，应当填写《药品注册申请表》和《药品注册生产现场检查申请表》，并连同有关申报资料报送所在地省、自治区、直辖市药品监督管理部门。

省、自治区、直辖市药品监督管理部门受理仿制药申请后，应当根据申请人申报的生产工艺组织对样品批量生产过程等进行生产现场检查。

省、自治区、直辖市药品监督管理部门应当组织现场核查组，按照《药品注册现场核查要点及判定原则》实施现场检查。

核查组在现场检查时应抽取连续生产的3批样品，填写《药品注册抽样记录单》及《药品注册检验通知书》，并将样品、《药品注册抽样记录单》《药品注册检验通知书》及相关资料一并送交药品检验所。

省、自治区、直辖市药品监督管理部门完成生产现场检查后，应当在规定的时间内将《药品注册生产现场检查报告》连同《药品注册管理办法》规定的其他资料一并送交国家药品监督管理局药品审评中心。

**4. 补充申请生产现场检查**　按照《药品注册管理办法》第一百一十七条的规定，对于药品生产技术转让、变更处方和生产工艺可能影响产品质量等的补充申请，省、自治区、直辖市药品监督管理部门应当进行生产现场检查。

按照《药品注册管理办法》第一百一十七条的规定需进行生产现场检查的补充申请，凡生产工艺未发生变更的，申请人应当填写《药品补充申请表》和《药品注册生产现场检查申请表》，并连同有关申报资料报送所在地省、自治区、直辖市药品监督管理部门。

省、自治区、直辖市药品监督管理部门受理申请后，应当根据其《药品注册批件》组织对样品批量生产过程等进行生产现场检查。

按照《药品注册管理办法》第一百一十七条的规定需进行生产现场检查的补充申请，凡生产工艺发生变更的，申请人应当填写《药品补充申请表》，并连同有关申报资料报送所在地省、自治区、直辖市药品监督管理部门。

省、自治区、直辖市药品监督管理部门将申报资料报送国家药品监督管理局药品审评中心。经审评符合规定的，按照本规定第二十、二十一、二十二条的程序进行生产现场检查。

省、自治区、直辖市药品监督管理部门应当组织现场核查组，按照《药品注册现场核查要点及判定原则》实施现场检查。

核查组在现场检查时应抽取3批样品，填写《药品注册抽样记录单》及《药品注册检验通知书》，并将样品、《药品注册抽样记录单》《药品注册检验通知书》及相关资料一并送交药品检验所。

省、自治区、直辖市药品监督管理部门完成生产现场检查后，应当在规定的时间内将《药品注册生产现场检查报告》连同《药品注册管理办法》规定的其他资料一并送交国家药品监督管理局药品审评中心。

（三）药品注册现场有因核查

根据现场核查的动因，药品注册现场核查还分为常规核查和有因核查。有因核查主要是指针对下列情形进行的现场核查：①药品审评过程中发现的问题；②药品注册相关的举报问题；③药品监督管理部门认为需进行核查的其他情形。

## 二、职责分工

（一）NMPA职责

国家药品监督管理局负责全国药品注册现场核查的组织协调和监督管理。同时负责组织新药、生物制品批准上市前的生产现场检查；负责组织进口药品注册现场核查；负责组织对药品审评过程中发现的问题进行现场核查；负责组织涉及药品注册重大案件的有因核查。

（二）省局职责

省、自治区、直辖市药品监督管理部门负责本行政区域内的下列药品注册现场核查：

（1）负责所受理药品注册申请的研制现场核查。

（2）负责所受理已上市药品改变剂型、改变给药途径注册申请的生产现场检查。

（3）负责所受理仿制药注册申请的生产现场检查。

（4）负责所受理药品生产技术转让、变更处方和生产工艺可能影响产品质量等补充申请的生产现场检查。

（5）负责本行政区域内的有因核查。

研制工作跨省进行的药品注册申请，研制现场核查工作由受理该申请的省、自治区、直辖市药品监督管理部门负责，研制现场所在地省、自治区、直辖市药品监督管理部门应当予以协助。

## 三、药品注册研制现场核查要点

（一）药学方面

### 1.工艺及处方研究

（1）研制人员是否从事过该项研制工作，并与申报资料的记载一致。

（2）工艺及处方研究是否具有与研究项目相适应的场所、设备和仪器。

（3）工艺及处方研究记录是否有筛选、摸索等试验过程的具体内容，工艺研究及其确定工艺的试验数据、时间是否与申报资料一致。

### 2. 样品试制

（1）样品试制现场是否具有与试制该样品相适应的场所、设备，并能满足样品生产的要求，临床试验用样品和申报生产样品的生产条件是否符合《药品生产质量管理规范》的要求。申报生产所需样品的试制是否在本企业生产车间内进行。

（2）样品试制所需的原辅料、药材和提取物、直接接触药品的包装材料等是否具有合法来源（如供货协议、发票、药品批准证明性文件复印件等）。

（3）原辅料、药材和提取物、直接接触药品的包装材料等购入时间或供货时间与样品试制时间是否对应，购入量是否满足样品试制的需求。

（4）样品试制用的原辅料及直接接触药品的包装材料是否有检验报告书。

（5）样品试制是否具有制备记录或原始批生产记录，样品制备记录项目及其内容应齐全，如试制时间、试制过程及相关关键工艺参数、中间体检验记录等。

（6）样品试制量、剩余量与使用量之间的关系是否对应一致。

（7）尚在进行的长期稳定性研究是否有留样，该样品所用直接接触药品的包装材料是否与申报资料一致。

（8）申报生产所需样品的原始批生产记录是否与申报工艺对应。

### 3. 质量、稳定性研究及样品检验

（1）研究人员是否从事过该项研究工作，并与申报资料的记载一致。

（2）质量、稳定性研究及检验现场是否具有与研究项目相适应的场所、设备和仪器。

（3）研究期间的仪器设备是否校验合格，是否具有使用记录，记录时间与研究时间是否对应一致，记录内容是否与申报资料一致。

（4）用于质量、稳定性研究的样品批号、研究时间与样品试制时间的关系是否相对应。

（5）对照研究所用对照药品是否具有来源证明。

（6）所用的对照品/标准品是否具有合法来源，如为工作对照品，是否有完整的标化记录。

（7）质量研究各项目以及方法学考察内容是否完整，各检验项目中是否记录了所有的原始数据，数据格式是否与所用的仪器设备匹配，质量研究各项目（鉴别、检查、含量测定等）是否有实验记录、实验图谱及实验方法学考察内容。

（8）质量研究及稳定性研究实验图谱是否可溯源，IR、UV、HPLC、GC等具数字信号处理系统打印的图谱是否具有可追溯的关键信息（如带有存盘路径的图谱原始数据文件名和数据采集时间），各图谱的电子版是否保存完好；需目视检查的项目（如薄层色

谱、纸色谱、电泳等）是否有照片或数码照相所得的电子文件。

（9）质量研究及稳定性研究原始实验图谱是否真实可信，是否存在篡改图谱信息（如采集时间）、一图多用等现象。

（10）稳定性研究过程中各时间点的实验数据是否合乎常规，原始记录数据与申报资料是否一致。

**4.委托研究**　其他部门或单位进行的研究、试制、检测等工作，是否有委托证明材料。委托证明材料反映的委托单位、时间、项目及方案等是否与申报资料记载一致。被委托机构出具的报告书或图谱是否为加盖其公章的原件。必要时，可对被委托机构进行现场核查，以确证其研究条件和研究情况。

## （二）药理毒理方面

### 1.研究条件

（1）是否建立实验研究相关的管理制度，并在研究中予以执行。

（2）研究人员是否从事过该项研究工作，并与申报资料的记载一致。

（3）研究现场是否具有与研究项目相适应的场所、设备和仪器。

（4）研究期间的仪器设备是否校验合格，是否具有使用记录，记录时间与研究时间是否对应一致，记录内容是否与申报资料一致。

### 2.实验动物

（1）是否具有购置实验所用动物的确切凭证。

（2）实验动物购置时间和数量是否与申报资料对应一致。

（3）购置实验动物的种系、等级、合格证号、个体特征等是否与申报资料对应一致。

（4）实验动物的饲养单位应具备相应的资质，实验动物为本单位饲养繁殖的，是否能提供本单位具有饲养动物的资质证明及动物饲养繁殖的记录。

### 3.原始记录

（1）各项实验原始记录是否真实、准确、完整，是否与申报资料一致。

（2）原始记录中的实验单位、人员、日期、数据、以及实验结果等是否与申报资料一致。

（3）原始资料中供试品、对照品的配制、储存等记录是否完整，是否和申报资料中反映的情况相对应。

（4）原始图表（包括电子图表）和照片是否保存完整，与申报资料一致。

（5）组织病理切片、病理报告及病理试验记录是否保存完整并与申报资料一致；若病理照片为电子版，是否保存完好。

**4.委托研究**　其他部门或单位进行的研究、试制、检测等工作，是否有委托证明材料。委托证明材料反映的委托单位、时间、项目及方案等是否与申报资料记载一致。被委托机构出具的报告书或图谱是否为加盖其公章的原件。必要时，可对被委托机构进行现场核查，以确证其研究条件和研究情况。

（三）临床方面

**1. 临床试验条件**

（1）临床试验单位及相关专业是否具备承担药物临床试验的资格，是否具有《药物临床试验批件》及伦理委员会批件。

（2）临床试验管理制度的制定与执行情况是否一致。

（3）试验人员是否从事过该项研究工作，其承担的相应工作、研究时间是否与原始记录和申报资料的记载一致。

（4）临床试验设备、仪器是否与试验项目相适应，其设备型号、性能、使用记录等是否与申报资料一致。

**2. 临床试验记录**

（1）知情同意书的签署　知情同意书是否由受试者或其法定代理人签署。必要时对受试者进行电话核实，以了解其是否在试验期间参加过该项临床试验，是否知情等情况。

（2）临床试验用药物的接收和使用　①试验用药品的批号是否与质量检验报告、临床试验总结报告、申报资料对应一致；②试验用药品的接受、使用和回收是否有原始记录，发放者是否均有签名。药物的接受数量、使用数量及剩余数量之间的关系是否对应一致；③试验用药品的用法用量及使用总量是否与受试者用药原始记录、临床试验报告对应一致。

（3）临床试验数据的溯源　①病例报告表（CRF）与原始资料（如：原始病历、实验室检查、影像学检查、ECG、Holter、胃镜、肠镜等检查的原始记录等）以及申报资料是否对应一致；②原始资料中的临床检查数据是否能够溯源，必要时对临床检验部门（如临床检验科、影像室、各种检查室等）进行核查，以核实临床检查数据的真实性；③临床试验过程中是否对发生严重不良事件（SAE）、合并用药情况进行记录，是否与临床总结报告一致；④申报资料临床试验总结报告中完成临床试验的病例数与实际临床试验病例数应对应一致。

（4）药代动力学与生物等效性试验中原始图谱是否能够溯源　①纸质图谱是否包含完整的信息，并与数据库中电子图谱一致；②原始图谱及数据是否与临床试验总结报告对应一致；③进样时间（或采集时间）是否与试验时间、仪器使用时间对应一致；④图谱记录的测试样品编号是否与相应受试者血标本编号的记录对应一致。

（5）统计报告是否与临床试验总结报告一致。

**3. 委托研究**　其他部门或单位进行的研究、检测等工作，是否有委托证明材料。委托证明材料反映的委托单位、时间、项目及方案等是否与申报资料记载一致。被委托机构出具的报告书或图谱是否为加盖其公章的原件。必要时，可对被委托机构进行现场核查，以确证其研究条件和研究情况。

## 四、药品注册生产现场检查要点

### 1.机构和人员

（1）企业建立的药品生产和质量管理组织机构是否能够确保各级部门和人员正确履行职责。

（2）参与样品批量生产的各级人员，包括物料管理、样品生产、质量检验、质量保证等人员是否具备履行其职责的实际能力。

（3）样品批量生产前上述人员是否进行过与本产品生产和质量控制有关的培训及药品GMP培训，并有培训记录。

### 2.厂房与设施、设备

（1）生产厂房及其设施、生产设备、仓储条件等是否满足样品批量生产要求。

（2）生产批量与其实际生产条件和能力是否匹配。

（3）如不是专用生产线，样品与原有产品安全生产带来的风险是否被充分评估，并能有效防止交叉污染。

（4）为增加该产品生产，原有厂房与设施、设备是否作相应的变更，变更是否经批准并经验证。如为新建企业或车间，批量生产前与产品生产相关的厂房与设施、关键设备是否经确认（IQ/OQ/PQ）。

### 3.原辅料和包装材料

（1）生产过程所需的原辅料和包装材料购入、储存、发放、使用等是否制定管理制度并遵照执行。

（2）上述物料是否具有合法来源并与注册申报一致，如有变更，是否经批准。

（3）是否对购入的原辅料、直接接触药品的包装材料等取样检验并符合质量标准要求。

（4）是否对关键原辅料、直接接触药品的包装材料供货商进行审计并经质量管理部门批准。

### 4.样品批量生产过程

（1）是否制定样品生产工艺规程，工艺规程的内容与核定的处方、工艺以及批生产记录的内容是否一致。

（2）是否进行工艺验证，验证数据是否支持批量生产的关键工艺参数。

（3）清洁方法是否经验证。

（4）生产现场操作人员是否遵照工艺规程进行操作。

（5）批记录内容是否真实、完整，至少包括以下内容　①产品名称、规格、生产批号；②生产以及重要中间工序开始、结束的日期和时间；每一生产工序的负责人签名；③重要生产工序操作人员的签名；必要时，还应有操作（如称量）复核人员的签名；

④每一原辅料的批号和（或）检验控制号以及实际称量的数量（包括投入的回收或返工处理产品的批号及数量）；⑤所有相关生产操作或活动，以及所用主要生产设备的编号；⑥中间控制和所得结果的记录以及操作人员的签名；⑦不同生产工序所得产量及必要的物料平衡计算；⑧特殊问题的记录，包括对偏离生产工艺规程的偏差情况的详细说明，并经签字批准；⑨批检验报告单。

（6）关键生产设备使用记录时间与批量生产时间是否一致。

（7）已生产批次样品的使用量、库存量与实际生产量是否吻合。

（8）样品生产使用物料量、库存量与总量是否吻合。

**5. 质量控制实验室**

（1）是否具有样品及相关原辅料检验所需的各种仪器设备、标准物质。

（2）检验仪器、设备是否经检定合格，各仪器是否有使用记录。

（3）是否有委托检验，如有委托是否符合相关规定。

（4）质量控制部门是否具有与样品相关的文件 ①与核定标准一致的质量标准；②取样规程和记录；③检验操作规程和记录；④检验方法验证记录。

（5）是否按规定留样并进行稳定性考察。

**6. 药品注册生产现场核查汇报资料举例**

**一、申请产品的研发历程、注册申报过程和生产工艺研发情况**

该品种于20**年开始进行工艺摸索。通过预试验，确定了辅料的基本配比，之后又通过正交试验对处方进行了优选和优化，并对较为理想的处方进行了影响因素考察，最后根据影响因素试验考察结果选定了最佳处方。在最佳处方确定之后我们又生产了三批小试产品，对工艺进行了重复和验证，批号分别是******、******、******，对三批小试样品进行了检验，检验结果均符合预定标准。为实现制剂工业化生产，保证生产中药品质量稳定，同时也为了使制剂制备工艺进一步完善和优化，我们又进行了工艺放大试验，生产了三批样品，批量为***片/批，批号分别为******、******、******。通过三批放大试验，我们对关键生产环节和重要生产工艺参数进行了确定，使工艺条件进一步优化。

该品种于20**年递交注册申请，**省药品监督管理局于20**年**月**日进行了新药研制现场考核。

20**年**月，我公司收到了国家药品监督管理局下发的《药物临床研究批件》（批件号为******），20**年**月为临床研究生产样品时，发现处方中**%淀粉浆在实际生产中很难把握，于是我公司又进行了优化工艺试验，放大生产了三批*****片，批号分别是******、******、******（因为处方中的*****为易制毒品，购买受到限制，所以每批的批量只能做到1万片），并于20**年**月与国家药品临床研究基地—**省**医院和**海药物代谢研究中心签订《*****人体药物动力学试验协议书》，用050128批样品进行了人体药物动力学试验。

20**年**月起，我公司分别和**大学**医院、**医院等单位的药物临床试验机构签订了《*****临床研究协议书》，同时生产了用于该临床研究的样品：*****，批号为

******；*****空白片，批号为******；*****片空白片，批号为******。

20**年**月**日，我公司申请，经国家药典委员会技术审核并研究确定，*****的中文通用名为*****，英文名称为***************。

20**年1~2月，我公司生产了三批申报生产用*****，批号分别为：******、******、******。

20**年**月，我单位申请，**省药品监督管理局受理*****的注册申请，并对该品种的所有临床试验研究机构进行了现场考察。

20**年**月，**省药品监督管理局药品注册处和药品认证管理中心对我单位的药品注册生产现场进行了核查，并抽取3批样品送**省食品药品检验检测所检验。20**年**月**省食品药品检验检测所检验完毕并将检验报告单提交给国家药品监督管理局药品审评中心，我单位于20**年**月收到国家药品监督管理局药品审评中心药审补字［20**］第****号补充资料通知。

按照补充资料通知的要求，我公司于20**年**月提交了相关补充资料；20**年**月，我公司又收到了药审中心审评老师的电话通知，要求我公司核定该品种的生产工艺和质量标准；20**年**月收到国家药品监督管理局药品审评中心*****生产现场检查通知书，通知编号为NO.20**0***。

## 二、接受注册生产现场检查准备工作情况

自收到药品生产现场检查通知书之后，我公司按照国家规定购买原辅料，并进行了三批工艺验证及清洁验证。在工艺验证过程中，发现成品有关物质不符合质量标准要求，针对该问题我公司又生产了两批*****，以查找有关物质超标的原因，最后得出结论：超出标准的杂质均为******原料中的杂质，且该原料与成品的杂质谱完全一致，表明了制剂生产过程中各杂质量没有增加，导致这一结果的原因如下：该产品中对乙酰氨基酚原料执行《中国药典》2015年版二部标准，进厂检验均符合药典标准规定，但是*****标准已经按照药审中心药审补字［20**］第**01号补充资料通知要求将有关物质检测方法进行了提高（与USP34一致），在新标准中，有关物质检查时采用*****作为对照溶液，本品中*****为*mg/片、****为*mg/片，同一个杂质在分别用*****和对乙酰氨基酚作为对照溶液计算时，其杂质含量将增加8.6倍，从而导致了本品工艺验证三批成品杂质超标。根据以上结论，我公司采用*****标准进一步对该同一厂家不同批次的*****原料进行检验，结果发现有三批符合规定，一批不符合规定，为了确保生产出质量合格的产品，我公司对对乙酰氨基酚原料药除了按照《中国药典》2015年版二部标准检查外，另外按照*****有关物质检测方法对***原料有关物质项目增订了企业内控标准。

由于本品中的*****是第二类精神药品，所以针对本品，我公司进一步完善了特殊药品管理制度。全程监控本品的生产过程；称量过程，实行双人称量，双人复核，确保在整个生产过程中做到特殊药品的全程管控。

为了验证****原料药中的杂质对*****的生产工艺没有影响，公司用已确定的****内控标准检验合格的****原料药又生产了三批样品，该样品经检验合格。

目前，*****的所有原辅料均已备齐，并已经按照相应标准检验完毕，已经具备*****的生产条件。

### 三、人员培训情况

为了确保工艺验证的顺利进行，我公司给包括车间、质量部、设备部、能源部、物资部等相关部门的人员进行工艺验证的培训。见附件*。

### 四、原辅料等物料检验及物料供应商的情况

原、辅料和包装材料进厂后，均需按照相应标准检验，检验依据和供应商如下表所示：

| 名称 | 检验标准 | 企业内控标准编号 | 生产单位 |
| --- | --- | --- | --- |
| ***** | 《中国药典》2015年版二部 | TS-**** | **** |
| ***** | 《中国药典》2015年版二部 | TS-**** | **** |
| 预胶化淀粉 | 《中国药典》2015年版二部 | TS-**** | **** |
| 微晶纤维素 | 《中国药典》2015年版二部 | TS-**** | **** |
| 硬脂酸镁 | 《中国药典》2015年版二部 | TS-**** | **** |
| 羧甲基淀粉钠 | 《中国药典》2015年版二部 | TS-**** | **** |
| 淀粉 | 《中国药典》2015年版二部 | TS-**** | **** |
| 欧巴代 | 企业标准 | TS-**** | **** |
| 聚氯乙烯固体药用硬片 | 国家药品包装容器（材料）标准 YBB00212005 | TS-**** | **** |
| 药品包装用铝箔 | 国家药品包装容器（材料）标准 YBB00152002 | TS-**** | **** |

### 五、生产线的设备、设施与该产品生产需求情况，批量确定以及生产规模情况，与其它品种共线生产及风险评估的情况

我公司***车间是固体车间，该车间目前生产的品种有***分散片、***片、****颗粒、****胶囊。*****是我公司***车间拟新增加的品种，该品种与其它四种产品共线生产，存在交叉污染的风险，即在***车间生产完*****清场之后，车间所使用的清洁方法能否有效地去除药物残留，降低对本车间其他品种的质量风险。

为评价*****与其他四种产品共线生产的风险，我公司在***车间生产了三批*****，批号分别为*****、*****、*****，对三批*****的生产全程进行监控并做了工艺验证及清洁验证，相应的检验结果为：对三批产品清洁后进行目检及药物残留检测，结果均合格，车间的清洁方法可以达到预期的验证目的。

### 六、生产工艺验证情况，设备能力、批量、清洁验证情况

为评价*****的处方和产品生产工艺的可行性和重现性，我公司对*****的整个生产过程进行验证，以确认在正常的生产条件下能否生产出质量合格、均一、稳定的产品。本次验证，我公司连续生产三批产品，每批*万片，证实了所设定的工艺路线和工艺参数的正确性，设备的生产能力也能够满足要求，进而确定了上市批量为*万片。在*****生产结束后，按制定的清洁方法对其所使用的设备进行清洁，通过相关项目的检

查对该设备的清洁效果进行验证，以确保所使用的清洗方法能够将所涉及的设备清洗干净符合工艺要求，从而避免药品的交叉污染。

本次验证中所使用的主要设备型号和批生产能力如下：

| 设备名称 | 型号 | 设备编号 | 生产能力 | 材质 |
|---|---|---|---|---|
| 湿法混合制粒机 | **** | **** | **** | 外表面不锈钢 |
| 摇摆制粒机 | **** | **** | **** | 内外表面不锈钢 |
| 多功能制粒包衣机 | **** | **** | **** | 外表面不锈钢 |
| 三维运动混合机 | **** | **** | **** | 内外表面不锈钢 |
| 旋转式压片机 | **** | **** | **** | 外表面不锈钢 |
| 高效包衣机 | **** | **** | **** | 内外表面不锈钢 |
| 铝塑泡罩包装机 | **** | **** | **** | 外表面不锈钢 |
| 多功能装盒机 | **** | **** | **** | 外表面不锈钢 |

### 七、中间品、成品质量控制和检验情况

本品的中间品和成品检验均由本单位质量部门完成，没有委托检验项目。

中间品的质量控制和检验情况：在生产过程中，为了保证最终生产出来的产品达到内控标准的要求，我公司对*****的中间品的含量进行监测、控制，检测项目为测定*****颗粒的含量，其含量应为：含*****7.19%~7.95%；含****63.68%~67.62%（g/g）。

成品的质量控制和检验情况：包衣结束后，将包衣锅视窗打开，取102片，分上、中、下三层取样，每层34片；铝塑后取样**板用于成品微生物检验。

成品检验项目和判定标准如下：

| 序号 | 检验项目 | 法定标准 | 企业内控标准成品<br>成品 |
|---|---|---|---|
| 1 | 性状 | 本品为薄膜衣片，除去薄膜衣后显白色或类白色片 | 本品为薄膜衣片，除去薄膜衣后显白色或类白色片 |
| 2 | 鉴别 | 按照《*****质量标准草案》检验，均应符合规定 | 按照《*****质量标准草案》检验，均应符合规定 |
| 3 | 检查 | | |
| | 重量差异 | 重量差异为±5% | 重量差异为±4% |
| | 溶出度 | 限度为80% | 限度为80% |
| | 有关物质 | 符合规定 | 符合规定 |
| | 微生物限度 | 细菌数不得过1000cfu/g，霉菌和酵母菌数不得过100cfu/g，每g中不得检出大肠埃希菌 | 细菌数不得过1000cfu/g，霉菌和酵母菌数不得过100cfu/g，每g中不得检出大肠埃希菌 |
| 4 | 含量测定 | 含****应为标示量的93.0%~107.0%，含*****应为标示量的95.0%~105.0% | 含****马多应为标示量的93.0%~107.0%，含*****应为标示量的95.0%~105.0% |

### 八、产品稳定性考察情况

我公司参照《中国药典》二部附录《药物稳定性试验指导原则》，对多批*****进行了加速试验与长期试验，批号分别是*******。

我公司参考本品的国外上市药品进行本品的加速试验和长期留样试验，以便确定药品可能的降解途径、初步确定药品的包装、贮藏条件和加速试验的条件，同时验证处方的合理性和分析方法的可行性；确定药品的有效期。

重点考察项目：性状、有关物质、溶出度、含量测定。

样品在常规加速试验和长期试验条件下考察，各个批次稳定性考察结果如下：

| 时间工序 | 第一天 | 第二天 | 第三天 | 第四天 |
|---|---|---|---|---|
| 领料 | *****<br>批号：<br>08：10~09：30 | | | |
| 前称量 | *****<br>批号：<br>10：15~14：00 | | | |
| 粉碎、过筛 | *****<br>批号：<br>10：25~14：30 | | | |
| 称量 | *****<br>批号：<br>14：10~16：55 | | | |
| 制粒 | | *****<br>批号：<br>08：05~12：00 | | |
| 总混 | | *****<br>批号：<br>13：05~14：30 | | |
| 压片1 | | | *****<br>批号：<br>08：20~11：30 | |
| 包衣 | | | *****<br>批号：<br>13：10~16：30 | |
| 铝塑1 | | | | *****<br>批号：<br>08：05~12：30 |

批号为******、******、******的三批样品：在加速试验中，本品的性状、溶出度（**%）、有关物质（**%）、含量测定（**%）的考察结果均符合规定；在长期试验中，

本品在24个月（含24个月）内的性状、溶出度（**%）、有关物质（**%）、含量测定（**%）的考察结果均符合规定，在第36个月的考察结果中，本品的溶出度测定和含量测定结果不符合规定。

批号为******、******、******的三批样品：在36个月（含36个月）内的性状、溶出度（**%）、有关物质（**%）、含量测定（**%）的考察结果均符合规定。

批号为******、******、******的三批样品：在24个月（含24个月）内的性状、溶出度（**%）、有关物质（**%）、含量测定（**%）的考察结果均符合规定。

### 九、检查品种现场生产安排情况

我单位在收到国家药品监督管理局药品审评中心药品生产现场检查通知书后，即着手准备现场生产安排，安排时间如下：

306车间*****产计划表

备注：1 本排产是在车间生产设备无任何异常的条件下的生产周期。

### 十、质量体系运行情况，GMP执行情况，上次GMP认证缺陷整改情况

我单位于****年*月通过新版GMP认证。目前，质量体系运行情况和GMP执行情况良好，机构人员、硬软件设施、生产设施设备管理、质量管理、文件控制和生产、验证情况等各方面均符合GMP要求。监管部门严格执行GMP，严格监督、监管各相关部门，保证各部门均按照GMP操作，生产出符合国家要求的产品。同时，我公司还不断地开展GMP自查整改活动，确保生产的药品质量可控，安全有效，全面提高我单位的生产质量和生产能力。

## 练习题

### 一、单项选择题

1.进口药品的注册检验由（　　）组织实施

　A.中国食品药品检定研究院　　　　B.省级药品检验所

　C.国家药品监督管理局　　　　　　D.国家药品监督管理局药品审评中心

2.负责组织新药、生物制品批准上市前的生产现场检查的机构是（　　）

　A.中国食品药品检定研究院　　　　B.省级药品检验所

　C.国家药品监督管理局　　　　　　D.国家药品监督管理局药品审评中心

3.以下不是国家药品监督管理局的职责范围是（　　）

　A.负责组织新药、生物制品批准上市前的生产现场检查

　B.负责组织进口药品注册现场核查

　C.负责组织对药品审评过程中发现的问题进行现场核查

　D.负责仿制药注册申请的生产现场检查

4.负责标定国家药品标准物质的机构是（　　）

A.中国食品药品检定研究院 　　　　B.省级药品检验所

C.国家药品监督管理局 　　　　D.国家药品监督管理局药品审评中心

5.药物临床前研究现场核查时，申请注册的药品属于生物制品的，核查组在现场核查时应抽取（ 　）个生产批号的检验用样品

A.1 　　　　B.2 　　　　C.3 　　　　D.5

6.仿制药生产现场检查时，核查组在现场检查时应抽取连续生产的（ 　）批样品

A.1 　　　　B.2 　　　　C.3 　　　　D.5

7.研制工作跨省进行的药品注册申请，研制现场核查工作应由（ 　）负责

A.受理该申请的省、自治区、直辖市药品监督管理部门负责

B.研制现场所在地省、自治区、直辖市药品监督管理部门负责

C.国家药品监督管理局负责

D.都可以

8.对于仿制药申请和补充申请，申请人完成临床试验后，应当将临床试验资料报送（ 　）

A.国家药品监督管理局药品审评中心　　B.国家药品监督管理局

C.省级药监局 　　　　D.省级药品检验所

9.新药、生物制品生产现场检查，申请人应当自收到生产现场检查通知之日起（ 　）个月内向国家药品监督管理局食品药品审核查验中心提出药品注册生产现场检查的申请，报送《药品注册生产现场检查申请表》

A.6个月 　　　　B.3个月 　　　　C.1个月 　　　　D.1年

10.药品审评过程中发现问题进行的检查称为（ 　）

A.常规核查 　　　　B.有因核查 　　　　C.飞行检查 　　　　D.随机检查

## 二、问答题

11.哪些药品的注册检验由中国食品药品检定研究院或者国家药品监督管理局指定的药品检验所承担？

12.省、自治区、直辖市药品监督管理部门负责本行政区域内的哪些药品的注册现场核查？

# 第七章 药品注册审评与审批

为了鼓励创新、提高药品质量，我国药品审评审批制度以解决药品注册申请积压为突破口进行了一系列改革。在解决注册申请积压的同时，建立并推行药品上市许可持有人试点、仿制药一致性评价，在技术审评过程中建立了适应证团队审评、项目管理人制度、专家公开咨询制度、优先审评制度、有条件批准制度和审评信息公开等相关制度，不断加强标准体系建设，提升审评质量，取得了一定的效果。

## 第一节 药品审评与审批概述

药品审评决定的是与否、快与慢，关系到药品的安全性、有效性和质量可控性，关系到公众用药的可及性，关系到医药行业的创新和发展，关系到医药产业的国际竞争力。我国药品在审评过程中，客观上还存在药品审评资源不能适应药品审评任务需要、药品审评程序亟待规范化等现象。行政规制的国际化、医药产业的全球化，也给中国药品审评带来了挑战。

### 一、具体分工

1.**原有分工** 我国原有药品注册管理体制可以概括为企业申报、两级管理。具体说来，新药临床试验和生产的申请由省、自治区、直辖市药品监督管理部门受理，在省局完成对申报资料的形式审查、对药物研制情况及条件的现场核查及抽样检验后，将审查意见、核查报告及申报资料报送国家药品监督管理局，由国家局对新药进行技术审评，并最终决定是否通过审批。申请生产已有国家标准药品的由省、自治区、直辖市药品监督管理部门受理，在完成对生产情况和条件进行现场核查和抽样检验后，省、自治区、直辖市药品监督管理部门将审查意见、核查报告及申报资料报送国家药品监督管理局，国家局对审查意见和申报资料进行审核，并决定是否通过审批。

2.**现有分工** 具体分工随着药品注册制度的改革有一些调整。为了推进政府职能转变、优化营商环境部署，立足更多向市场放权、强化企业主体责任和政府监管责任，2019年2月《国务院关于取消和下放一批行政许可事项的决定》公布。其中规定国产药品在进行注册申报时，无需再走省级药监部门的初审环节，改由国家药监局直接受理国产药品的注册申请。这是国家局优化药品注册流程、直接受理药品注册申报的新措施。

（1）国家药品监督管理局受理与审评审批事项。总体上的分工一般为，国家药品监督管理局主管全国药品注册管理工作。国家局受理中心负责药品注册申报资料的受理和形式审查，国家药品审评中心（CDE）具体负责药品的技术审评、国家局食品药品审核查验中心负责现场核查与检查、省药检院所与中检院负责药品注册检验。

NMPA负责审评审批、备案的注册申请均由国家食品药品监督管理局受理，包括新药临床试验申请、新药生产（含新药证书）申请、新药生产（含新药证书）申请、仿制药申请，NMPA审批的补充申请等。NMPA新受理的药品注册申请，根据药品技术审评中的需求，由NMPA药品审核查验中心统一组织全国药品注册检查资源实施现场核查。需要进行注册检验的或核查中认为需要抽样检验的，由检查部门按规定抽取样品送中国食品药品检定研究院或省级药品检验机构检验。NMPA食品药品审核查验中心将审查意见、核查报告报送NMPA，NMPA对审查意见和申报资料进行审核，并决定是否通过审批。

☞ 相关链接

**一、原料药的注册申请**

为贯彻落实中共中央办公厅、国务院办公厅《关于深化审评审批制度改革鼓励药品医疗器械创新的意见》（厅字〔2017〕42号）与《国务院关于取消一批行政许可事项的决定》（国发〔2017〕46号），原料药在审批药品制剂注册申请时一并审评审批原料药。各级食品药品监督管理部门不再单独受理原料药、药用辅料和药包材注册申请，NMPA药品审评中心（以下简称药审中心）建立原料药登记平台（以下简称为登记平台）与数据库，有关企业或者单位可通过登记平台按本公告要求提交原料药、药用辅料和药包材登记资料，获得原料药登记号，待关联药品制剂提出注册申请后一并审评。原料药登记资料主要内容：基本信息、生产信息、特性鉴定、原料药的质量控制、对照品、药包材、稳定性等。具体内容应当符合《关于发布化学药品新注册分类申报资料要求（试行）的通告》（国家食品药品监督管理总局通告2016年第80号）中原料药药学申报资料要求。

**二、进口药品注册申请**

进口药品注册申请的受理、审批工作由国家药品监督管理局完成。进口药品的补充申请由国家药品监督管理局受理和审批。

**三、NMPA审批的补充申请**

1.持有新药证书的药品生产企业申请该药品的批准文号。

2.使用药品商品名称。

3.增加中药的功能主治、天然药物适应证或者化学药品、生物制品国内已有批准的适应证。

4.变更用法用量或者变更适用人群范围但不改变给药途径。

5.变更药品规格。

6.变更药品处方中已有药用要求的辅料。

7.改变影响药品质量的生产工艺。

8.修改药品注册标准。

9.替代或减去国家药品标准处方中的毒性药材或处于濒危状态的药材。

10.进口药品、国内生产的注射剂、眼用制剂、气雾剂、粉雾剂、喷雾剂变更直接接触药品的包装材料或者容器;使用新型直接接触药品的包装材料或者容器。

11.申请药品组合包装。

12.新药的技术转让。

13.修订或增加中药、天然药物说明书中药理毒理、临床试验、药代动力学等项目。

14.改变进口药品注册证的登记项目,如药品名称、制药厂商名称、注册地址、药品有效期、包装规格等。

15.改变进口药品的产地。

16.改变进口药品的国外包装厂。

17.进口药品在中国国内分包装。

18.其他。

(2)省级药品监督管理局受理和审批事项。改变企业名称、按规定变更药品包装标签、根据国家药品监督管理局的要求修改说明书等的补充申请,由省、自治区、直辖市药品监督管理部门受理并审批,并将符合规定的报送国家药品监督管理局备案。

药品再注册申请由省、自治区、直辖市药品监督管理部门受理,并将审核意见报送国家药品监督管理局审查,国家药品监督管理局在收到审核意见后3个月未发出不予再注册通知的,由省、自治区、直辖市药品监督管理部门予以再注册。进口药品的再注册申请由国家药品监督管理局受理,并在6个月内完成审查,认为符合规定的,予以再注册。

☞ **相关链接**

**一、省级药品监督管理部门批准国家食品药品监督管理局备案的补充申请**

1.改变国内药品生产企业名称。

2.国内药品生产企业内部改变药品生产场地。

3.变更直接接触药品的包装材料或者容器(除上述第10事项外)。

4.改变国内生产药品的有效期。

5.改变进口药品制剂所用原料药的产地。

6.变更进口药品外观,但不改变药品标准的。

7.根据国家药品标准或者国家食品药品监督管理局的要求修改进口药品说明书。

8.补充完善进口药品说明书安全性内容。

9.按规定变更进口药品包装标签。

10.改变进口药品注册代理机构。

11.其他。

### 二、省级药品监督管理部门备案的补充申请

1.根据国家药品标准或者国家药品监督管理局的要求修改国内生产药品说明书。

2.补充完善国内生产药品说明书安全性内容。

3.按规定变更国内生产药品包装标签。

4.变更国内生产药品的包装规格。

5.改变国内生产药品制剂的原料药产地。

6.变更国内生产药品外观，但不改变药品标准的。

7.其他。

申请人向国家局或省局的受理部门提出注册申请后，该级注册部门将按照一定的流程完成以上各项申请事项的审查审批工作。

其中药品注册的受理（形式审查）、审评（技术审评、注册检验、现场检查）和审批（注册批件发放、上市许可）"三权分立"。对行政相对人的申请而言，中心受理、技术审评、行政审批职能三者相分离，三个部门权责明晰，可以互相监督、互相制约。受理工作统一由行政受理服务中心管理，中心负责对行政相对人申请资料的形式审查。受理申请后，在法定期限（申请品种、事项等不同，期限也各不相同）内移交技术审评或行政审批部门处理。技术审评、行政审批部门在法定期限内完成审评、审批工作。制证、送达等工作由行政受理服务中心统一进行。技术审评、行政审批部门的工作如果超过法定时限，行政受理服务中心要及时予以提醒、督促，并要求其说明原因。因此，行政受理服务中心不但成为行政相对人与政府工作之间的沟通桥梁，也使受理工作的效率大大提高。药品技术审评是药品注册工作的核心组成部分，其审评工作按照不同品种的不同适应证归属于相应的审评部门、审评室和项目负责人小组，由相应项目负责人小组组织，开展各注册申请项目的审评工作。

在药品审评中，通常是由国家药品监督管理局药品审评中心做出技术审评意见，形成综合意见，国家药品监督管理局则根据技术审评意见和综合意见，作出具有法律效力的审批决定。作为事业单位的国家药品监督管理局药品审评中心做出的技术审评意见，不具有外部的法律效力，其更多是行政体系内部的意见交换。

## 二、注册申请类别与步骤

我国药品注册申请包括新药申请、已有国家标准药品的申请、进口药品申请及补充申请、再注册申请。境内申请人按照新药申请、已有国家标准药品的申请办理，境外申请人按照进口药品申请办理。

我国新药申请分两个步骤：新药临床研究申请和新药生产申请。

申请人完成临床前研究后，向所在地省、自治区、直辖市药品监督管理局如实报送有关资料和药物实样，经省级药品监督管理部门初审后，报NMPA审批，待NMPA批准后即可进行新药临床研究。这与美国FDA的新药申请类似，不同之处在于我国的申请需

要一次性完成申报临床研究的所有药学、药效学、毒理学、临床方案等资料，待NMPA批准后才能进行临床试验；FDA则要求提交临床研究申请后，就可进行初始的临床试验，并根据临床进展情况和阶段的不同来决定补充哪些试验研究资料和数据。此外，FDA的临床试验申请是备案制，即FDA接受申请一个月后若无答复给申请人，则表示同意进行临床试验；而NMPA采用的是审批制，即申请人只有拿到NMPA颁发的临床试验申请批件后才可进行临床试验。

为了加快药品临床试验管理改革，调整优化临床试验审评审批程序，2018年7月，国家药监局发布《关于调整药物临床试验审评审批程序的公告》（50号公告），就药物临床试验审评审批程序做出调整：在我国申报药物临床试验的，自申请受理并缴费之日起60日内，申请人未收到药审中心否定或质疑意见的，可按照提交的方案开展药物临床试验。

申请人完成药物临床研究后，根据2007年修订《药品注册管理办法》规定，向所在地省、自治区、直辖市药品监督管理局报送临床研究资料及其他变更和补充资料，同时向中国药品生物制品检定所报送制备标准品的原材料。

新药一般在完成Ⅲ期临床试验后，经国家药品监督管理局批准发给新药证书。申请人已持有《药品生产许可证》，并具备该药品相应生产条件的，可同时发给药品批准文号。药品生产企业取得药品批准文号才可生产该新药。

### 三、药品注册批件

经NMPA审评符合规定的，发给新药证书，具有药品生产许可证和该药品相应生产条件的，同时发给药品批准文号。

药品批准文号的格式为：国药准字H（Z、S、J）+4位年号+4位顺序号，其中H代表化学药品，Z代表中药，S代表生物制品，J代表进口药品分包装。

《进口药品注册证》证号的格式为：H（Z、S）+4位年号+4位顺序号。《医药产品注册证》证号的格式为：H（Z、S）C+4位年号+4位顺序号，其中H代表化学药品，Z代表中药，S代表生物制品。对于境内分包装用大包装规格的注册证，其证号在原注册证号前加字母B。

### 四、药品注册申请不予批准的情形

（1）不同申请人提交的研究资料、数据相同或者雷同，且无正当理由的。

（2）在注册过程中发现申报资料不真实，申请人不能证明其申报资料真实的。

（3）研究项目设计和实施不能支持对其申请药品的安全性、有效性、质量可控性进行评价的。

（4）申报资料显示其申请药品安全性、有效性、质量可控性等存在较大缺陷的。

（5）未能在规定的时限内补充资料的。

（6）原料药来源不符合规定的。

（7）生产现场检查或者样品检验结果不符合规定的。

（8）法律法规规定的不应当批准的其他情形。

# 第二节　药品注册申报资料项目

药品注册申报资料的报送项目、填写要求的主要依据为《药品注册管理办法》及附件，具体模板参考国家药品审评中心网站的注册技术指导原则和各项资料模板（http://www.cde.org.cn/download.do?method=list）。药品注册分类与中国药典的类别一样，分为中药/天然药物，化学药品，生物制品三大类。注册申报材料根据注册分类情形的不同，分别按要求报送不同的资料项目。

## 一、中药、天然药物申报资料项目

### 1. 中药、天然药物申报资料项目

第一部分　综述资料

（1）药品名称。

（2）证明性文件。

（3）立题目的与依据。

（4）对主要研究结果的总结及评价。

（5）药品说明书样稿、起草说明及最新参考文献。

（6）包装、标签设计样稿。

第二部分　药学研究资料

（7）药学研究资料综述。

（8）药材来源及鉴定依据。

（9）药材生态环境、生长特征、形态描述、栽培或培植（培育）技术、产地加工和炮制方法等。

（10）药材标准草案及起草说明，并提供药品标准物质及有关资料。

（11）提供植物、矿物标本，植物标本应当包括花、果实、种子等。

（12）生产工艺的研究资料、工艺验证资料及文献资料，辅料来源及质量标准。

（13）化学成分研究的试验资料及文献资料。

（14）质量研究工作的试验资料及文献资料。

（15）药品标准草案及起草说明，并提供药品标准物质及有关资料。

（16）样品检验报告书。

（17）药物稳定性研究的试验资料及文献资料。

（18）直接接触药品的包装材料和容器的选择依据及质量标准。

第三部分　药理毒理研究资料

（19）药理毒理研究资料综述。

（20）主要药效学试验资料及文献资料。

（21）一般药理研究的试验资料及文献资料。

（22）急性毒性试验资料及文献资料。

（23）长期毒性试验资料及文献资料。

（24）过敏性（局部、全身和光敏毒性）、溶血性和局部（血管、皮肤、黏膜、肌肉等）刺激性、依赖性等主要与局部、全身给药相关的特殊安全性试验资料和文献资料。

（25）遗传毒性试验资料及文献资料。

（26）生殖毒性试验资料及文献资料。

（27）致癌试验资料及文献资料。

（28）动物药代动力学试验资料及文献资料。

第四部分　临床试验资料

（29）临床试验资料综述。

（30）临床试验计划与方案。

（31）临床研究者手册。

（32）知情同意书样稿、伦理委员会批准件。

（33）临床试验报告。

## 2. 中药、天然药物申报资料项目表

表7-1　中药、天然药物申报资料项目表

| 资料分类 | 资料项目 | 注册分类及资料项目要求 | | | | | 6 | | | 7 | 8 | 9 |
| | | 1 | 2 | 3 | 4 | 5 | 6.1 | 6.2 | 6.3 | | | |
| 综述资料 | 1 | + | + | + | + | + | + | + | + | + | + | - |
| | 2 | + | + | + | + | + | + | + | + | + | + | + |
| | 3 | + | + | + | + | + | + | + | + | + | + | + |
| | 4 | + | + | + | + | + | + | + | + | + | + | + |
| | 5 | + | + | + | + | + | + | + | + | + | + | + |
| | 6 | + | + | + | + | + | + | + | + | + | + | + |
| 药学资料 | 7 | + | + | + | + | + | + | + | + | + | + | + |
| | 8 | + | + | + | + | + | + | + | + | + | + | + |
| | 9 | - | + | + | - | ▲ | ▲ | ▲ | ▲ | - | - | - |
| | 10 | - | + | + | + | ▲ | ▲ | ▲ | ▲ | - | - | - |
| | 11 | - | + | + | - | ▲ | ▲ | ▲ | ▲ | - | - | - |
| | 12 | + | + | + | + | + | + | + | + | + | + | + |

续表

| 资料分类 | 资料项目 | 注册分类及资料项目要求 | | | | | | | | | | |
|---|---|---|---|---|---|---|---|---|---|---|---|---|
| | | 1 | 2 | 3 | 4 | 5 | 6 | | | 7 | 8 | 9 |
| | | | | | | | 6.1 | 6.2 | 6.3 | | | |
| 药学资料 | 13 | + | + | ± | + | + | + | + | + | + | + | − |
| | 14 | + | + | ± | + | + | + | ± | ± | ± | ± | − |
| | 15 | + | + | + | + | + | + | + | + | + | + | + |
| | 16 | + | + | + | + | + | + | + | + | + | + | + |
| | 17 | + | + | + | + | + | + | + | + | + | + | + |
| | 18 | + | + | + | + | + | + | + | + | + | + | + |
| 药理毒理资料 | 19 | + | + | * | + | + | + | + | + | + | ± | − |
| | 20 | + | + | * | + | + | ± | + | + | + | ± | − |
| | 21 | + | + | * | + | + | ± | + | + | − | − | − |
| | 22 | + | + | * | + | + | + | + | + | + | ± | − |
| | 23 | + | + | ± | + | + | + | + | + | + | ± | − |
| | 24 | * | * | * | * | * | * | * | * | * | * | * |
| | 25 | + | + | ▲ | + | * | * | * | * | * | − | − |
| | 26 | + | + | * | * | * | * | * | * | * | − | − |
| | 27 | * | * | * | * | * | * | * | * | * | − | − |
| | 28 | + | − | * | − | − | − | − | − | − | − | − |
| 临床资料 | 29 | + | + | + | + | + | + | + | + | + | + | − |
| | 30 | + | + | + | + | + | + | + | + | + | * | − |
| | 31 | + | + | + | + | + | + | + | + | + | * | − |
| | 32 | + | + | + | + | + | + | + | + | + | * | − |
| | 33 | + | + | + | + | + | + | + | + | + | * | − |

注: 1. "+"指必须报送的资料;

2. "−"指可以免报的资料;

3. "±"指可以用文献综述代替试验研究或按规定可减免试验研究的资料;

4. "▲"具有法定标准的中药材、天然药物可以不提供,否则必须提供资料;

5. "*"按照申报资料项目说明和申报资料具体要求。

## 二、化学药品新注册分类申报资料要求

注册分类4、5.2类申报资料要求(试行)如下。

**申报资料项目**

(一)概要

1.药品名称。

2.证明性文件。

2.1注册分类4类证明性文件

2.2注册分类5.2类证明性文件

3.立题目的与依据。

4.自评估报告。

5.上市许可人信息。

6.原研药品信息。

7.药品说明书、起草说明及相关参考文献。

8.包装、标签设计样稿。

（二）原料药

9.（2.3.S，注：括号内为CTD格式的编号，以下同）原料药药学研究信息汇总表。

10.（3.2.S）原料药药学申报资料。

10.1.（3.2.S.1）基本信息

10.2.（3.2.S.2）生产信息

10.3.（3.2.S.3）特性鉴定

10.4.（3.2.S.4）原料药的质量控制

10.5.（3.2.S.5）对照品

10.6.（3.2.S.6）包装材料和容器

10.7.（3.2.S.7）稳定性

（三）制剂

11.（2.3.P）制剂药学研究信息汇总表。

12.（3.2.P）制剂药学申报资料。

12.1.（3.2.P.1）剂型及产品组成

12.2.（3.2.P.2）产品开发

12.3.（3.2.P.3）生产信息

12.4.（3.2.P.4）原辅料的控制

12.5.（3.2.P.5）制剂的质量控制

12.6.（3.2.P.6）对照品

12.7.（3.2.P.7）稳定性

13.（2.4.P）制剂非临床研究信息汇总表。

14.制剂非临床研究申报资料。

14.1.（4.2.2）药代动力学

14.2.（4.2.3）毒理学

15.（2.5.P.）制剂临床试验信息汇总表。

16.制剂临床试验申报资料。

16.1.（5.2）临床试验项目汇总表

16.2.（5.3）生物等效性试验报告

16.2.1.（5.3.1.2.1）空腹生物等效性试验报告

16.2.2.（5.3.1.2.2）餐后生物等效性试验报告

16.2.3.（5.3.1.4）方法学验证及生物样品分析报告

16.3.（5.3.5.4）其他临床试验报告

16.4.（5.4）参考文献

自2016年5月20日起，化学药品新注册分类1、2、3、5.1类申报资料要求如下。

（一）申报资料项目

**第一部分 概要**

1.药品名称。

2.证明性文件。

2.1 注册分类1、2、3类证明性文件

2.2 注册分类5.1类证明性文件

3.立题目的与依据。

4.自评估报告。

5.上市许可人信息。

6.原研药品信息。

7.药品说明书、起草说明及相关参考文献。

8.包装、标签设计样稿。

**第二部分 主要研究信息汇总表**

9.药学研究信息汇总表。

10.非临床研究信息汇总表。

11.临床研究信息汇总表。

**第三部分 药学研究资料**

12.（3.2.S）原料药（注:括号内为CTD格式的编号，以下同）。

12.1（3.2.S.1）基本信息

12.2（3.2.S.2）生产信息

12.3（3.2.S.3）特性鉴定

12.4（3.2.S.4）原料药的质量控制

12.5（3.2.S.5）对照品

12.6（3.2.S.6）包装材料和容器

12.7（3.2.S.7）稳定性

13.（3.2.P）制剂。

13.1（3.2.P.1）剂型及产品组成

13.2（3.2.P.2）产品开发

13.3（3.2.P.3）生产

13.4（3.2.P.4）原辅料的控制

13.5（3.2.P.5）制剂的质量控制

13.6（3.2.P.6）对照品

13.7（3.2.P.7）稳定性

### 第四部分 非临床研究资料

14.非临床研究资料综述。

15.主要药效学试验资料及文献资料。

16.安全药理学的试验资料及文献资料。

17.单次给药毒性试验资料及文献资料。

18.重复给药毒性试验资料及文献资料。

19.遗传毒性试验资料及文献资料。

20.生殖毒性试验资料及文献资料。

21.致癌试验资料及文献资料。

22.依赖性试验资料及文献资料。

23.过敏性（局部、全身和光敏毒性）、溶血性和局部（血管、皮肤、黏膜、肌肉等）刺激性等特殊安全性试验资料及文献资料。

24.其他安全性试验资料及文献资料。

25.非临床药代动力学试验资料及文献资料。

26.复方制剂中多种成分药效、毒性、药代动力学相互影响的试验资料及文献资料。

第五部分 临床试验资料

27.临床试验综述资料。

28.临床试验计划及研究方案。

29.数据管理计划、统计分析计划。

30.临床研究者手册。

31.知情同意书样稿、伦理委员会批准件；科学委员会审查报告。

32.临床试验报告。

33.临床试验数据库电子文件（原始数据库、衍生的分析数据库及其变量说明文件）。

34.数据管理报告、统计分析报告。

## （二）申报资料项目说明

### 第一部分 概要部分

1.药品名称：包括通用名、化学名、英文名、汉语拼音，并注明其化学结构式、分子量、分子式等。新制定的名称，应当说明命名依据。

2.证明性文件

2.1 注册分类1、2、3类证明性文件

（1）申请人机构合法登记证明文件（营业执照等）、《药品生产许可证》及变更记录页、《药品生产质量管理规范》认证证书复印件，申请生产时应当提供样品制备车间的《药品生产质量管理规范》认证证书复印件。

（2）申请的药物或者使用的处方、工艺、用途等专利情况及其权属状态说明，以及对他人的专利不构成侵权的声明。

（3）麻醉药品、精神药品和放射性药品需提供研制立项批复文件复印件。

（4）完成临床试验后申报生产时应当提供《药物临床试验批件》复印件及临床试验用药的质量标准。

（5）申请制剂的，应提供原料药的合法来源证明文件，包括原料药的批准证明文件、药品标准、检验报告、原料药生产企业的营业执照、《药品生产许可证》、《药品生产质量管理规范》认证证书、销售发票、供货协议等的复印件。应提供辅料的合法来源证明文件，包括辅料的批准证明文件、标准、检验报告、辅料生产企业的营业执照、《药品生产许可证》、销售发票、供货协议等的复印件。

（6）直接接触药品的包装材料和容器的《药品包装材料和容器注册证》或者《进口包装材料和容器注册证》复印件。

2.2 注册分类5.1类证明性文件

（1）生产国家或者地区药品管理机构出具的允许药品上市销售及该药品生产企业符合药品生产质量管理规范的证明文件、公证文书及其中文译本。申请人提供的国家或者地区药品管理机构出具的允许药品上市销售及该药品生产企业符合药品生产质量管理规范的证明文件，应当符合世界卫生组织推荐的统一格式。其他格式的文件，必须经所在国公证机构公证及驻所在国中国使领馆认证。

（2）由境外制药厂商常驻中国代表机构办理注册事务的，应当提供《外国企业常驻中国代表机构登记证》复印件。

境外制药厂商委托中国代理机构代理申报的，应当提供委托文书、公证文书及其中文译本，以及中国代理机构的《营业执照》复印件。

（3）申请的药物或者使用的处方、工艺等专利情况及其权属状态说明，以及对他人的专利不构成侵权的声明。

（4）在一地完成制剂生产由另一地完成包装的，应当提供制剂厂或包装厂所在国家或地区药品管理机构出具的允许药品上市销售及该药品生产企业符合药品生产质量管理规范的证明文件。

（5）未在生产国家或者地区获准上市销售的，可以提供持证商总部所在国或者地区药品管理机构出具的允许药品上市销售及该药品生产企业符合药品生产质量管理规范的证明文件。提供持证商总部所在国或者地区以外的其他国家或者地区药品管理机构出具的允许药品上市销售及该药品生产企业符合药品生产质量管理规范的证明文件的，经国家药品监督管理局认可。

（6）原料药可提供生产国家或者地区药品管理机构出具的允许该原料药上市销售及该药品生产企业符合药品生产质量管理规范的证明文件。也可提供欧洲药典适用性证明文件（CEP，Certificate of Suitability to the Monographs of the European Pharmacopeia）与附件，或者该原料药主控系统文件（DMF，Drug Master File）的文件号以及采用该原料药的制剂已在国外获准上市的证明文件及该药品生产企业符合药品生产质量管理规范的证明文件。

（7）申请国际多中心临床试验的，应提供其临床试验用药物在符合药品生产质量管理规范的条件下制备的情况说明。

（8）对于生产国家或地区按食品管理的原料药或者制剂，应提供该国家或地区药品管理机构出具的该生产企业符合药品生产质量管理规范的证明文件，或有关机构出具的该生产企业符合ISO9000质量管理体系的证明文件，和该国家或者地区有关管理机构允许该品种上市销售的证明文件。

3.立题目的与依据：包括国内外有关该品研发、上市销售现状及相关文献资料或者生产、使用情况，制剂研究合理性和临床使用必需性的综述。对于注册分类2的药品，在《立题目的与依据》中，需要专门说明拟解决的问题和支持其具有明显临床优势的证据。

4.自评估报告：申请人对主要研究结果进行的总结，从安全性、有效性、质量可控性等方面对所申报品种进行综合评价，判断能否支持拟进行的临床试验或上市申请。申请人应建立科学委员会，对品种研发过程及结果等进行全面审核，保障数据的科学性、完整性和真实性。申请人应一并提交对研究资料的自查报告。

5.上市许可人信息

根据《药品上市许可持有人制度试点方案》，符合试点行政区域、试点品种范围和申请人条件，申请成为药品上市许可持有人的申请人，应提交如下材料：

5.1 资质证明性文件

（1）药品生产企业、药品研发机构应当提交合法登记证明文件（营业执照等）复印件。

（2）科研人员应当提交居民身份证复印件、个人信用报告、工作简历（包含教育背景、药品研发工作经历等信息）以及诚信承诺书。

5.2 药品质量安全责任承担能力相关文件

（1）科研人员申请临床试验的，应当提交药物临床试验风险责任承诺书，承诺临床试验开展前，向其所在地省级药品监督管理部门提交与担保人签订的担保协议或者与保险机构签订的保险合同。

（2）药品研发机构或科研人员申请成为持有人的，应当提交药品质量安全责任承诺书，承诺药品上市销售前向持有人所在地省级药品监督管理部门提交与担保人签订的担保协议或者与保险机构签订的保险合同；对于注射剂类药品，应当承诺药品上市销售前提交保险合同。

6.原研药品信息：根据《化学药品注册分类改革工作方案》（原国家食品药品监督管理总局公告2016年第51号），原研药品为"境内外首个获准上市，且具有完整和充分的安全性、有效性数据作为上市依据的药品"。对于注册分类2、3、5类，应按照下表及要求提交原研药品信息。

表xx：原研药品信息表

| 药品通用名称 | | | | |
|---|---|---|---|---|
| 英文名称 | | 商品名 | | |
| 剂型 | | 规格 | | |
| 包装规格 | | | | |
| 持证公司及地址 | | | | |
| 生产厂及地址 | | | | |
| 首次上市国家及时间 | | | | |
| 其他上市国家 | | | | |
| 是否已进口中国： | 是□ | 否□ | | |
| | 进口注册证号 | | | |
| | 首次批准的时间 | | | |
| | 注册标准号 | | | |
| 对照用原研药品： | | | | |
| 产品批号 | | | | |
| 产品效期 | | | | |
| 贮存条件 | | | | |
| 数量 | | | | |
| 备注 | | | | |

以附件形式提供以下资料以及其他必要的资料：合法来源证明（购货发票、赠送证明等）、实物照片、原研上市证明文件、说明书、质量标准（如有，请提供）、检验报告等。

7.药品说明书、起草说明及相关参考文献：包括按有关规定起草的药品说明书、说明书各项内容的起草说明、相关文献。

**第二部分　主要研究信息汇总表部分　略**

**第三部分　药学研究部分**

12.（3.2.S）原料药

12.1（3.2.S.1）基本信息

3.2.S.1.1 药品名称 提供原料药的中英文通用名、化学名，化学文摘（CAS）号以及其他名称（包括国外药典收载的名称）。

3.2.S.1.2 结构 提供原料药的结构式、分子式、分子量，如有立体结构和多晶型现象应特别说明。

3.2.S.1.3 理化性质 提供原料药的物理和化学性质（一般来源于药典和默克索引等），具体包括如下信息：性状（如外观，颜色，物理状态）；熔点或沸点；比旋度，溶解性，溶液pH，分配系数，解离常数，将用于制剂生产的物理形态（如多晶型、溶剂化物或水合物），粒度等。

12.2（3.2.S.2）生产信息

3.2.S.2.1 生产商 生产商的名称（全称）、地址、电话、传真以及生产场所的地址（具体到厂房/车间、生产线）、电话、传真等。

3.2.S.2.2 生产工艺和过程控制

（1）工艺流程图 按工艺步骤提供流程图，标明工艺参数和所用溶剂。如为化学合成的原料药，还应提供其化学反应式，其中应包括起始原料、中间体、所用反应试剂的分子式、分子量、化学结构式。

（2）工艺描述 按工艺流程来描述工艺操作，以注册批为代表，列明各反应物料的投料量及各步收率范围，明确关键生产步骤、关键工艺参数以及中间体的质控指标。

（3）生产设备 提供主要和特殊设备的型号及技术参数、正常的批量范围、生产厂、用于的反应步骤等。

（4）说明大生产的拟定批量范围 生产工艺表述的详略程度应能使本专业的技术人员根据申报的生产工艺可以完整地重复生产过程，并制得符合标准的产品。

3.2.S.2.3 物料控制 按照工艺流程图中的工序，以表格的形式列明生产中用到的所有物料（如起始物料、反应试剂、溶剂、催化剂等），并说明所使用的步骤。示例如下：

**物料控制信息**

| 物料名称 | 质量标准 | 生产商 | 使用步骤 |
|---|---|---|---|
|  |  |  |  |
|  |  |  |  |
|  |  |  |  |

注：依次编号，下同。

提供以上物料的质量控制信息，明确引用标准，或提供内控标准（包括项目、检测方法和限度），并提供必要的方法学验证资料。

对于关键的起始原料，尚需根据相关技术指导原则、技术要求提供其制备工艺资料。

3.2.S.2.4 关键步骤和中间体的控制 列出所有关键步骤（包括终产品的精制、纯化工艺步骤）及其工艺参数控制范围。

列出已分离的中间体的质量控制标准，包括项目、方法和限度，并提供必要的方法学验证资料。

3.2.S.2.5　工艺验证和评价　对无菌原料药应提供工艺验证资料，包括工艺验证方案和验证报告。对于其他原料药可仅提供工艺验证方案和批生产记录样稿，但应同时提交上市后对前三批商业生产批进行验证的承诺书。验证方案、验证报告、批生产纪录等应有编号及版本号，且应由合适人员（例如QA、QC、质量及生产负责人等）签署。

3.2.S.2.6　生产工艺的开发　提供工艺路线的选择依据（包括文献依据和/或理论依据）。

提供详细的研究资料（包括研究方法、研究结果和研究结论）以说明关键步骤确定的合理性以及工艺参数控制范围的合理性。

详细说明在工艺开发过程中生产工艺的主要变化（包括批量、设备、工艺参数以及工艺路线等的变化）及相关的支持性验证研究资料。

提供工艺研究数据汇总表，示例如下：

**表xx：工艺研究数据汇总表**

| 批号 | 试制日期 | 试制地点 | 试制目的/样品用途[注1] | 批量 | 收率 | 工艺[注2] | 样品质量 | | |
|------|---------|---------|---------------------|------|------|----------|------|------|------|
| | | | | | | | 含量 | 杂质 | 性状等 |
| | | | | | | | | | |
| | | | | | | | | | |
| | | | | | | | | | |
| | | | | | | | | | |

注1：说明生产该批次的目的和样品用途，例如工艺验证/稳定性研究。

注2：说明表中所列批次的生产工艺是否与S.2.2项下工艺一致，如不一致，应明确不同点。

12.3（3.2.S.3）特性鉴定

3.2.S.3.1　结构和理化性质

（1）结构确证　结合合成路线以及各种结构确证手段对产品的结构进行解析，如可能含有立体结构、结晶水/结晶溶剂或者多晶型问题要详细说明。

提供结构确证用样品的精制方法、纯度、批号，如用到对照品，应说明对照品来源、纯度及批号；提供具体的研究数据和图谱并进行解析。具体要求参见《化学药物原料药制备和结构确证研究的技术指导原则》。

（2）理化性质　提供详细的理化性质信息，包括：性状（如外观、颜色、物理状态）；熔点或沸点；比旋度，溶解性，吸湿性，溶液pH，分配系数，解离常数，将用于制剂生产的物理形态（如多晶型、溶剂化物或水合物），粒度等。

3.2.S.3.2　杂质　以列表的方式列明产品中可能含有的杂质（包括有机杂质，无机杂质，残留溶剂和催化剂），分析杂质的来源（合成原料带入的，生产过程中产生的副产物或者是降解产生的），并提供控制限度。示例如下：

**表xx：杂质情况分析**

| 杂质名称 | 杂质结构 | 杂质来源 | 杂质控制限度 | 是否定入质量标准 |
|---|---|---|---|---|
|  |  |  |  |  |
|  |  |  |  |  |
|  |  |  |  |  |
|  |  |  |  |  |

对于降解产物可结合加速稳定性和强制降解试验来加以说明；对于最终质量标准中是否进行控制以及控制的限度，应提供依据。

对于已知杂质需提供制备、结构确证等资料。

结合起始原料和本品的制备工艺，对可能存在的遗传毒性杂质进行的分析、研究和控制。

12.4（3.2.S.4）原料药的质量控制

3.2.S.4.1 质量标准 按下表方式提供质量标准，如放行标准和货架期标准的方法、限度不同，应分别进行说明。

**表xx：原料药质量标准**

| 检查项目 | 方法（列明方法的编号） | 放行标准限度 | 货架期标准限度 |
|---|---|---|---|
| 外观 |  |  |  |
| 溶液的颜色与澄清度 |  |  |  |
| 溶液的pH |  |  |  |
| 鉴别 |  |  |  |
| 有关物质 |  |  |  |
| 残留溶剂 |  |  |  |
| 水分 |  |  |  |
| 重金属 |  |  |  |
| 硫酸盐 |  |  |  |
| 炽灼残渣 |  |  |  |
| 粒度分布 |  |  |  |
| 晶型 |  |  |  |
| 其他 |  |  |  |
|  |  |  |  |
| 含量 |  |  |  |

3.2.S.4.2 分析方法　提供质量标准中各项目的具体检测方法。

3.2.S 4.3　分析方法的验证　按照《化学药物质量控制分析方法验证技术指导原则》《化学药物质量标准建立的规范化过程技术指导原则》《化学药物杂质研究技术指导原则》《化学药物残留溶剂研究技术指导原则》等以及现行版《中华人民共和国药典》附录中有关的指导原则提供方法学验证资料，可按检查方法逐项提供，以表格形式整理验证结果，并提供相关验证数据和图谱。示例如下：

**表xx：含量测定方法学验证总结**

| 项目 | 验证结果 |
|---|---|
| 专属性 | |
| 线性和范围 | |
| 定量限 | |
| 准确度 | |
| 精密度 | |
| 溶液稳定性 | |
| 耐用性 | |

3.2.S.4.4　批检验报告　提供不少于三批样品的检验报告。

3.2.S.4.5　质量标准制定依据　说明各项目设定的考虑，总结分析各检查方法选择以及限度确定的依据。

如果国内外药典已收载，一并进行比较。

12.5（3.2.S.5）对照品　药品研制过程中如果使用了药典对照品，应说明来源并提供说明书和批号。

药品研制过程中如果使用了自制对照品，应提供详细的含量和纯度标定过程。

12.6（3.2.S.6）包装材料和容器

（1）包材类型、来源及相关证明文件。

**表xx：包材类型、来源及相关证明文件**

| 项目 | 包装容器 |
|---|---|
| 包材类型[注1] | |
| 包材生产商 | |
| 包材注册证号 | |
| 包材注册证有效期 | |
| 包材质量标准编号 | |

注1：关于包材类型，需写明结构材料、规格等。

例如，复合膜袋包装组成为：聚酯/铝/聚乙烯复合膜袋、聚酯/低密度聚乙烯复合膜袋。

提供包材的检验报告（可来自包材生产商或供应商）。

（2）阐述包材的选择依据。

（3）针对所选用包材进行的支持性研究。

12.7（3.2.S.7）稳定性

3.2.S.7.1 稳定性总结 总结所进行的稳定性研究的样品情况、考察条件、考察指标和考察结果，对变化趋势进行分析，并提出贮存条件和有效期。可以表格形式提供以上资料，具体可参见制剂项下。

3.2.S.7.2 上市后稳定性承诺和稳定性方案 应承诺对上市后生产的前三批产品进行长期留样稳定性考察，并对每年生产的至少一批产品进行长期留样稳定性考察，如有异常情况应及时通知管理当局。

提供后续的稳定性研究方案。

3.2.S.7.3 稳定性数据汇总 以表格形式提供稳定性研究的具体结果，并将稳定性研究中的相关图谱作为附件。色谱数据和图谱提交要求参见制剂项下。

13.（3.2.P）制剂

13.1（3.2.P.1）剂型及产品组成

（1）说明具体的剂型，并以表格的方式列出单位剂量产品的处方组成，列明各成分在处方中的作用，执行的标准。如有过量加入的情况需给予说明。对于处方中用到但最终需去除的溶剂也应列出。

**表xx：单位剂量产品的处方组成**

| 成分 | 用量 | 过量加入 | 作用 | 执行标准 |
| --- | --- | --- | --- | --- |
| | | | | |
| | | | | |
| | | | | |
| 工艺中使用到并最终去除的溶剂 | | | | |

注：依次编号，下同。

（2）如附带专用溶剂，参照以上表格方式列出专用溶剂的处方。

（3）说明产品所使用的包装材料及容器。

13.2（3.2.P.2）产品开发 提供相关的研究资料或文献资料来论证剂型、处方组成、生产工艺、包装材料选择和确定的合理性，具体为：

3.2.P.2.1 处方组成

3.2.P.2.1.1 原料药 参照《化学药物制剂研究的技术指导原则》，提供资料说明原料药和辅料的相容性，分析与制剂生产及制剂性能相关的原料药的关键理化特性（如晶型、溶解性、粒度分布等）。

3.2.P.2.1.2 辅料 说明辅料种类和用量选择的依据，分析辅料用量是否在常规用量范围内，是否适合所用的给药途径，并结合辅料在处方中的作用分析辅料的哪些性质会影响制剂特性。

3.2.P.2.2　制剂研究

3.2.P.2.2.1　处方开发过程　参照《化学药物制剂研究的技术指导原则》，提供处方的研究开发过程和确定依据，包括文献信息（如原研药品的处方信息）、研究信息（包括处方设计，处方筛选和优化、处方确定等研究内容）以及与原研药品的质量特性对比研究结果（需说明原研药品的来源、批次和有效期，自研样品批次，对比项目、采用方法），并重点说明在药品开发阶段中处方组成的主要变更、原因以及支持变化的验证研究。

如生产中存在过量投料的问题，应说明并分析过量投料的必要性和合理性。

3.2.P.2.2.2　制剂相关特性　对与制剂性能相关的理化性质，如pH、离子强度、溶出度、再分散性、复溶、粒径分布、聚合、多晶型、流变学等进行分析。提供自研产品与原研药品在处方开发过程中进行的质量特性对比研究结果，例如有关物质等。如为口服固体制剂，需提供详细的自研产品与原研药品在不同溶出条件下的溶出曲线比较研究结果，推荐采用f2相似因子的比较方式。

3.2.P.2.3　生产工艺的开发　简述生产工艺的选择和优化过程，重点描述工艺研究的主要变更（包括批量、设备、工艺参数等的变化）及相关的支持性验证研究。

汇总研发过程中代表性批次（应包括但不限于临床研究批、中试放大批、生产现场检查批、工艺验证批等）的样品情况，包括：批号、生产时间及地点、批规模、用途（如用于稳定性试验，用于生物等效性试验等）、分析结果（例如有关物质、溶出度以及其他主要质量指标）。示例如下：

表xx：批分析汇总

| 批号 | 生产日期 | 生产地点 | 规模 | 收率 | 样品用途 | 样品质量 | | |
|---|---|---|---|---|---|---|---|---|
| | | | | | | 含量 | 杂质 | 其他指标 |
| | | | | | | | | |
| | | | | | | | | |
| | | | | | | | | |

3.2.P.2.4　包装材料/容器

（1）包材类型、来源及相关证明文件。

表xx：包材类型、来源及相关证明文件

| 项目 | 包装容器 | 配件[注2] |
|---|---|---|
| 包材类型[注1] | | |
| 包材生产商 | | |
| 包材注册证号 | | |
| 包材注册证有效期 | | |
| 包材质量标准编号 | | |

注1：关于包材类型，需写明结构材料、规格等。

例如，五层共挤膜输液袋，规格为内层：改性乙烯/丙烯聚合物，第二层：聚乙烯，第三层：聚乙烯，第四层：乙烯甲基丙烯酸酯聚合物，第五层：多酯共聚物；聚丙烯输液瓶，规格为250ml。

铝塑泡罩包装，组成为：PVC/铝、PVC/PE/PVDC/铝、PVC/PVDC/铝。

复合膜袋包装，组成为：聚酯/铝/聚乙烯复合膜袋、聚酯/低密度聚乙烯复合膜袋。

注2：表中的配件一栏应包括所有使用的直接接触药品的包材配件。如：塑料输液容器用组合盖、塑料输液容器用接口等。

提供包材的检验报告（可来自包材生产商或供应商）。

（2）阐述包材的选择依据。

（3）对包材选择的支持性研究。

提供本品与直接接触药品的包装材料的相容性研究资料，包括相容性试验的内容、试验设计、考察指标、检测方法及方法学验证、样品制备方法、试验结果及对结果的分析等。相容性研究可以参考国内外相关指导原则进行。

3.2.P.2.5　相容性　提供研究资料说明制剂和附带溶剂或者给药装置的相容性。

13.3（3.2.P.3）生产

3.2.P.3.1　生产商　生产商的名称（全称）、地址、电话、传真以及生产场所的地址（具体到厂房/车间、生产线）、电话、传真等。

3.2.P.3.2　批处方　以表格的方式列出生产规模产品的批处方组成，列明各成分执行的标准。如有过量加入的情况需给予说明并论证合理性。对于处方中用到但最终需去除的溶剂也应列出。

表xx：批处方组成

| 成分 | 用量 | 过量加入 | 执行标准 |
| --- | --- | --- | --- |
|  |  |  |  |
|  |  |  |  |
| 工艺中使用到并最终去除的溶剂 |  |  |  |

3.2.P.3.3　生产工艺和工艺控制

（1）工艺流程图　以单元操作为依据，提供完整、直观、简洁的工艺流程图，其中应涵盖工艺步骤，各物料的加入顺序，指出关键步骤以及进行中间体检测的环节。

（2）工艺描述　以注册批为代表，按单元操作过程描述工艺（包括包装步骤），明确操作流程、工艺参数和范围。在描述各单元操作时，应结合不同剂型的特点关注各关键步骤与参数。如大输液品种的原辅料的预处理、直接接触药品的内包装材料等的清洗、灭菌、去热原等；原辅料的投料量（投料比），配液的方式、温度和时间，各环节溶液的pH值范围；活性炭的处理、用量，吸附时浓度、温度、搅拌或混合方式、速度和时间；初滤及精滤的滤材种类和孔径、过滤方式、滤液的温度与流速；中间体质控的检测项目及限度，药液允许的放置时间；灌装时药液的流速，压塞的压力；灭菌温度、灭菌时间和目标F0值。

生产工艺表述的详略程度应能使本专业的技术人员根据申报的生产工艺可以完整地重复生产过程，并制得符合标准的产品。

（3）主要的生产设备　如输液制剂生产中的灭菌柜型号、生产厂、关键技术参数；轧盖机类型、生产厂、关键技术参数；过滤滤器的种类和孔径；配液、灌装容器规格等。

（4）提供拟定的大生产规模及依据。

3.2.P.3.4　关键步骤和中间体的控制　列出所有关键步骤及其工艺参数控制范围。提供研究结果支持关键步骤确定的合理性以及工艺参数控制范围的合理性。

列出中间体的质量控制标准，包括项目、方法和限度，并提供必要的方法学验证资料。

3.2.P.3.5　工艺验证和评价　对无菌制剂和采用特殊工艺的制剂提供工艺验证资料，包括工艺验证方案和验证报告，工艺必须在预定的参数范围内进行。工艺验证内容包括：批号；批量；设备的选择和评估；工艺条件/工艺参数及工艺参数的可接受范围；分析方法；抽样方法及计划；工艺步骤的评估；可能影响产品质量的工艺步骤及可接受的操作范围等。研究中可采取挑战试验（参数接近可接受限度）验证工艺的可行性。

其余制剂可提交上述资料，也可在申报时仅提供工艺验证方案和批生产记录样稿，但应同时提交上市后对前三批商业生产批进行验证的承诺书。

验证方案、验证报告、批生产纪录等应有编号及版本号，且应由合适人员（例如QA、QC、质量及生产负责人等）签署。

13.4（3.2.P.4）原辅料的控制　提供原辅料的来源、相关证明文件以及执行标准。

**表xx：原辅料的来源、相关证明文件以及执行标准**

| 成分 | 生产商 | 批准文号 | 执行标准 |
|---|---|---|---|
|  |  |  |  |
|  |  |  |  |
| 工艺过程中溶剂的使用与去除 |  |  |  |
|  |  |  |  |
|  |  |  |  |

如所用原辅料系在已上市原辅料基础上根据制剂给药途径的需要精制而得，例如精制为注射给药途径用，需提供精制工艺选择依据、详细的精制工艺及其验证资料、精制前后的质量对比研究资料、精制产品的注射用内控标准及其起草依据。

如制剂生产商对原料药、辅料制定了内控标准，应分别提供制剂生产商的内控标准以及原料药/辅料生产商的质量标准。

提供原料药、辅料生产商的检验报告以及制剂生产商对所用原料药、辅料的检验报告。

13.5（3.2.P.5）制剂的质量控制

3.2.P.5.1 质量标准 按下述表格方式提供质量标准。如具有放行标准和货架期标准，应分别进行说明。

表xx：制剂的质量标准

| 检查项目 | 方法（列明方法编号） | 放行标准限度 | 货架期标准限度 |
|---|---|---|---|
| 性状 | | | |
| 鉴别 | | | |
| 有关物质 | | | |
| 溶出度 | | | |
| 含量均匀度/装量差异 | | | |
| 残留溶剂 | | | |
| 水分 | | | |
| 粒度分布 | | | |
| 无菌 | | | |
| 细菌内毒素 | | | |
| 其他 | | | |
| | | | |
| | | | |
| 含量 | | | |

3.2.P.5.2 分析方法 列明质量标准中各项目的检查方法。

3.2.P.5.3 分析方法的验证 按照《化学药物质量控制分析方法验证技术指导原则》《化学药物质量标准建立的规范化过程技术指导原则》《化学药物杂质研究技术指导原则》《化学药物残留溶剂研究技术指导原则》以及现行版《中华人民共和国药典》附录中有关的指导原则提供方法学验证资料，逐项提供，以表格形式整理验证结果，并提供相关验证数据和图谱。示例如下：

表xx：有关物质方法学验证结果

| 项目 | 验证结果 |
|---|---|
| 专属性 | 辅料干扰情况；已知杂质分离；难分离物质的分离试验；强制降解试验；…… |
| 线性和范围 | 针对已知杂质进行 |
| 定量限、检测限 | |
| 准确度 | 针对已知杂质进行 |

续表

| 项目 | 验证结果 |
|------|----------|
| 精密度 | 重复性、中间精密度、重现性等 |
| 溶液稳定性 | |
| 耐用性 | 色谱系统耐用性、萃取（提取）稳健性 |

3.2.P.5.4　批检验报告　提供不少于三批样品的检验报告。

3.2.P.5.5　杂质分析　以列表的方式列明产品中可能含有的杂质，分析杂质的产生来源，结合相关指导原则要求，对于已知杂质给出化学结构并提供结构确证资料，并提供控制限度。可以表格形式整理，示例如下：

表xx：杂质情况分析

| 杂质名称 | 杂质结构 | 杂质来源 | 杂质控制限度 | 是否定入质量标准 |
|----------|----------|----------|--------------|------------------|
| | | | | |
| | | | | |
| | | | | |

对于最终质量标准中是否进行控制以及控制的限度，应提供依据。

3.2.P.5.6　质量标准制定依据　说明各项目设定的考虑，总结分析各检查方法选择以及限度确定的依据。

如果国内外药典已收载，一并进行比较。

与原研药品进行质量对比研究，提供相关研究资料及结果。

13.6（3.2.P.6）对照品　在药品研制过程中如果使用了药典对照品，应说明来源并提供说明书和批号。

在药品研制过程中如果使用了自制对照品，应提供详细的含量和纯度标定过程。

13.7（3.2.P.7）稳定性

3.2.P.7.1　稳定性总结　总结所进行的稳定性研究的样品情况、考察条件、考察指标和考察结果，并提出贮存条件和有效期。示例如下：

（1）试验样品

表xx：样品情况

| | | |
|------|------|------|
| 批号 | | |
| 规格 | | |
| 原料药来源及批号 | | |
| 生产日期 | | |
| 生产地点 | | |
| 批量 | | |
| 内包装材料 | | |

（2）研究内容

**表xx：常规稳定性考察结果**

| 项目 | | 放置条件 | 考察时间 | 考察项目 | 分析方法及其验证 |
|---|---|---|---|---|---|
| 影响因素试验 | 高温 | | | | |
| | 高湿 | | | | |
| | 光照 | | | | |
| | 其他 | | | | |
| | 结论 | | | | |
| 加速试验 | | | | | |
| 中间条件试验 | | | | | |
| 长期试验 | | | | | |
| 其他试验 | | | | | |
| 结论 | | | | | |

填表说明：

①影响因素试验中，尚需将样品对光、湿、热之外的酸、碱、氧化和金属离子等因素的敏感程度进行概述，可根据分析方法研究中获得的相关信息，从产品稳定性角度，在影响因素试验的"其他"项下简述；影响因素试验的"结论"项中需概述样品对光照、温度、湿度等哪些因素比较敏感，哪些因素较为稳定，作为评价贮藏条件合理性的依据之一。

②稳定性研究内容包括影响因素试验、加速试验和长期试验，根据加速试验的结果，必要时应当增加中间条件试验。

如在25℃±2℃/60%RH±5%RH条件下进行长期试验，当加速试验6个月中任何时间点的质量发生了显著变化，则应进行中间条件试验，中间条件为30℃±2℃/65%RH±5%RH。如长期试验的放置条件为30±2℃/65±5%RH的条件，则无需进行中间条件试验。样品的有效期和贮存条件将根据稳定性研究的情况综合确定。

"其他试验"是指根据样品具体特点而进行的相关稳定性研究，如液体挥发油类原料药进行的低温试验，注射剂进行的容器密封性试验。

③"分析方法及其验证"项需说明采用的方法是否为已验证并列入质量标准的方法。如所用方法和质量标准中所列方法不同，或质量标准中未包括该项目，应在上表中明确方法验证资料在申报资料中的位置。

**表xx：使用中产品稳定性研究结果**

| 项目 | 放置条件 | 考察时间 | 考察项目 | 分析方法及其验证 | 研究结果 |
|---|---|---|---|---|---|
| 配伍稳定性 | | | | | |
| 多剂量包装产品开启后稳定性 | | | | | |
| 制剂与用药器具的相容性试验 | | | | | |
| 其他试验 | | | | | |

（3）研究结论

**表xx：稳定性研究结论**

| | |
|---|---|
| 内包材 | |
| 贮藏条件 | |
| 有效期 | |
| 对说明书中相关内容的提示 | |

3.2.P.7.2 上市后的稳定性承诺和稳定性方案 应承诺对上市后生产的前三批产品进行长期留样稳定性考察，并对每年生产的至少一批产品进行长期留样稳定性考察，如有异常情况应及时通知管理当局。

提供后续稳定性研究方案。

3.2.P.7.3 稳定性数据 以表格形式提供稳定性研究的具体结果，并将稳定性研究中的相关图谱作为附件。

（1）影响因素试验

**表xx：影响因素试验**

批号：（一批样品） 批量： 规格：

| 考察项目 | 限度要求 | 光照试验 $1.2 \times 106Lux \cdot hr$、$200w \cdot hr/m^2$ | 高温试验 高于加速试验温度10℃ 以上（天） | 高湿试验 75%或更高（天） |
|---|---|---|---|---|
| | | | | |
| 性状 | | | | |
| 单一杂质A | | | | |
| 单一杂质B | | | | |
| 总杂质 | | | | |
| 含量 | | | | |
| 其他项目 | | | | |

（2）加速试验

**表xx：加速试验**

批号： 批量： 规格： 包装： 考察条件：

| 考察项目 | 限度要求 | 时间（月） | | | | |
|---|---|---|---|---|---|---|
| | | 0 | 1 | 2 | 3 | 6 |
| 性状 | | | | | | |
| 单一杂质A | | | | | | |
| 单一杂质B | | | | | | |

续表

| 考察项目 | 限度要求 | 时间（月） | | | | |
|---|---|---|---|---|---|---|
| | | 0 | 1 | 2 | 3 | 6 |
| 总杂质 | | | | | | |
| 含量 | | | | | | |
| 其他项目 | | | | | | |

（3）长期试验

**表xx：长期试验**

批号：　　　批量：　　　规格：　　　包装：　　　考察条件：

| 考察项目 | 限度要求 | 时间（月） | | | | | | | |
|---|---|---|---|---|---|---|---|---|---|
| | （低/高） | 0 | 3 | 6 | 9 | 12 | 18 | 24 | 36 |
| 性状 | | | | | | | | | |
| 杂质A | | | | | | | | | |
| 杂质B | | | | | | | | | |
| 总杂质 | | | | | | | | | |
| 含量 | | | | | | | | | |
| 其他项目 | | | | | | | | | |

### 第四部分　非临床研究部分

1.根据拟定的临床研究方案和临床研发计划，参考相关指导原则，确定所进行的非临床研究内容及完成的时间。

2. 非临床安全性评价研究必须在经过《药物非临床研究质量管理规范》（简称GLP）认证，符合GLP要求的机构进行。

3.对于临床预期连续用药6个月以上（含6个月）或治疗慢性复发性疾病而需经常间歇使用的药物，均应提供致癌性试验或文献资料；对于下列情况的药物，需根据其适应证和作用特点等因素报送致癌试验或文献资料：

（1）新药或其代谢产物的结构与已知致癌物质的结构相似的。

（2）在长期毒性试验中发现有细胞毒作用或者对某些脏器、组织细胞生长有异常促进作用的。

（3）致突变试验结果为阳性的。

4.作用于中枢神经系统的新药，如镇痛药、抑制药、兴奋药以及人体对其化学结构具有依赖性倾向的新药，应当报送药物依赖性试验资料。

5. 对于改良型新药，应根据其改良的具体情况合理设计研究项目，并在相关研究中增加原研药品对照，以提示其临床优势。

### 第五部分　临床试验部分

27. 临床试验资料综述：是指国内外有关该品种临床试验数据或文献的综述，包括临床试验概述和临床试验总结两部分，参照《化学药物申报资料撰写格式和内容的技术指导原则（临床试验资料综述）》指南。

28. 临床试验计划及研究方案：临床试验计划及研究方案应对拟定的适应证、用法用量等临床试验的重要内容进行详细描述，并有所报送的研究资料支持。临床试验计划及研究方案应科学、完整，并有对与拟定试验的潜在风险和收益相关的非临床和临床资料进行的重要分析的综合性摘要。鼓励申请人提供的临床试验方案事先通过伦理委员会和科学委员会审查。

29. 数据管理计划：是指由临床试验的数据管理人员依据临床试验方案书写的一份详细、全面地规定并记录临床试验的数据管理任务的独立文件，内容包括人员角色、工作内容、操作规范等。

统计分析计划：是指包括试验涉及的全部统计学考虑的一份独立文件，应比试验方案中描述的分析要点具有更多技术细节，且具有实际的可操作性。

30. 临床研究者手册：是指所申请药物已有的临床试验资料和非临床试验资料的摘要汇编，目的是向研究者和参与试验的其他人员提供资料，帮助他们了解试验药物的特性和临床试验方案。研究者手册应当简明、客观。

32. 临床试验报告：是指国内外有关该品种的所有临床试验报告或文献。参照《化学药物临床试验报告的结构与内容技术指导原则》。

33. 临床试验数据库电子文件：是指经试验相关人员盲态审核后锁定的原始数据库及数据库所用变量代码的说明，以及统计分析中衍生新建的分析数据库及其所用变量代码的说明。包括原始数据库、衍生的分析数据库及其变量说明文件。

34. 数据管理报告：是指临床试验结束后，由临床试验的数据管理人员撰写的试验数据管理全过程的工作总结，是数据管理执行过程、操作规范及管理质量的重要呈现形式。

统计分析报告：是指根据统计分析计划，对试验数据进行统计分析后形成的总结报告。

### （三）申报资料撰写说明

1. 本申报资料项目及要求适用于注册分类1、2、3、5.1类。对于注册分类5类的药品，也可以报送ICH规定的全套CTD资料，但"概要"部分应按照《申报资料项目》要求报送。

2. 对于注册分类3类的药品，申请人应根据对临床试验文献资料的评价情况，结合现行法规要求，提交临床研发计划和具体的临床试验方案。具有良好临床数据基础的，临床试验要求相应较少；临床试验数据基础薄弱或缺乏的，应按照新药技术要求，通过临床试验和/或非临床试验研究药物的有效性和安全性等。对于注册分类3类的口服固体制剂，申请人在提交临床试验申请时，应在临床试验报告中提交研究药物的生物等效性备案资料，以及已经完成的生物等效性研究报告。

3.对于注册分类5.1类的药品，药品说明书、起草说明及相关参考文献，尚需提供生产国家或者地区药品管理机构核准的原文说明书，在生产国家或者地区上市使用的说明书实样，并附中文译本。包装、标签设计样稿需提供该药品在生产国家或者地区上市使用的包装、标签实样。药品说明书和标签必须符合国家药品监督管理局发布的相关管理规定。

应当报送该药品的全部非临床及临床试验的资料。全部申报资料应当使用中文并附原文，其他文种的资料可附后作为参考。中文译文应当与原文内容一致。

药品标准的中文本，必须符合中国国家药品标准的格式。

4.药学申报资料撰写说明。

（1）申请人需按照以上CTD格式整理、提交药学部分的研究资料和图谱。需注意基于不同申报阶段（临床、生产）的要求进行填写。申报资料的格式、目录及项目编号不能改变，对应项目无相关信息或研究资料，项目编号和名称也应保留，可在项下注明"无相关研究内容"或"不适用"。

（2）除按照CTD格式整理、提交药学部分的研究资料和图谱外，还应基于不同申报阶段填写相应的主要研究信息汇总表。

注册分类1类申请临床试验：需填写化学药品IND申请（Ⅰ、Ⅱ期临床）药学研究信息汇总表（附件1），并提交电子版。

注册分类1类申请生产，注册分类2、3、5.1类申请临床试验与申请生产：同时填写化学药CTD格式主要研究信息汇总表（原料药：附件2；制剂：附件3），并提交电子版。

信息汇总表中的信息是基于申报资料的抽提，各项内容和数据应与申报资料保持一致，并在各项下注明所对应的申报资料的项目及页码。主要研究信息汇总表的格式、目录及项目编号不能改变。即使对应项目无相关信息或研究资料，项目编号和名称也应保留，可在项下注明"无相关研究内容"或"不适用"。对于以附件形式提交的资料，应在相应项下注明"参见附件（注明申报资料中的页码）"。

（3）申报生产的品种应同时提交关键临床试验批次和生物等效性试验批次的批生产记录。批生产记录中需明确生产厂房/车间和生产线。

（4）药品注册申报资料所附的色谱数据和图谱的纸面文件可参照国家药品监督管理局药品审评中心发布的《药品研究色谱数据工作站及色谱数据管理要求（一）》的相关内容准备，建议对每项申报资料所附图谱前面建立交叉索引表，说明图谱编号、申报资料中所在页码、图谱的试验内容。

用于准备药品注册申报资料的色谱数据的纸面文件应采用色谱数据工作站自动形成的输出文件形式，内容应包括如下相关信息：

标明使用的色谱数据工作站，并保留色谱数据工作站固有的色谱图谱头信息，包括：实验者、试验内容、进样时间、运行时间等，进样时间（指injection time）精确到秒，对于软件本身使用"acquired time""作样时间""试验时间"等含糊表述的，需说明是否就是进样时间。

应带有存盘路径的数据文件名。这是原始性、追溯性的关键信息，文件夹和文件名的命名应合理、规范和便于图谱的整理查阅。

色谱峰参数应有保留时间（保留到小数点后三位）、峰高、峰面积、定量结果、积分标记线、理论板数及其他系统适用性要求的参数等。

申报资料的色谱数据的纸面文件还应包括色谱数据的审计追踪信息（如色谱数据的修改删除记录及原因）。

5.非临床与临床申报资料撰写说明。

注册分类1、2、3、5.1申请临床和申请生产时均需填写非临床研究信息汇总表（附件4）和临床研究信息汇总表（附件5），应包括已经开展的试验和/或文献信息，并提交电子版。

对于注册分类2的药品，非临床研究方面，申请人根据具体改良类型确定需要提交的研究项目，如果不需提交某项研究项目时则应在相应的研究项目下予以说明。

信息汇总表中的信息是基于申报资料的抽提，各项内容和数据应与申报资料保持一致，并在各项下注明所对应的申报资料的项目及页码。对于以附件形式提交的资料，应在相应项下注明"参见附件（注明申报资料中的页码）"。

## 三、生物制品申报资料项目

生物制品包括治疗用生物制品和预防用生物制品。下面以预防用生物制品为例进行说明。

### 1.预防用生物制品申报资料项目

（1）综述资料　①新制品名称；②证明性文件；③选题目的和依据；④药品说明书样稿、起草说明及参考文献；⑤包装、标签设计样稿。

（2）研究结果总结及评价资料。

（3）生产用菌（毒）种研究资料　①菌（毒）种的来源、特性和鉴定资料；②种子批的建立和检定资料；③菌（毒）种传代稳定性研究资料；④中国药品生物制品检定所对生产用工作种子批的检定报告。

（4）生产用细胞基质研究资料　①细胞基质的来源、特性和鉴定资料；②细胞库的建立和检定资料；③细胞的传代稳定性研究资料；④中国药品生物制品检定所对生产用细胞基质工作细胞库的检定报告；⑤培养液及添加成份的来源、质量标准等。

（5）生产工艺研究资料　①疫苗原液生产工艺的研究资料，确定的理论和实验依据及验证资料；②制剂的处方和工艺及其确定依据，辅料的来源及质量标准。

（6）质量研究资料，临床前有效性及安全性研究资料　①质量研究及注册标准研究资料；②检定方法的研究以及验证资料；③与同类制品比较研究资料；④产品抗原性、免疫原性和动物试验保护性的分析资料；⑤动物过敏试验研究资料；⑥动物安全性评价资料。

（7）制造及检定规程草案，附起草说明和相关文献。

（8）临床试验申请用样品的制造检定记录。

（9）初步稳定性试验资料。

（10）生产、研究和检定用实验动物合格证明。

（11）临床试验计划、研究方案及知情同意书草案。

（12）临床前研究工作总结。

（13）国内外相关的临床试验综述资料。

（14）临床试验总结报告，包括临床试验方案、知情同意书样稿、伦理委员会批准件等。

（15）临床试验期间进行的有关改进工艺、完善质量标准等方面的工作总结及试验研究资料。

（16）确定疫苗保存条件和有效期的稳定性研究资料。

（17）对审定的制造和检定规程的修改内容及其修改依据，以及修改后的制造及检定规程。

（18）连续三批试产品的制造及检定记录。

2. 预防用生物制品申报资料项目表

表7-2　预防用生物制品申报资料项目表

| 资料项目 | 注册分类及资料项目要求 | | | | | | | | | | | | | | |
|---|---|---|---|---|---|---|---|---|---|---|---|---|---|---|---|
| | + | 2 | 3 | 4 | 5 | 6 | 7 | 8 | 9 | 10 | 11 | 12 | 13 | 14 | 15 |
| 1 | + | + | + | + | + | + | + | + | + | + | + | + | + | + | + |
| 2 | + | + | + | + | + | + | + | + | + | + | + | + | + | + | + |
| 3 | + | + | − | − | + | + | + | + | ± | − | − | − | − | − | + |
| 4 | + | + | − | − | + | + | + | + | ± | − | − | − | − | − | + |
| 5（1） | + | + | + | + | + | + | + | + | + | + | − | − | − | − | + |
| 5（2） | + | + | + | + | + | + | + | + | + | + | + | + | − | − | + |
| 6 | + | + | + | + | + | + | + | + | + | + | + | + | + | + | + |
| 7 | + | + | + | + | + | + | + | + | + | + | + | + | + | + | + |
| 8 | + | + | + | + | + | + | + | + | + | + | + | + | + | + | + |
| 9 | + | + | + | + | + | + | + | + | + | + | + | + | + | + | + |
| 10 | + | + | + | + | + | + | + | + | + | + | + | + | + | + | + |
| 11 | + | + | + | + | + | + | + | + | + | + | + | + | + | + | + |
| 12 | + | + | + | + | + | + | + | + | + | + | + | + | + | + | + |
| 13 | + | + | + | + | + | + | + | + | + | + | + | + | + | + | + |
| 14 | + | + | + | + | + | + | + | + | + | + | + | + | + | + | + |

| 资料项目 | 注册分类及资料项目要求 | | | | | | | | | | | | | | |
|---|---|---|---|---|---|---|---|---|---|---|---|---|---|---|---|
| | + | 2 | 3 | 4 | 5 | 6 | 7 | 8 | 9 | 10 | 11 | 12 | 13 | 14 | 15 |
| 15 | + | + | + | + | + | + | + | + | + | + | + | + | + | + | + |
| 16 | + | + | + | + | + | + | + | + | + | + | + | + | + | + | + |
| 17 | | + | + | + | + | + | + | + | + | + | + | + | + | + | ± |
| 18 | | | | | | | | | | | | | | | |

注：1. "+"指必须报送的资料；

2. "–"指毋须报送的资料；

3. "±"指根据申报品种的具体情况要求或不要求。

# 第三节　新药注册审批

药品注册管理从其环节来讲，主要包括新药临床试验与新药生产上市的注册审批、新药监测期的管理和新药的技术转让四个阶段；从其审评审批程序（审批过程）来讲，可以分为国家局受理中心的形式审核、国家药审中心的技术审评和国家药品监督管理局的审批三道把关程序。

## 一、申报和审批管理的基本要求

药品注册管理总体要求"新药要有新疗效，改剂型要体现临床优势，仿制药要与被仿制药品一致"，利用药品注册审评审批政策鼓励和支持创新，减少低水平重复。

**1. 强化药品的安全性和资料的真实性和规范性**　申请人应当提供充分可靠的研究数据，证明药品的安全性、有效性和质量可控性，并对全部资料的真实性负责。外文资料应当按照要求提供中文译本。

**2. 建立特殊审评制度**　国家药品监督管理局对下列新药申请可以实行特殊审批。

（1）未在国内上市销售的从植物、动物、矿物等物质中提取的有效成份及其制剂，新发现的药材及其制剂。

（2）未在国内外获准上市的化学原料药及其制剂、生物制品。

（3）治疗艾滋病、恶性肿瘤、罕见病等疾病且具有明显临床治疗优势的新药。

（4）治疗尚无有效治疗手段的疾病的新药。

**3. 新药申请注册和生产均不得重复申请**　多个单位联合研制的新药，应当由其中的一个单位申请注册，其他单位不得重复申请；需要联合申请的，应当共同署名作为该新药的申请人。

新药申请获得批准后每个品种，包括同一品种的不同规格，只能由一个单位生产。

**4. 药品注册申请人资格限制**　改变剂型但不改变给药途径，以及增加新适应证的注册申请，应当由具备生产条件的企业提出；靶向制剂、缓释、控释制剂等特殊剂型除外。

**5. 药品注册申报资料要求**　药品注册申报资料应当一次性提交，药品注册申请受理后不得自行补充新的技术资料。

## 二、药品注册技术审评

国家药品审评中心按照科学决策、科学管理、科学审评的要求，开展规范化体系的建设工作，于2011年3月发布《药品技术审评原则和程序》。按照审评任务分类和风险等级，将药品注册申请分为新药临床试验申请（IND）、新药生产上市注册申请（NDA）、仿制药注册申请（ANDA）等，建立相应的审评决策程序。实行岗位负责与主审集体负责制、审评人员公示制和回避制、责任追究制以及授权签发制，强调公平公正审评及保密的责任，明确落实责任人，对于涉及多个专业的注册审评任务明确了其主审报告部的决策地位和主要责任，有效保障了审评的公平与公正；公开了清晰的平行审评、单专业审评、简化审评、贯序审评4类审评决策流程图，强化审评学科间的横向联系与制约，使申请人了解审评决策流程和涉及的审评责任人，有效保证了药品审评中心出具审评结论的说服力；以专门的章节强调了药品审评中的沟通与交流、公开与透明，提出申请人可以在新药研究的关键阶段就重大技术问题以及年度研发战略、研究进程整体规划和布局等提出沟通交流申请，进一步保障了审评决策的正确性；通用技术文件（CTD）技术审评报告、新药评价概述等审评结论的公开，强化了社会监督作用。

2011年10月，国家药品审评中心发布《药品审评中心审评任务管理规范（试行）》和《药品审评中心技术审评决策路径管理规范（试行）》。审评任务管理规范明确了审评任务整理下发和审评过程中的实施细节及时限，结合任务基数、压力测试、难度系数、任务饱和度、延迟指数、协调指数6项系数对审评部门和个人进行考核，在保证审评质量的前提下提高了审评工作效率。决策路径管理规范进一步细化梳理了审评决策路径中的逐级决策和细化分工，如文献调研、合审会议、专家咨询会、常规审核和部长会议审核，强调要充分发挥各级审评岗位在审评决策中的作用，构建"基于风险，合理授权"的主审集体决策机制。该项措施制定了科学、细化、公开的审评任务管理和审评决策路径管理规范，明确了各级审评岗位的权责，建立了科学、有效的考核体系，对于保证审评决策的质量与效率、公平与公正将发挥关键作用。

2011年1月，药品审评中心发布《药品审评中心专业审评会议管理规范（试行）》《药品审评中心综合审评合议会议管理规范（试行）》《药品审评中心药品生产现场检查后的合审会议管理规范（试行）》《药品审评中心部长联席会议管理规范（试行）》《药品审评中心与注册申请人沟通会议管理规范（试行）》和《药品审评中心专家咨询会议组织工作程序（试行）》6个会议系统的规范和工作程序。

2011年10月，为保证审评人员外出授课和参加会议符合药品审评中心廉洁和保密的要求，药品审评中心发布了《药审中心人员受邀外出授课和参加专家会议管理规范（试行）》。此外，规范的资料管理是保障药品注册申报信息保密性的必要措施之一，药品审评中心于2012年7月发布了《药品审评中心审评卷宗管理规范（试行）》《药品审评中心审评资料管理规范（试行）》2个工作规范。这一系列管理体系建设，为建立良好的工作机制、提升审评质量和审评效率奠定了坚实的基础。

（一）审评沟通管理

沟通交流是保障申请人制订正确的研发策略和决策、降低研发风险、减少资源浪费的必要措施之一，同时也是作出正确审评决策的必要需求。2012年7月，药品审评中心进一步制订了《药品审评中心与注册申请人沟通交流质量管理规范（试行）》，将沟通交流方式分为双向预约式沟通交流、查询式沟通交流、问询式沟通交流和开放式沟通交流。其中，双向预约式沟通交流是药品审评中心积极鼓励的一种沟通交流方式，主要以鼓励创新和解决临床急需用药为目的，鼓励申请人和药品审评中心在药品研发和审评的关键阶段针对重大技术问题进行沟通交流。而每周三开放日的开放式沟通交流，由于其即问即答的方式导致咨询质量和效率不高。该制度加强、规范和完善了药品审评中的沟通交流机制，有利于多种渠道的畅通，加深相互理解，提高审评决策的正确性。

（二）审评人员管理

为调动审评人员的积极性，在要求审评人员不断提高其审评技术水平的同时，合理给予审评人员除行政职位以外的晋升空间和薪酬回报，药品审评中心于2012年2月印发了《药审中心审评人员职务调整考核评估管理办法（试行）》，将审评职务体系分为4级16档，高级审评员分8档，中级审评员分3档，初级审评员分3档，实习审评员分2档。这一措施建立了职业化、专业化的审评职务体系，为有效调动审评人员的积极性，推进人才队伍发展，相关制度规范的贯彻落实、审评质量和效率的提高提供了保障。药品研发机构/部门和药品审评中心一样，都面临技术人员众多而行政职位有限的状况，以分级加分档代替简单的分级这一思路，对药品研发管理也有很好的借鉴意义。

（三）信息公开

根据《药品技术审评原则和程序》第4章公开与透明的相关要求，药品审评中心还对审评人员、化学药品审评任务序列、化学药品当月激活审评任务、复审审评计划和结论、药品审评咨询会议、审评进度、审评结论、评价信息（结论为不批准的注册申请的审评报告）、CTD品种的技术审评报告、新药审评概述予以公开或公示，确保申请人反馈意见渠道的畅通。随着化学药品审评任务序列的公示，申请人可以很好地了解审评情况，同时有效监督审评机构公平地按序审评，防止"插队"等不规范行为，这是药品审评中心坚持"公开透明"原则、接受社会监督的体现。

在阶段性的"审评任务完成情况及审评结论公示"中增加了中药和生物制品的完成情况，内容包括各具体品种的完成月份、审评任务序列、受理号、本轮任务启动时间、任务首次进入中心时间、本轮任务审评结论等，另在相关品种项下标注了在审评过程中与注册申请人的沟通信息。该信息不仅进一步加强了公开透明力度，保障了审评公平与公正，也为申请人了解品种注册审评情况、预估审评时间、研发立项分析、制订研发策略等提供了重要的参考依据，有利于减少研发资源浪费。此外，药品审评中心对其工作动态、对外交流、管理制度和技术专题研究报告、指导原则、电子刊物、共性问题解答等也都予以了公开，既是公开接受监督和反馈，也为行业发展发挥了引导示范作用。

（四）审评模板

建立特定品种的审评模板并对外公布，然后根据模板进行集中审评。探索制订化学药IND阶段不同专业的审评策略，并通过审评模板形式予以固化，以使技术要求与药品研发的客观规律相适应。由于补充申请新报任务（审评任务分新报任务和补充资料任务）量大，约占全部待审评化学药品新报任务的1/4。为提高审评效率，2012年9月药品审评中心发布了"补充申请将试点模块化审评"的通知。对各类补充申请实施模块化管理，将补充申请按具体变更内容划分为修订标准、变更包材、变更灭菌工艺、变更辅料和工艺、技术转让、变更贮藏条件和有效期、增加规格等，对各类补充申请制订相应的审评模板，由专门的审评小组集中处理。

（五）审评流程

药品技术审评是在辨析风险与评估获益之间作定量的决策和最大限度符合公众利益的决策，像法庭审判一样神圣、威严、公平、公正。我国的药品审评程序流程如下：

1. 审评管理与协调部接收并保管来自国家药品监督管理局或省、自治区、直辖市药品监督管理局的新报任务及相关技术申报资料。

2. 审评管理与协调部接收并保管来自注册申请人的补充技术申报资料。

3. 审评管理与协调部对审评任务进行整理与分类，然后将其分发至相应的项目负责人。项目负责人根据《药品技术审评计划管理规范》起草审评计划，经批准后，将审评任务分发至相应的第一专业审评员和一般专业审评员。审评计划的批准程序遵照《药品技术审评计划管理规范》执行。

4. 需要时一般专业审评员根据《专业审评报告撰写规范》起草相应的专业审评报告，提交第一专业审评员。

5. 第一专业审评员根据《专业审评会议管理规范》，可申请召开专业审评会议。

6. 第一专业审评员根据《专业审评报告撰写规范》起草专业审评报告，并提交项目负责人。

7. 项目负责人根据《综合审评会议管理规范》，可申请召开综合审评会议。项目负责人根据《综合审评报告撰写规范》起草综合审评报告，将综合审评报告等相关文件提交审评室主任复核。

9. 审评室主任将综合审评报告等相关文件提交审评部长审核。

10. 审评部长完成审核后，将综合审评报告等相关文件提交审评管理与协调部。

11. 对于结论为会议讨论的注册申请项目：

（1）协调员制订审评咨询会议计划，并报中心领导审核批准。

（2）召开审评咨询会议。

（3）项目负责人根据审评咨询会的情况对品种继续进行综合评价。

12. 对于审评结论为补充资料、批准、不批准和退审的注册申请项目，协调员核准进行审评文件的制作。

（1）对于结论为补充资料的注册申请项目，由秘书制作发补通知，并发注册申请人，注册申请人提交补充资料。

（2）对于结论为批准的注册申请项目。如需注册申请人修订相关文件（药品质量标准、说明书、包装标签等），由秘书通知注册申请人；注册申请人交来文件后，进入审核环节，流程同9、10、11。

（3）对于结论为批准的注册申请项目。如不需注册申请人修订相关文件（药品质量标准、说明书、包装标签等），由秘书制作送签文件，并送中心领导签发。

（4）对于结论为不批准、退审的注册申请项目，由秘书制作送签文件，并送中心领导签发。

（5）中心领导签发后，由审评管理与协调部呈送国家药品监督管理局。

行政审批部门将审评中心的综合审评意见和药典委员会的审查结果进行最终审核，认为申请项目符合规定的，发给批件；认为不符合规定的，发给《审批意见通知件》。

### 三、药物临床试验的默示许可

#### （一）药物临床试验的原审批程序与要求

2007年修订《药品注册管理办法》中要求，药物临床试验是在新药临床前研究的基础上，将该新药用于人体进行的研究阶段。所以，临床试验工作必须慎重、严格，要经过国家药品监督管理局审核批准。

药品监督管理部门应当对批准的临床试验级进行监督检查。

1. 申请人完成临床前研究后，填写《药品注册申请表》，向所在地省级药品监督管理部门如实报送有关资料。

2. 省级药品监督管理部门：①对申报资料进行形式审查；②于受理申请5日内组织对药物研制情况及原始资料进行现场核查；③申请注册的药品属于生物制品的，还需抽取3个生产批号的检验用样品，并向药品检验所发出注册检验通知。

3. 药品检验所应当按申请人申报的药品标准对样品进行检验，对申报的药品标准进行复核，并将药品注册检验报告送交国家药品监督管理局药品审评中心，并抄送申请人。

4. 国家药品监督管理局药品审评中心组织药学、医学及其他技术人员对申报资料进行技术审评，必要时可以要求申请人补充资料，提出技术审评意见，连同有关资料报送国家药品监督管理局。

国家药品监督管理局依据技术审评意见作出审批决定。符合规定的，发给《药物临床试验批件》；不符合规定的，发给《审批意见通知件》，并说明理由。

（二）药物临床试验的默示许可

加快药品临床试验管理改革，调整优化临床试验审评审批程序，是药品审评审批制度改革的重点工作之一。2018年7月，国家药监局发布《关于调整药物临床试验审评审批程序的公告》（50号公告），就药物临床试验审评审批程序做出调整：在我国申报药物临床试验的，自申请受理并缴费之日起60日内，申请人未收到药审中心否定或质疑意见的，可按照提交的方案开展药物临床试验。

该制度的改革将打破现有的药物临床试验限速瓶颈，有效加快临床试验进程，让国内患者将更快用上全球新药、好药，也增加了药品注册申请人临床阶段项目推进的预见性。企业在正式提交申报材料之前会召开沟通会，企业在正式提交申报之前与评审组有了更多沟通的机会，一些问题可以通过书面和口头的方式来澄清，60天的默认期也让企业的预见性更明确。临床试验管理改革实施以来，国家药审中心高度重视，积极推进，制定了《药审中心临床试验默示许可审评审批工作程序》，明确了工作流程和要求。

国家药审中心网站开设了"临床试验通知书查询"栏目，实时更新已发放临床试验通知书的临床申请。2018年11月5日，国家药品审评中心（CDE）官网主页热点栏目中，增设了"临床试验默示许可公示"一栏，这意味着中国正式对新药临床试验由过去的审批制改革为默示许可。

（三）新规下申报临床试验应注意的问题

1.查询已默示许可品种　打开药审中心网站（http://www.cde.org.cn/），可以在"热点栏目"看到"临床试验通知书发放目录"一栏。点击进入，即可查询到已默示许可的品种。进入"临床试验通知书发放目录"栏目可以看到国内外制药企业的申请。

2.60日期限自申请费用收到日开始计算　"自申请受理并缴费之日起60日内"中的"60日"期限如何计算？"60日"是从申请费用收到日开始计算，且是60个工作日。查询费用收到日，可以通过登录国家药监局网站（http://www.nmpa.gov.cn），点击"行政事项受理服务"栏目中的"行政许可综合事项查询"一栏进行查询。

例如，2018年11月8日，以受理号JXHL1800101为例进行查询操作。点击"行政许可综合事项查询"后，在上方"综合查询"-"药品注册进度查询"后的栏目中，输入"JXHL1800101"及验证码，点击"提交"即可。查询结果显示，该品种的申请费用收到日为2018年8月15日。

在查询界面下方，可以看到"使用说明"。"使用说明"指出，药品注册进度查询系统可查询已受理品种的办理状态，申请人如果有疑问，可向受理申请的省级药监部门或国家药监局查询。"使用说明"提到，申请人可按受理号进行查询，其中查询结果中"办理状态"有"待审评""在审评"等10种情况。

**3. 药品注册申请人应兼顾速度与质量** 《关于调整药物临床试验审评审批程序的公告》提出，在临床试验申请中，有几个重要因素影响整个临床试验申请时长：①是否为首次临床试验申请；②申报资料是否符合审评技术要求；③是否被暂停临床试验，常见于申报资料无法按时补充，存在重大缺陷，或临床试验方案不完整，或缺乏可靠的风险控制措施、存在潜在的临床风险而无法保障临床试验受试者安全；④技术指南是否明确、药物临床试验是否有成熟研究经验；⑤申请人是否能够保障申报资料质量；⑥是否是国际同步研发的国际多中心临床试验申请；⑦是否在监管体系完善的国家和地区已经获准实施临床试验。

由此可见，随着药品注册流程的优化、效率的提高，企业在加快临床试验进程的同时，更要提高临床研究质量。临床研究申报流程与以往相比有极大不同，企业需先获得伦理批件，再向药审中心提交临床试验申请。这意味着药品注册申请人申报的相关准备工作要提前，包括临床前研究的安排、临床研究单位的选择、临床试验方案的准备等。

## 四、新药生产上市的审批

新药在生产上市之前首先要取得新药证书。新药一般在完成Ⅲ期临床试验后，经国家药品监督管理局批准发给新药证书。申请人已持有《药品生产许可证》，并具备该药品相应生产条件的，可同时发给药品批准文号。药品生产企业取得药品批准文号才可生产该新药。

（一）原有审批程序

1. 申请人完成新药临床试验后，填写《药品注册申请表》，向所在地省级药品监督管理部门报送申请生产的申报资料，并同时向中国药品生物制品检定所报送制备标准品的原材料及有关标准物质的研究资料。

2. 省级药品监督管理部门应当：①对申报资料进行形式审查；②于受理申请5日内组织对临床试验情况及有关原始资料进行现场核查，对申报资料进行初步审查，提出审查意见；③非生物制品抽取3批样品，并通知药品检验所进行药品标准复核；④在规定的时限内将审查意见、核查报告及申报资料送交国家药品监督管理局药品审评中心，并通知申请人。

3. 药品检验所对申报的药品标准进行复核，并在规定时限内将复核意见送交国家药品监督管理局药品审评中心，同时抄送通知其省级药品监督管理部门和申请人。

4. 国家药品监督管理局药品审评中心应当：①在规定的时限内组织药学、医学及其他技术人员对申报资料进行审评，必要时可以要求申请人补充资料；②通知申请人申请生产现场检查；③告知国家药品监督管理局食品药品审核查验中心拟进行生产现场检查。

5. 国家药品监督管理局食品药品审核查验中心收到生产现场检查申请后，①在

30日内，组织对样品批量生产过程等进行现场检查，确认核定的生产工艺的可行性；并在规定时限内将生产现场检查报告送交国家药品监督管理局药品审评中心；②非生物制品抽样1批或生物制品抽样3批，送负责该药品标准复核的药品检验所进行检验。

6. 药品检验所依据核定的药品标准对样品进行检验，并在规定时限内将注册检验报告送交国家药品监督管理局药品审评中心，同时抄送其省级药品监督管理部门和申请人。

7. 国家药品监督管理局药品审评中心依据技术审评意见、样品生产现场检查报告和样品检验结果，形成综合意见，连同有关资料报送国家药品监督管理局。

8. 国家药品监督管理局依据综合意见，作出审批决定。符合规定的，发给新药证书，申请人已持有《药品生产许可证》并具备生产条件的，同时发给药品批准文号；不符合规定的，发给《审批意见通知件》，并说明理由。

（二）新药证书发放

新药证书是新药的法定证明性文件。药品批准文号、《进口药品注册证》和《医药产品注册证》是药品生产合法性的标志。

《药品注册管理办法》171条明确规定：新药证书号的格式为：国药证字H（Z、S）+4位年号+4位顺序号，其中H代表化学药品，Z代表中药，S代表生物制品。

改变剂型但不改变给药途径，以及增加新适应证的注册申请获得批准后不发给新药证书；靶向制剂、缓释、控释制剂等特殊剂型除外。

申请注册药品的名称、说明书和标签应当符合国家药品监督管理局的规定。药品说明书和标签由申请人提出，国家药品监督管理局药品审评中心根据申报资料对其中除企业信息外的内容进行审核，在批准药品生产时由国家药品监督管理局予以核准。

## 五、新药研究开发与注册审批主要流程

（一）药品注册受理的调整

依据《国务院关于改革药品医疗器械审评审批制度的意见》（国发〔2015〕44号），为建立审评主导的药品注册技术体系，实现以审评为核心，现场检查、产品检验为技术支持的审评审批机制，原国家食品药品监督管理总局研究决定自2017年12月1日起，由省级药品监督管理部门受理、国家药品监督管理局审评审批的药品注册申请，调整为国家药品监督管理局集中受理。

**1.调整范围**　凡依据现行法律、法规和规章，由国家药品监督管理局审评审批、备案的注册申请均由国家药品监督管理局受理，包括新药临床试验申请、新药生产（含新药证书）申请、仿制药申请，国家药品监督管理局审批的补充申请等；由省级药品监督管理部门审批、备案的药品注册申请仍由省级药品监督管理部门受理。

**2.调整要求**　调整自2017年12月1日起实施。药品注册申请可采取电子申报、邮寄

或现场提交的方式提交申报资料，同时提交纸质文本和电子文档。

2017年12月1日前，省级药品监督管理部门已签收资料但尚未受理或已受理但药物临床试验现场核查、研制现场核查、生产现场检查及抽样等工作尚未完成的注册申请，仍由省级药品监督管理部门组织完成相关工作。

**3. 资料提交**　药品注册申请人应按照《药品注册管理办法》《药品注册申报资料的体例与整理规范》等有关规定填写申请表并准备申报资料。申请人应保证提交的纸质文本与电子文档内容一致。药品注册申请人可自行选择邮寄或现场提交申报资料，鼓励药品注册申请人通过邮寄方式提交申报资料。

（1）邮寄提交　药品注册申请人将相关资料邮寄至国家药品监督管理局药品审评中心，以邮寄形式提交电子文档的申报资料，申请人应做好储存介质的技术防护，避免邮寄过程中介质损坏造成申报资料无法接受。

（2）现场提交　药品注册申请人携相关资料到国家药审中心提交药品注册申请。

（3）资料提交要求　药品注册申请人应按照现行药品注册资料要求提交申请资料；提交新药临床试验申请的，还需提交与国家药审中心会议沟通意见建议以及申报资料补充完善的情况说明。

**4. 受理审查**　国家药审中心收到资料当日或当场进行签收登记，在5个工作日内完成受理审查并做出审查决定（受理、不予受理或要求补正材料）。经审查符合规定的或者申请人完成补正资料后符合规定的，出具《受理通知书》《缴费通知书》；经审查不符合规定的，出具《补正资料通知书》或《不予受理通知书》。审查决定的通知书应在5个工作日内寄送药品注册申请人。

药品注册申请人按要求完成补正资料后，可以选择现场提交或以邮寄的方式提交补正资料。自《补正资料通知书》送达之日起30日内未收到补正资料，且药品注册申请人未及时与国家药审中心沟通并说明原因的，出具《不予受理通知书》并将申报资料退回申请人。

**5. 立卷审查**　受理后国家药审中心对化学药品仿制药申报资料进行立卷审查，符合要求的，于45个工作日内完成立卷；不符合要求的，不予批准，并说明理由

**6. 现场核查及注册检验**　集中受理实施后，国家药品监督管理局受理的药品注册申请，根据药品技术审评中的需求，由国家药品监督管理局食品药品审核查验中心统一组织全国药品注册检查资源实施现场核查，并不再列入2015年7月以来原国家食品药品监督管理总局开展的药物临床试验数据自查核查范围。需要进行注册检验的或核查中认为需要抽样检验的，由检查部门按规定抽取样品送中国食品药品检定研究院或省级药品检验机构检验。核查报告和检验报告等，仍按现行规定报送总局药审中心。

（二）新药临床申报与审批

**1. 原有流程**　药物筛选–临床前研究–填写药品注册申请表–整理申请资料–报送申请材料–省局受理–形式审查–现场核查–抽取样品–药品注册检验–国家局受理–国家药审中心技术审评–补充材料–国家局审批–发放药品临床研究批件。新药临床试验审批原有流程见图7-1。

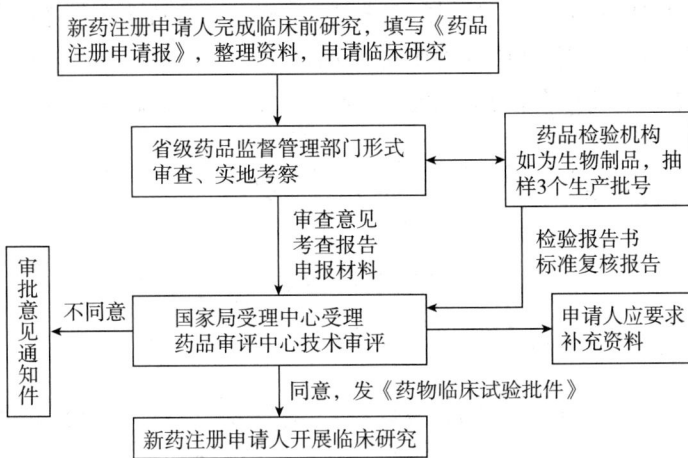

图 7-1　新药临床试验的审批原有流程

**2.药物临床试验的默示许可流程**　在我国申报药物临床试验的,自申请受理并缴费之日起60日内,申请人未收到药审中心否定或质疑意见的,可按照提交的方案开展药物临床试验。2018年7月药物临床试验审评审批程序做出了调整,即临床实验默示许可实行后的流程大为简便,具体如下:

药物筛选–临床前研究–沟通交流会议申请–沟通交流会–准备申请材料–提交新药首次临床试验申请和申报资料–形式审查–国家局受理–默示许可–开展临床试验。

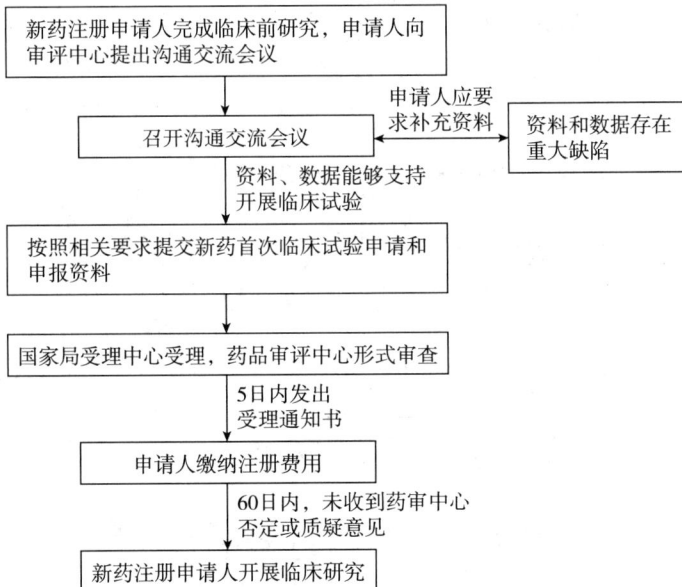

图 7-2　药物临床试验的默示许可流程

（三）新药生产申报与审批

**1.原有流程**　进行Ⅰ、Ⅱ、Ⅲ临床研究–填写药品注册申请表–整理申请资料–报送申请材料–省局受理–形式审查–现场核查–抽取样品–药品注册检验–国家局受理–国家药审中心技术审评–国家审核查验中心现场检查–国家药审中心提出综合审评意见–国家局审批–发放新药证书与药品生产批准文号。新药生产的审批原有流程见图7-3。

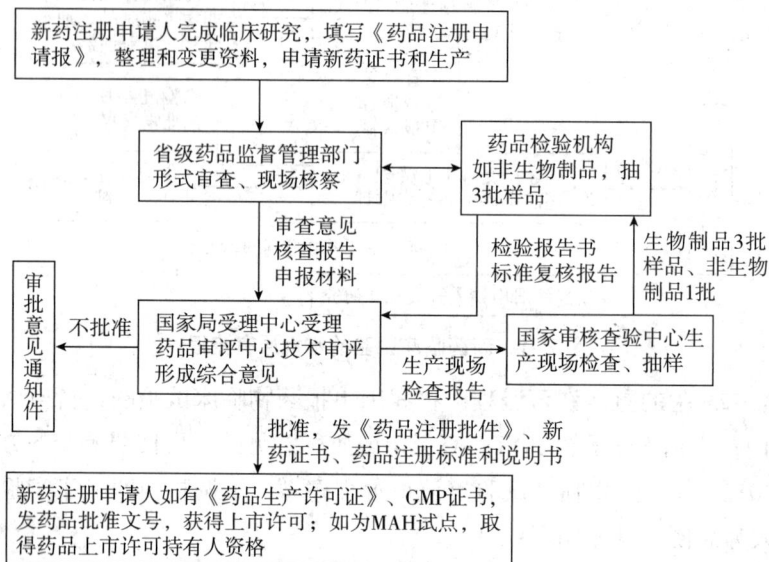

图 7-3 新药生产的审批原有流程

**2.现有流程** 完成I、II、III临床研究–填写药品注册申请表–整理申请资料–报送申请材料–国家局受理–形式审查–立卷审查–国家药审中心技术审评–国家局审核查验中心现场检查–国家药审中心提出综合审评意见–国家局审批–发放新药证书与药品生产批准文号（图7-4）。

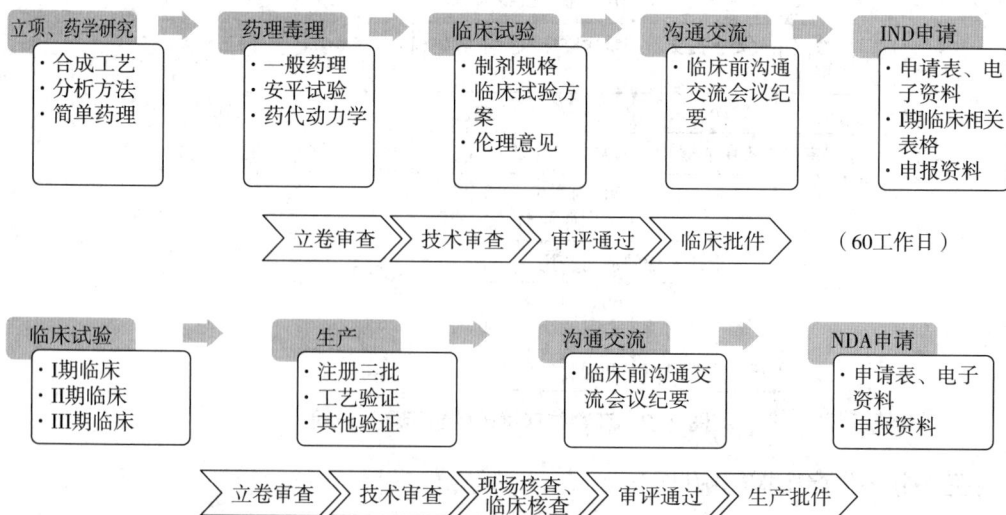

图 7-4 新药注册现有流程

### （四）药品审评中心技术审评时限

药品审评中心技术审评时限详见表7-3。

表7-3　药品技术审评时间

| | 申请类型 | 中心时间（日） |
|---|---|---|
| 新报资料 | 药物临床试验申请 | 60 |
| | 新药生产申请 | 150 |
| | 已上市药品改变剂型申请 | 160 |
| | 仿制药申请 | 160 |
| | 补充申请 | 40 |
| | 进口再注册申请 | 80 |
| 补充资料 | 新药生产申请 | 50 |
| | 已上市药品改变剂型申请 | 53 |
| | 仿制药申请 | 53 |
| | 补充申请 | 13 |
| | 进口再注册申请 | 27 |

## 六、新药监测期的管理

为了保护公众健康，国家药品监督管理局可以对批准生产的新药品种设立监测期，继续监测该新药的安全性。

**1.新药的监测期**　新药自批准生产之日起计算，监测期最长不得超过5年。根据新药现有的安全性研究资料和境内外研究状况，确定新药的监测期，化药新注册分类的新药监测期详见表2-3。

新药监测期期限表如下（表7-4~表7-6）（说明：除以下情形的新药不设立监测期）。

表7-4　设立5年监测期的新药类型

| 中药、天然药物 | 化学药品（原注册分类） | 治疗性生物制品 | 预防用生物制品 |
|---|---|---|---|
| 1.未在国内上市销售的从植物、动物、矿物等物质中提取有效成分的制剂 | 1.未在国内外上市销售的药品中<br>1.1通过合成或者半合成的方法制得原料药的制剂<br>1.2天然物质中提取或者通过发酵提取的新有效单体的制剂<br>1.3用拆分或者合成等方法制得的已知药物中光学异构体的制剂 | 1.未在国内外上市销售的生物制品 | 1.未在国内外上市销售的疫苗 |

表7-5 设立4年监测期的新药种类

| 中药、天然药物 | 化学药品（原注册分类） | 治疗性生物制品 | 预防用生物制品 |
|---|---|---|---|
| 2.新发现药材的制剂<br>3.药材新药用部位的制剂<br>4.未在国内上市销售的从植物、动物、矿物等物质中提取有效部位的制剂<br>5.未在国内上市销售的中药、天然药物复方制剂中<br>5.1中药复方制剂<br>5.2天然药物复方制剂<br>5.3中药、天然药物和化学药品组成的复方制剂 | 1.未在国内外上市销售的药品中<br>1.4由已上市销售的多组份药物制备为较少组份的药物<br>1.5新的复方制剂<br>2.改变给药途径且尚未在国内外上市销售的制剂<br>3.已在国外上市销售但尚未在国内上市销售的药品中<br>3.1已在国外上市销售的制剂，和/或改变该制剂的剂型，但不改变给药途径的制剂 | 2.单克隆抗体<br>3.基因治疗、体细胞治疗及其制品<br>4.变态反应原制品<br>5.由人的、动物的组织或者体液提取的，或者通过发酵制备的具有生物活性的多组分制品<br>6.由已上市销售生物制品组成新的复方制品<br>7.已在国外上市销售但尚未在国内上市销售的生物制品<br>8.含未经批准菌种制备的微生态制品<br>9.与已上市销售制品结构不完全相同且国内外均未上市销售的制品（包括氨基酸位点突变、缺失，因表达系统不同而产生、消除或者改变翻译后修饰，对产物进行化学修饰等）<br>10.与已上市销售制品制备方法不同的制品（例如采用不同表达体系、宿主细胞等） | 2.DNA疫苗<br>3.已上市销售疫苗变更新的佐剂，偶合疫苗变更新的载体<br>4.由非纯化或全细胞（细菌、病毒等）疫苗改为纯化或者组分疫苗<br>5.采用未经国内批准的菌毒种生产的疫苗（流感疫苗、钩端螺旋体疫苗等除外）<br>6.已在国外上市销售但未在国内上市销售的疫苗<br>7.采用国内已上市销售的疫苗制备的结合疫苗或者联合疫苗<br>8.与已上市销售疫苗保护性抗原谱不同的重组疫苗 |
|  |  | 11.首次采用DNA重组技术制备的制品（例如以重组技术替代合成技术、生物组织提取或者发酵技术等）<br>12.国内外尚未上市销售的由非注射途径改为注射途径给药，或者由局部用药改为全身给药的制品 |  |

表7-6 设立3年监测期的新药种类

| 中药、天然药物 | 化学药品<br>（原注册分类） | 治疗性生物制品 | 预防用生物制品 |
|---|---|---|---|
| 7.改变国内已上市销售中药、天然药物给药途径的制剂<br>8.改变国内已上市销售中药、天然药物剂型的制剂中采用特殊制剂技术者，如靶向制剂、缓释制剂、控释制剂 | 3.已在国外上市销售但尚未在国内上市销售的药品中<br>3.2已在国外上市销售的复方制剂，和/或改变该制剂的剂型，但不改变给药途径的制剂<br>3.3改变给药途径并已在国外上市销售的制剂<br>4.改变已上市销售盐类药物的酸根、碱基（或者金属元素），但不改变其药理作用的原料药的制剂<br>5.改变国内已上市销售药品的剂型，但不改变给药途径的制剂中采用特殊制剂技术者，如靶向制剂、缓释制剂、控释制剂 | 13.改变给药途径的生物制品（不包括12） | 9.更换其他已批准表达体系或者已批准细胞基质生产的疫苗；采用新工艺制备并且实验室研究资料证明产品安全性和有效性明显提高的疫苗<br>10.改变灭活剂（方法）或者脱毒剂（方法）的疫苗<br>11.改变给药途径的疫苗 |

**2. 监测期新药的保护** 监测期内的新药，国家药品监督管理局①不批准其他企业生产、改变剂型和进口；②新药进入监测期之日起，不再受理其他申请人的同品种注册申请。

**3. 监测期新药的管理**

（1）监测期内的新药，药品生产企业应当考察该新药的生产工艺、质量、稳定性、疗效及不良反应等情况，并每年向所在地省级药品监督管理部门报告。

（2）药品生产、经营、使用及检验、监督的单位发现新药存在严重质量问题、严重或者非预期的不良反应时，应当及时向省级药品监督管理部门报告；省级药品监督管理部门应当立即组织调查，并报告国家药品监督管理局。

（3）设立监测期的新药从批准之日起2年内未组织生产的，国家药品监督管理局可以批准其他药品生产企业提出的生产该新药的申请，并重新对该新药进行监测。

# 第四节 仿制药的审批管理

## 一、对药品生产企业的要求

仿制药的申请人应当是药品生产企业，其申请的药品应当与《药品生产许可证》载明的生产范围一致。

## 二、对仿制药的要求

仿制药应当与被仿制药具有同样的活性成分、给药途径、剂型、规格和相同的治疗作用。由此看出，仿制药不可以改变剂型和规格。

## 三、仿制药注册的审批

（一）原有注册流程

1. 仿制药注册申请人应当填写《药品注册申请表》，向所在地省级药品监督管理部门报送有关资料和生产现场检查申请。

2. 省级药品监督管理部门　①对申报资料进行形式审查，符合要求的，出具药品注册申请受理通知书；②自受理申请之日起5日内组织对研制情况和原始资料进行现场核查；③根据申请人提供的生产工艺和质量标准组织进行生产现场检查；④现场抽取连续生产的3批样品，送药品检验所检验；⑤在规定的时限内对申报资料进行审查，提出审查意见。并将审查意见、核查报告、生产现场检查报告及申报资料送交国家药品监督管理局药品审评中心，同时通知申请人。

3. 药品检验所　对抽取的样品进行检验；并在规定时限内将药品注册检验报告送交国家药品监督管理局药品审评中心，同时抄送通知其检验的省级药品监督管理部门和申请人。

4. 国家药品监督管理局药品审评中心　①在规定的时间内组织药学、医学及其他技术人员对审查意见和申报资料进行审核，必要时要求申请人补充资料；②依据技术审评意见、样品生产现场检查报告和样品检验结果，形成综合意见，连同相关资料报送国家药品监督管理局。

5. 国家药品监督管理局依据综合意见，做出审批决定。符合规定的，发给药品批准文号或者《药物临床试验批件》；不符合规定的，发给《审批意见通知件》，并说明理由。

6. 已确认存在安全性问题的上市药品，国家药品监督管理局可以决定暂停受理和审批其仿制药申请。

（二）现有流程

自国家药品监督管理局实施集中受理、药物临床试验的默示许可后，化学仿制药注册流程改变见图7-5。

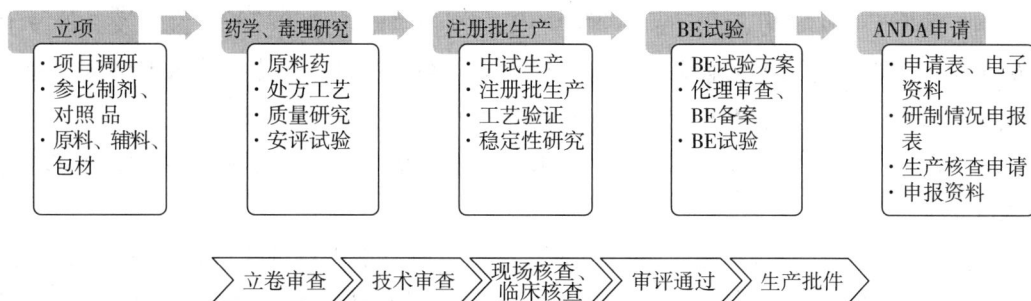

图 7-5 化学仿制药注册现有流程

# 第五节 进口药品的审批管理

进口药品的审批管理包括进口药品的注册和进口药品分包装的注册。

## 一、进口药品的注册

### 1. 对进口药品的要求

（1）申请进口药品，应当获得境外制药厂商所在生产国家或者地区的上市许可；若未获得上市许可，须经国家药品监督管理局确认该药品安全、有效且临床需要的，可以批准进口。

（2）申请进口的药品，其生产应当符合所在国家或者地区GMP及我国GMP的要求。

**2. 进口药品注册的审批** 药品监督管理部门对所报送的资料进行全面审评，对需要进行临床研究的，发给《药物临床试验批件》；对完成临床试验，符合规定者，发给《进口药品注册证》。其审批流程如下：

（1）进口药品注册申请人填写《药品注册申请表》，报送有关资料和样品，提供相关证明文件。

（2）国家药品监督管理局 ①对申报资料进行形式审查，符合要求的，出具受理通知书；②组织对其研制和生产情况进行现场核查，并抽取样品；③通知中国药品生物制品检定所组织对3个生产批号的样品进行药品注册检验。

（3）承担进口药品注册的药品检验所在规定时限内对样品进行检验，并将检验报告报送中国药品生物制品检定所。

中国药品生物制品检定所 ①在规定时限内组织专家进行技术审查；②必要时根据审查意见进行再复核；③将复核的药品标准、注册检验报告和复核意见送交国家药品监督管理局药品审评中心，并抄送申请人。

（4）国家药品监督管理局药品审评中心①在规定时限内组织药学、医学及其他技术人员对申报资料进行审评，必要时可以要求申请人补充资料；②依据技术审评意见和样品检验结果等，形成综合意见，连同相关资料报送国家药品监督管理局。

（5）国家药品监督管理局依据综合意见，做出审批决定。符合规定的，发给《药物临床试验批件》。

（6）临床试验获得批准后，申请人应当按照有关要求进行试验。临床试验结束后，申请人填写《药品注册申请表》，报送临床试验资料及其他相关资料，提供相关证明文件。

（7）国家药品监督管理局药品审评中心在规定时限内组织药学、医学及其他技术人员对申报的临床试验等资料进行全面审评。

（8）国家药品监督管理局依据综合意见，做出审批决定。符合规定的，发给《进口药品注册证》。

中国香港、澳门和台湾地区的制药厂商申请注册的药品，参照进口药品注册申请的程序办理，符合要求的，发给《医药产品注册证》。

（9）申请进口药品制剂，必须提供直接接触药品的包装材料和容器合法来源的证明文件、用于生产该制剂的原料药和辅料合法来源的证明文件。原料药和辅料尚未取得国家药品监督管理局批准的，应当报送有关生产工艺、质量指标和检验方法等规范的研究资料。

**3. 进口药品注册政策调整**　根据《全国人民代表大会常务委员会关于授权国务院在部分地方开展药品上市许可持有人制度试点和有关问题的决定》《国务院关于改革药品医疗器械审评审批制度的意见》（国发〔2015〕44号）要求，为鼓励新药上市，满足临床需求，经国家药品监督管理局局务会议研究决定，对进口药品注册管理有关事项作如下调整。

（1）在中国进行国际多中心药物临床试验，允许同步开展Ⅰ期临床试验，取消临床试验用药物应当已在境外注册，或者已进入Ⅱ期或Ⅲ期临床试验的要求，预防用生物制品除外。

（2）在中国进行的国际多中心药物临床试验完成后，申请人可以直接提出药品上市注册申请。提出上市注册申请时，应当执行《药品注册管理办法》及相关文件的要求。

（3）对于提出进口药品临床试验申请、进口药品上市申请的化学药品新药以及治疗用生物制品创新药，取消应当获得境外制药厂商所在生产国家或者地区的上市许可的要求。

（4）对于该决定发布前已受理、以国际多中心临床试验数据提出免做进口药品临床试验的注册申请，符合《药品注册管理办法》及相关文件要求的，可以直接批准进口。

## 二、进口药品分包装的注册

**1. 进口药品分包装的含义** 进口药品分包装是指药品已在境外完成最终制剂生产过程，在境内由大包装规格改为小包装规格，或者对已完成内包装的药品进行外包装、放置说明书、粘贴标签等。

**2. 进口药品分包装的申请** 申请进口药品分包装，应当符合下列要求。

（1）该药品已经取得《进口药品注册证》或者《医药产品注册证》。

（2）该药品应当是中国境内尚未生产的品种，或者虽有生产但是不能满足临床需要的品种。

（3）同一制药厂商的同一品种应当由一个药品生产企业分包装，分包装的期限不得超过《进口药品注册证》或者《医药产品注册证》的有效期。

（4）除片剂、胶囊外，分包装的其他剂型应当已在境外完成内包装。

（5）接受分包装的药品生产企业，应当持有《药品生产许可证》。进口裸片、胶囊申请在国内分包装的，接受分包装的药品生产企业还应当持有与分包装的剂型相一致的《药品生产质量管理规范》认证证书。

（6）申请进口药品分包装，应当在该药品《进口药品注册证》或者《医药产品注册证》的有效期届满1年前提出。

境外制药厂商应当与境内药品生产企业签订进口药品分包装合同，并填写《药品补充申请表》。

申请进口药品分包装的，应当由接受分包装的药品生产企业向所在地省、自治区、直辖市药品监督管理部门提出申请，提交由委托方填写的《药品补充申请表》，报送有关资料和样品。省、自治区、直辖市药品监督管理部门对申报资料进行形式审查后，符合要求的，出具药品注册申请受理通知书；不符合要求的，出具药品注册申请不予受理通知书，并说明理由。

**3. 进口药品分包装的审批** 省、自治区、直辖市药品监督管理部门提出审核意见后，将申报资料和审核意见报送国家食品药品监督管理局审批，同时通知申请人。国家药品监督管理局对报送的资料进行审查，符合规定的，发给《药品补充申请批件》和药品批准文号；不符合规定的，发给《审批意见通知件》，并说明理由。

进口分包装药品的说明书和标签必须与进口药品的说明书和标签一致，并且应当标注分包装药品的批准文号和分包装药品生产企业的名称。境外大包装制剂的进口检验按照国家食品药品监督管理局的有关规定执行。包装后产品的检验与进口检验执行同一药品标准。

提供药品的境外制药厂商应当对分包装后药品的质量负责。分包装后的药品出现质量问题的，国家食品药品监督管理局可以撤销分包装药品的批准文号，必要时可以依照《药品管理法》第四十二条的规定，撤销该药品的《进口药品注册证》或者《医药产品注册证》。

## 练习题

**一、选择题**

1. 根据现行规定的要求，下列说法错误的的是（　　）

　　A. 进口药品注册申请的受理、审批工作由国家药品监督管理局完成

　　B. 进口药品的补充申请由国家药品监督管理局受理和审批

　　C. 国产药品注册申请的受理、审批工作由国家药品监督管理局负责

　　D. 申请生产已有国家标准药品的药品由省、自治区、直辖市药品监督管理部门受理

2. 以下药品批准文号中的字母指代品种错误的是（　　）

　　A. H代表化学药品　　　　　　　　　B. Z代表中药

　　C. T代表替代治疗品　　　　　　　　D. J代表进口药品分包装

3. 药品注册申报资料的种类和中国药典的分类相似，下面与此不相符的申报资料种类是（　　）

　　A. 中药、天然药物　　　　　　　　　B. 化学药品

　　C. 生物制品　　　　　　　　　　　　D. 辅料

4. 下列中药、天然药物申报资料分类正确的是（　　）

　　A 综述资料、药学资料、药理毒理资料、临床资料

　　B. 综述资料、药材标准资料、药理资料、临床资料

　　C. 综述资料、药学研究资料、药理资料、临床资料

　　D. 综述资料、药材标准资料、药理毒理资料、临床资料

5. 化学药品的新注册材料的稳定性试验影响不包括的是（　　）

　　A. 影响因数试验　　　B. 加速试验　　　C. 长期试验　　　D. 吸湿性试验

6. 新药最长的监测期不超过（　　）年

　　A. 2年　　　　　　　B. 3年　　　　　　C. 4年　　　　　　D. 5年

7. 药物临床前研究中的安全性评价研究执行的是（　　）

　　A. GMP　　　　　　　B. GLP　　　　　　C. GSP　　　　　　D. GCP

8. 化学药品新注册分类中的2类指的是（　　）

　　A. 境内外均未上市的创新药

　　B. 境内外均未上市的改良型新药

　　C. 仿制境外上市但境内未上市的药品

　　D. 仿制境内已上市原研药的药品

9. 以下哪些药物的申请不适用特殊审批制度（　　）

　　A. 未在国内上市销售的动植物提取的有效成分及制剂

　　B. 治疗艾滋病、恶性肿瘤的疾病的明显临床优势的新药

C. 治疗高血压类药品发现新的适应证的新药

D. 治疗尚无有效治疗手段的疾病的新药

10. 新药临床申报与审批流程，正确的是（　　）

A. 药物筛选–临床前研究–沟通交流会议申请–沟通交流会–准备申请材料–提交新药首次临床试验申请和申报资料–形式审查–国家局受理–默示许可–开展临床试验

B. 填写药品注册申请表–整理申请资料–报送申请材料–省局受理–形式审查–现场核查–抽取样品–药品注册检验–省局受理–国家药审中心技术审评–补充材料–国家局审批–发放药品临床研究批件

C. 填写药品注册申请表–整理申请资料–报送申请材料–省局受理–形式审查–现场核查–抽取样品–药品注册检验–省局受理–中国药品生物制品检定所审评–补充材料–国家局审批–发放药品临床研究批件

D. 填写药品注册申请表–整理申请资料–报送申请材料–省局受理–形式审查–现场核查–抽取样品–药品注册检验–国家局受理–中国药品生物制品检定所审评–补充材料–国家局审批–发放药品临床研究批件

11. 根据现行国发〔2015〕44号文件规定，下列关于进口药品注册说法正确的是（　　）

A. 在中国进行国际多中心药物临床试验，不允许同步开展Ⅰ期临床试验

B. 在中国进行的国际多中心药物临床试验完成后，申请人不可以直接提出药品上市注册申请

C. 对于提出进口药品临床试验申请、进口药品上市申请的化学药品新药需要在所在生产国家或者地区的上市许可

D. 以国际多中心临床试验数据提出免做进口药品临床试验的注册申请，符合法规等及相关文件要求的，可以直接批准进口

## 二、简答题

12. 中药、天然药物申报资料中的病理、毒理研究都包括哪些？

13. 药物临床试验默示许可的内容及意义？

# 第八章　药品技术转让

为了鼓励研究创制新药，保护新药研制人员和生产单位的利益与积极性，避免重复研究和生产，国家药品监督管理局对已经获得批准的新药的技术转让实行审批制度。

为规范药品技术转让注册行为，保证药品安全、有效和质量可控，根据《药品注册管理办法》的有关规定，原SFDA组织制定了《药品技术转让注册管理规定》(国食药监注〔2009〕518号)。药品技术转让注册申请的申报、审评、审批和监督管理适用此规定。

药品技术转让，是指药品技术的所有者按照本规定的要求，将药品生产技术转让给受让方药品生产企业，由受让方药品生产企业申请药品注册的过程。

药品技术转让分为新药技术转让和药品生产技术转让。

## 第一节　新药技术转让

国家药品监督管理局根据医疗需要，宏观控制新药技术转让的品种和数量。

新药技术的转让方应当是新药证书的持有者。转让方已取得药品批准文号的，申请新药技术转让时，应当同时提出注销其药品批准文号的申请。新药技术转让应当一次性转让给一个药品生产企业。接受新药技术转让的企业不得将该新药技术再次转让。

接受新药技术转让的药品生产企业必须持有《药品生产许可证》和《药品生产质量管理规范》认证证书。其药品与该《药品生产许可证》和《药品生产质量管理规范》认证证书中载明的生产范围和认证范围一致。

新药证书持有者转让新药生产技术时，应当与受让方签订转让合同，并将新药的技术及资料全部转让给受让方，并指导受让方试制出质量合格的连续3个生产批号的样品。多个单位联合研制的新药进行新药技术转让时，应当由新药证书上联合署名的单位共同提出，并签订转让合同。

新药证书持有者与受让方应当共同向受让方所在地省级药品监督管理局提出申请，填写《药品补充申请表》，报送有关资料并附转让合同。

省级药品监督管理局应当对受让方的试制现场、生产设备、样品生产等进行检查，并进行抽样。药品检验所应当对样品进行检验。省级药品监督管理局应当对收到的药品注册检验报告和有关资料进行审查后，将审查意见报国家药品监督管理局，同时将审查意见通知申请人。

国家药品监督管理局应当对新药技术转让的补充申请进行全面审评，需要进行临床试验的，发给《药物临床试验批件》；完成临床试验，且符合规定者，发给《药品补充申请批件》和药品批准文号，同时注销转让方已取得的药品批准文号。

新药进入监测期以后，不再受理该新药技术转让的申请。

## 一、概念

新药技术转让，是指新药证书的持有者，将新药生产技术转给药品生产企业，并由该药品生产企业申请生产该药品的行为。

## 二、新药技术转让的条件

### （一）新药技术转让注册申报的条件

属于下列情形之一的，可以在新药监测期届满前提出新药技术转让的注册申请：

（1）持有《新药证书》的；

（2）持有《新药证书》并取得药品批准文号的。

对于仅持有《新药证书》、尚未进入新药监测期的制剂或持有《新药证书》的原料药，自《新药证书》核发之日起，应当在按照《药品注册管理办法》附件六相应制剂的注册分类所设立的监测期届满前提出新药技术转让的申请。

### （二）新药技术转让注册申报的要求

新药技术转让的转让方与受让方应当签订转让合同。

对于仅持有《新药证书》，但未取得药品批准文号的新药技术转让，转让方应当为《新药证书》所有署名单位。

对于持有《新药证书》并取得药品批准文号的新药技术转让，转让方除《新药证书》所有署名单位外，还应当包括持有药品批准文号的药品生产企业。

转让方应当将转让品种的生产工艺和质量标准等相关技术资料全部转让给受让方，并指导受让方试制出质量合格的连续3个生产批号的样品。

新药技术转让申请，如有提高药品质量，并有利于控制安全性风险的变更，应当按照相关的规定和技术指导原则进行研究，研究资料连同申报资料一并提交。

新药技术转让注册申请获得批准之日起，受让方应当继续完成转让方原药品批准证明文件中载明的有关要求，例如药品不良反应监测和IV期临床试验等后续工作。

## 三、新药技术转让申报资料要求及其说明

### （一）药品批准证明文件及附件

1.《新药证书》所有原件。

2.药品批准证明性文件及其附件的复印件，包括与申请事项有关的本品各种批准文件，如药品注册批件、补充申请批件、药品标准颁布件、修订件等。

附件指上述批件的附件，如药品质量标准、说明书、标签样稿及其他附件。

（二）证明性文件

1.转让方《药品生产许可证》及其变更记录页、营业执照复印件。转让方不是药品生产企业的，应当提供其机构合法登记证明文件复印件。

受让方《药品生产许可证》及其变更记录页、营业执照的复印件。

2.申请制剂的，应提供原料药的合法来源证明文件，包括原料药的批准证明文件、药品质量标准、检验报告书、原料药生产企业的营业执照、《药品生产许可证》、《药品生产质量管理规范》认证证书、销售发票、供货协议等复印件。

3.直接接触药品的包装材料和容器的《药品包装材料和容器注册证》或者《进口包装材料和容器注册证》复印件。

4.转让方和受让方位于不同省、自治区、直辖市的，应当提交转让方所在地省、自治区、直辖市药品监督管理部门对新药技术转让的审核意见。

5.对于已经获准药品委托生产的，应提交药品监督管理部门同意注销委托生产的相关证明性文件。

6.转让方拟转让品种如有药品批准文号，应提交注销该文号申请。

（三）新药技术转让合同原件

（四）受让方药品说明书和标签样稿及详细修订说明

（五）药学研究资料

应当符合《药品注册管理办法》附件1、附件2、附件3"药学研究资料"的一般原则，并遵照以下要求。

1.**工艺研究资料的一般要求**　详细说明生产工艺、生产主要设备和条件、工艺参数、生产过程、生产中质量控制方法与转让方的一致性，生产规模的匹配性，并同时提供转让方详细的生产工艺、工艺参数、生产规模等资料。

根据《药品注册管理办法》和有关技术指导原则等要求，对生产过程工艺参数进行验证的资料。

2.**原料药制备工艺的研究资料**

3.**制剂处方及生产工艺研究资料**　除了遵照一般要求之外，资料中还应详细说明药品处方的一致性，并提供转让方详细的处方资料。

4.**质量研究工作的试验资料**

（1）对转让方已批准的质量标准中的检查方法进行验证，以确证已经建立起的质量控制方法能有效地控制转让后产品的质量。

（2）根据原料药的理化性质和/或剂型特性，选择适当的项目与转让方原生产的药品进行比较性研究，重点证明技术转让并未引起药品中与药物体内吸收和疗效有关的重要理化性质和指标的改变，具体可参照相关技术指导原则中的有关研究验证工作进行。

如研究发现生产的样品出现新的杂质等，需参照杂质研究的技术指导原则研究和分析杂质的毒性。

**5.样品的检验报告书**　对连续生产的3批样品按照转让方已批准的质量标准进行检验合格。

**6.药材、原料药、生物制品生产用原材料、辅料等的来源及质量标准、检验报告书**　注意说明与转让方原使用的药材、原料药、生物制品生产用原材料、辅料的异同，以及重要理化指标和质量标准的一致性。

**7.药物稳定性研究资料**　对生产的3批样品进行3~6个月加速试验及长期留样稳定性考察，并与转让方药品稳定性情况进行比较。

对药品处方、生产工艺、主要工艺参数、原辅料来源、生产规模等与转让方保持严格一致的，可无需提交稳定性试验资料，其药品有效期以转让方药品有效期为准。

**8.直接接触药品的包装材料和容器的选择依据及质量标准**　直接接触药品的包装材料和容器一般不得变更。

**9.其他资料**　上述内容如发生变更，参照相关技术指导原则进行研究，并提供相关研究资料。

# 第二节　生产技术转让

## 一、药品生产技术转让注册申报的条件

属于下列情形之一的，可以申请药品生产技术转让。

（1）持有《新药证书》或持有《新药证书》并取得药品批准文号，其新药监测期已届满的。

持有《新药证书》或持有《新药证书》并取得药品批准文号的制剂，不设监测期的。

仅持有《新药证书》、尚未进入新药监测期的制剂或持有《新药证书》不设监测期的原料药，自《新药证书》核发之日起，按照《药品注册管理办法》的要求制剂的注册分类所设立的监测期已届满的。

（2）未取得《新药证书》的品种，转让方与受让方应当均为符合法定条件的药品生产企业，其中一方持有另一方50%以上股权或股份，或者双方均为同一药品生产企业控股50%以上的子公司的。

（3）已获得《进口药品注册证》的品种，其生产技术可以由原进口药品注册申请人转让给境内药品生产企业。

## 二、药品生产技术转让注册申报的要求

药品生产技术转让的转让方与受让方应当签订转让合同。

转让方应当将所涉及的药品的处方、生产工艺、质量标准等全部资料和技术转让给受让方，指导受让方完成样品试制、规模放大和生产工艺参数验证实施以及批生产等各项工作，并试制出质量合格的连续3个生产批号的样品。受让方生产的药品应当与转让方生产的药品质量一致。

受让方的药品处方、生产工艺、质量标准等应当与转让方一致，不应发生原料药来源、辅料种类、用量和比例，以及生产工艺和工艺参数等影响药品质量的变化。

受让方的生产规模应当与转让方的生产规模相匹配，受让方生产规模的变化超出转让方原规模十倍或小于原规模十分之一的，应当重新对生产工艺相关参数进行验证，验证资料连同申报资料一并提交。

### 三、生产技术转让申报资料要求及其说明

（一）药品批准证明文件及附件的复印件

药品批准证明性文件及其附件的复印件，包括与申请事项有关的本品各种批准文件，如药品注册批件、补充申请批件、药品标准颁布件、修订件等。

附件指上述批件的附件，如药品质量标准、说明书、标签样稿及其他附件。

（二）证明性文件

1. 转让方《药品生产许可证》及其变更记录页、营业执照复印件。

受让方《药品生产许可证》及其变更记录页、营业执照复印件。

2. 申请制剂的，应提供原料药的合法来源证明文件，包括原料药的批准证明文件、药品标准、检验报告、原料药生产企业的营业执照、《药品生产许可证》、《药品生产质量管理规范》认证证书、销售发票、供货协议等的复印件。

3. 直接接触药品的包装材料和容器的《药品包装材料和容器注册证》或者《进口包装材料和容器注册证》复印件。

4. 转让方和受让方位于不同省、自治区、直辖市的，应当提交转让方所在地省、自治区、直辖市药品监督管理部门对生产技术转让的审核意见。

5. 转让方注销拟转让品种文号的申请。

6. 属于《药品技术转让注册管理规定》第九条第二款情形的，尚需提交转让方和受让方公司关系的证明材料，包括：

（1）企业登记所在地工商行政管理部门出具的关于双方控股关系的查询证明文件。

（2）申请人出具的公司关系说明及企业章程复印件。

（3）《企业法人营业执照》及变更登记复印件。

7. 进口药品生产技术转让的，尚需提交下列资料：

（1）经公证的该品种境外制药厂商同意进行生产技术转让的文件，并附中文译本。

（2）《进口药品注册证》（或者《医药产品注册证》）正本或者副本和药品批准证明文件复印件。

（3）进口药品注册或者再注册时提交的药品生产国或者地区出具的药品批准证明文件复印件。

（4）如转让方还持有同品种境内大包装注册证，还需提交注销其进口大包装注册证的申请。已获得分包装批件的还需提交境内分包装药品生产企业注销其分包装批件的申请。

8. 对于已经获准药品委托生产的，应提交药品监督管理部门同意注销委托生产的相关证明性文件。

（三）生产技术转让合同原件

（四）受让方药品说明书和标签样稿及详细修订说明

（五）药学研究资料

应当符合《药品注册管理办法》附件1、附件2、附件3"药学研究资料"的一般原则，并遵照以下要求。

1. **工艺研究资料的一般要求**　详细说明生产工艺、生产主要设备和条件、工艺参数、生产过程、生产中质量控制方法与转让方的一致性，生产规模的匹配性，并同时提供转让方详细的生产工艺、工艺参数、生产规模等资料。

根据《药品注册管理办法》和有关技术指导原则等要求，对生产过程工艺参数进行验证的资料。

受让方生产规模的变化超出转让方原规模的十倍或小于原规模的十分之一的，应当重新对生产工艺相关参数进行验证，并提交验证资料。

2. **原料药生产工艺的研究资料**　原料药制备工艺研究资料要求同上一项的一般要求。

受让方所使用的起始原料、试剂级别、生产设备、生产工艺和工艺参数一般不允许变更。

3. **制剂处方及生产工艺研究资料**　制剂的生产工艺研究资料除按照一般要求外，还需详细说明药品处方的一致性，并同时提供转让方详细的处方资料。

受让方所使用的辅料种类、用量、生产工艺和工艺参数，以及所使用的原料药来源不允许变更。

4. **质量研究工作的试验资料**　参照新药技术转让有关剂型的要求。

5. **样品的检验报告书**　对连续生产的3批样品按照转让方已批准的质量标准进行检验合格。

6. **药材、原料药、生物制品生产用原材料、辅料等的来源及质量标准、检验报告书**　注意说明与转让方原使用的药材、原料药、生物制品生产用原材料和辅料等的异同，以及重要理化指标和质量标准的一致性。

7. **药物稳定性研究资料**　对受让方生产的3批样品进行3~6个月加速试验及长期留

样稳定性考察，并与转让方药品稳定性情况进行比较。

对药品处方、生产工艺、主要工艺参数、原辅料来源、直接接触药品的包装材料和容器、生产规模等与转让方保持严格一致的，可无需提交稳定性试验资料，其药品有效期以转让方药品有效期为准。

**8. 直接接触药品的包装材料和容器的选择依据及质量标准**　直接接触药品的包装材料和容器不得变更。

# 第三节　药品技术转让注册申请的申报和审批

## 一、药品技术转让的限制性规定

药品技术转让的受让方应当为药品生产企业，其受让的品种剂型应当与《药品生产许可证》中载明的生产范围一致。

药品技术转让时，转让方应当将转让品种所有规格一次性转让给同一个受让方。

麻醉药品、第一类精神药品、第二类精神药品原料药和药品类易制毒化学品不得进行技术转让。第二类精神药品制剂申请技术转让的，受让方应当取得相应品种的定点生产资格。放射性药品申请技术转让的，受让方应当取得相应品种的《放射性药品生产许可证》。

## 二、申请药品技术转让的程序与要求

申请药品技术转让，应当填写《药品补充申请表》，按照补充申请的程序和规定以及本规定附件的要求向受让方所在地省、自治区、直辖市药品监督管理部门报送有关资料和说明。

对于持有药品批准文号的，应当同时提交持有药品批准文号的药品生产企业提出注销所转让品种药品批准文号的申请。

对于持有《进口药品注册证》，同时持有用于境内分包装的大包装《进口药品注册证》的，应当同时提交转让方注销大包装《进口药品注册证》的申请。已经获得境内分包装批准证明文件的，还要提交境内分包装药品生产企业提出注销所转让品种境内分包装批准证明文件的申请。

对于已经获准药品委托生产的，应当同时提交药品监督管理部门同意终止委托生产的相关证明性文件。

对于转让方和受让方位于不同省、自治区、直辖市的，转让方所在地省、自治区、直辖市药品监督管理部门应当提出审核意见。

受让方所在地省、自治区、直辖市药品监督管理部门对药品技术转让的申报资料进行受理审查，组织对受让方药品生产企业进行生产现场检查，药品检验所应当对抽取的

3批样品进行检验。

国家药品监督管理局药品审评中心应当对申报药品技术转让的申报资料进行审评，作出技术审评意见，并依据样品生产现场检查报告和样品检验结果，形成综合意见。

国家药品监督管理局依据药品审评中心的综合意见，作出审批决定。符合规定的，发给《药品补充申请批件》及药品批准文号。

转让前已取得药品批准文号的，应同时注销转让方原药品批准文号。

转让前已取得用于境内分包装的大包装《进口药品注册证》、境内分包装批准证明文件的，应同时注销大包装《进口药品注册证》、境内分包装批准证明文件。

第二类精神药品制剂的技术转让获得批准后，转让方已经获得的该品种定点生产资格应当同时予以注销。

新药技术转让注册申请获得批准的，应当在《新药证书》原件上标注已批准技术转让的相关信息后予以返还；未获批准的，《新药证书》原件予以退还。

对于持有《进口药品注册证》进行技术转让获得批准的，应当在《进口药品注册证》原件上标注已批准技术转让的相关信息后予以返还。

需要进行临床试验的，发给《药物临床试验批件》；不符合规定的，发给《审批意见通知件》，并说明理由。

经审评需要进行临床试验的，其对照药品应当为转让方药品生产企业原有生产的、已上市销售的产品。转让方仅获得《新药证书》的，对照药品的选择应当按照《药品注册管理办法》的规定及有关技术指导原则执行。

完成临床试验后，受让方应当将临床试验资料报送国家药品监督管理局药品审评中心，同时报送所在地省、自治区、直辖市药品监督管理部门。省、自治区、直辖市药品监督管理部门应当组织对临床试验进行现场核查。

### 三、不予受理与批准的情形

具有下列情形之一的，其药品技术转让注册申请不予受理，已经受理的不予批准：

（1）转让方或受让方相关合法登记失效，不能独立承担民事责任的；

（2）转让方和受让方不能提供有效批准证明文件的；

（3）在国家中药品种保护期内的；

（4）申报资料中，转让方名称等相关信息与《新药证书》或者药品批准文号持有者不一致，且不能提供相关批准证明文件的；

（5）转让方未按照药品批准证明文件等载明的有关要求，在规定时间内完成相关工作的；

（6）经国家药品监督管理局确认存在安全性问题的药品；

（7）国家药品监督管理局认为不予受理或者不予批准的其他情形。

# 第四节　药品技术转让实务

药品技术转让，是指药品技术的所有者按照《药品技术转让注册管理规定》的要求，将药品生产技术转让给受让方药品生产企业，由受让方药品生产企业申请药品注册的过程。

就法律关系而言，药品技术转让本应属于买卖合同范畴，受《合同法》及其司法解释调整。但由于我国对药品企业和药品本身均实行行政许可制度，而药品技术转让必然导致某些行政审批事项的变更，因此，药品技术转让在"合同自由原则"之上，还要满足行政审批规定的限制性条件，甚至与企业股权结构相关联。

把"药品技术转让"定义为"申请药品注册的过程"是我国药品管理法律制度的要求。为了保持与《药品管理法》和《药品注册管理办法》的立法统一，药品技术转让必须通过药品补充申请程序，取得《药品补充申请批件》及新的药品批准文号，以便有效监督和管理。然而，这种规定无疑增加了药品技术转让的复杂性和不确定性，造成了一些企业的困扰和误解。

为认清药品技术转让的法定程序、法律关系及其法律风险，避免产生不必要的法律纠纷，需注意以下几个法律问题。

## 一、药品技术转让应当进行可行性研究和尽职调查

通常情况下，完成一个药品技术转让项目需要三个阶段。

1.签订《药品技术转让意向书》　该阶段考虑的内容主要包括：药品技术转让的禁止性规定；拟转让药品技术的独占性、竞争性和预期收益；品种的市场定位和产品周期；工业生产与商业流通的总体安排；目标公司履约能力和信誉；地方政府倾向性意见和可能涉及的行政程序等。《药品技术转让意向书》应包括：技术转让条件；交易安排；共管账户或担保；排他性协议；保密条款；正式文件签署的条件等。

2.签订《药品技术转让协议》　该阶段至少要完成三项主要工作：尽职调查、内部决策和正式谈判。

（1）尽职调查　要查清转让方公司沿革、治理结构、股权比例、资质证书、技术证明、经营状况、资产评估、财务审计、法律风险等，重点对药品技术的合法性、有效性和实用性进行核查，包括药品技术审批机关和审批时间、是否由地方标准转为国家标准、是否曾经或正在生产的品种剂型、是否与受让方《药品生产许可证》载明的生产范围一致、是否准备一次性转让品种所有规格等；

（2）内部决策　要解决风险评估、可行性研究报告、内部审批手续等。

（3）正式谈判　要对《药品技术转让协议》的具体条款进行约定，包括项目名称；技术的内容、范围和要求；对价的形式（现金、资产、股权或其他）；履行的计划、进

度、期限、地点、地域和方式；技术情报和资料的保密；风险责任的承担；验收标准和方法；价款、报酬或者使用费及其支付方式；税负承担；违约金或者损失赔偿的计算方法；解决争议的方法；名词和术语的解释等。

3.**履行《药品技术转让协议》**　该阶段要按照协议约定的交易步骤转移技术和支付对价，是药品技术转让是否成功的关键，也是对药品技术"验收标准和方法"的检验。若要保证协议顺利履行，就要把"验收标准和方法"约定得具体、详细、便于操作，协议双方应当参照《合同法》和《药品技术转让注册管理规定》的有关条款，约定"转让方应当将转让品种的生产工艺和质量标准等相关技术资料全部转让给受让方，并指导受让方试制出质量合格的连续3个生产批号的样品，保证技术的实用性"，避免发生歧义。

以上三个阶段是相互联系、密不可分的，任何一个环节出现问题都将影响转让协议的签订和履行。企业决策者应当重视可行性研究和尽职调查工作，做出合理计划和安排。

## 二、药品技术转让方必须是药品技术的真正所有者

药品技术的证明文件包括《专利证书》《新药证书》《药品注册批件》（"药品批准文号"）、《进口药品注册证》和《医药产品注册证》等，但持有这些证书，不必然证明药品技术就是有效的和实用的。受让方需要认真审查这些证书的所有权、实用性和法律状态，以免造成协议无效或侵权纠纷。

由于《专利证书》和《新药证书》可以是多个不同主体共同所有，且不限于药品生产企业，因此，转让药品专利申请权、药品专利权或新药技术时受让方务必取得共同所有权人的书面同意。

《专利法》规定："两个以上单位或者个人合作完成的发明创造、一个单位或者个人接受其他单位或者个人委托所完成的发明创造，除另有协议的以外，申请专利的权利属于完成或者共同完成的单位或者个人；申请被批准后，申请的单位或者个人为专利权人"。《药品技术转让注册管理规定》则规定："对于仅持有《新药证书》，但未取得药品批准文号的新药技术转让，转让方应当为《新药证书》所有署名单位。对于持有《新药证书》并取得药品批准文号的新药技术转让，转让方除《新药证书》所有署名单位外，还应当包括持有药品批准文号的药品生产企业"。

与《专利证书》和《新药证书》不同，《药品注册批件》（"药品批准文号"）、《进口药品注册证》和《医药产品注册证》按规定只颁发给某一个符合要求的药品生产企业，非生产企业无权取得，故理论上不应当出现药品技术权属争议。但实践中，确实存在一些药品研发机构或其他不具资质的单位假借生产企业名义提交药品注册申请，由生产企业"代为"取得药品批准文号的情形，即通常说的"代落文号"行为。

由于这种"技术合作"明显"违反法律、行政法规的强制性规定"，属于无效法律行为。因此，"隐名"技术所有者的权益得不到法律保护，处理不当极易产生权属和利

益纠纷。所以，转让此类药品技术时必须解决权利归属及合法性问题，签订协议时受让方应当要求转让方书面保证技术权利没有瑕疵或不存在潜在的纠纷。

### 三、药品技术转让不等于药品批准文号转让

药品批准文号是指药品行政机关依据法定审批程序，批准企业生产某种新药或者仿制药，并在批准文件上标注的该药品的专有编号。《药品管理法》第三十一条规定，"生产新药或者已有国家标准的药品的，须经国务院药品监督管理部门批准，并发给药品批准文号"。

药品批准文号是药品生产合法性的标志。按规定，"每种药品的每一规格发给一个批准文号。除经国家药品监督管理局批准的药品委托生产和异地加工外，同一药品不同生产企业发给不同的药品批准文号"。药品批准文号应标注在药品包装的外标签以及用于运输、储藏的包装的标签上。除极个别药品，药品包装的外标签上只有一个药品批准文号。

正因为药品批准文号是药品生产合法性的标志，所以一些企业直接把药品批准文号等同于药品技术，甚至以《药品批准文号转让协议》代替《药品技术转让协议》，把批准文号当作合同标的物，导致协议无效和撤销。

在我国，药品技术可以有条件转让，但药品批准文号不能转让，药品技术转让后，转让方原药品批准文号必须注销，由受让方申请新的药品批准文号。

### 四、药品技术转让的交易设计必须符合法律规定

药品技术转让的本质属于"合同法律关系"，首先应当符合《合同法》《专利法》的相关规定，其次应当符合《药品技术转让注册管理规定》的要求。

《合同法》将技术转让分为"专利权转让、专利申请权转让、技术秘密转让、专利实施许可"四种类型，并对转让方和受让方的权利、义务和法律责任做出了原则性规定。《专利法》则对专利技术转让的形式要件做出规定，"转让专利申请权或者专利权的，当事人应当订立书面合同，并向国务院专利行政部门登记，由国务院专利行政部门予以公告。专利申请权或者专利权的转让自登记之日起生效"。所以，涉及药品专利技术转让的，协议双方应及时依法完成登记程序。

《药品技术转让注册管理规定》将药品技术转让分为新药技术转让和药品生产技术转让，并对两类技术转让注册申报的条件作出规定，简而言之，可以分为三种情况。

1.取得《新药证书》的品种　可以在不同条件下按新药技术转让或者药品生产技术转让，即《新药证书》核发后、新药监测期（分5年、4年和3年）届满前，按照新药技术转让；新药监测期届满或不设监测期的，按照药品生产技术转让。

2.未取得《新药证书》但持有《药品注册批件》（药品批准文号）的品种　只能按药品生产技术转让，且要满足"一方持有另一方50%以上股权或股份，或者双方均为同

一药品生产企业控股50%以上的子公司"的要求。

3.已获得《进口药品注册证》的品种　其生产技术可以由原进口药品注册申请人转让给境内药品生产企业。

实践中，第一种情形和第三种情形比较容易操作，但第二种情形比较复杂，特别是当协议双方不能够或不愿意进行股权转让，无法达到控股50%以上的时候，药品技术转让就遇到了法律障碍。

突破法律障碍的通行做法是设立"厂外车间"。依据2003年原国家食品药品监督管理局药品注册司《关于部分车间独立为药品生产企业后品种归属问题的复函》（食药监注函〔2003〕56号）"厂外车间被独立为药品生产企业后，原在该车间合法生产的品种，在品种产权明晰的前提下，仍然在该车间生产的，可按变更药品生产企业名称的补充申请办理品种划转手续"。转让方和受让方共同出资设立厂外车间，通过GMP认证后，生产拟转让的品种，然后以存续分立的方式将厂外车间独立为药品生产企业，转让方退出，拟转让的品种归受让方所有。

## 练习题

### 一、单选题

1.药品技术转让分为（　　）

A.新药技术转让和药品生产技术转让

B.新药技术转让和仿制药技术转让

C.化学药技术转让和中药技术转让

D.药品工艺技术转让和药品生产技术转让

2.药品技术所有者按照《药品技术转让注册管理规定》将药品生产技术转让后，由（　　）申请药品注册

A.转让方　　　　　　　　　　B.受让方

C.转让方和受让方　　　　　　D.国家药品监督管理部门

3.新药技术转让的注册申请应在（　　）提出

A.新药监测期届满后　　　　　B.拿到新药证书后

C.拿到新药证书前　　　　　　D.新药监测期届满前

4.药品生产技术转让的注册申请应在（　　）提出

A.新药监测期届满后　　　　　B.拿到新药证书后

C.拿到新药证书前　　　　　　D.新药监测期届满前

5.对于新药技术转让说法错误的是（　　）

A.新药技术转让的转让方与受让方应当签订转让合同

B.对于仅持有《新药证书》，但未取得药品批准文号的新药技术转让，转让方应当为《新药证书》所有署名单位

C.对于持有《新药证书》并取得药品批准文号的新药技术转让，转让方写明《新药证书》所有署名单位即可

D.转让方应当将转让品种的生产工艺和质量标准等相关技术资料全部转让给受让方，并指导受让方试制出质量合格的连续3个生产批号的样品

6.下列不属于新药技术转让需递交的药品批准证明性文件的是（    ）

A. GMP证书                    B.《新药证书》

C.药品注册批件              D.药品标准颁布件

7.不可以申请药品生产技术转让的情形是（    ）

A.持有《新药证书》或持有《新药证书》并取得药品批准文号，其新药监测期已届满的

B.持有《新药证书》或持有《新药证书》并取得药品批准文号的制剂，不设监测期的

C.仅持有《新药证书》.尚未进入新药监测期的制剂或持有《新药证书》不设监测期的原料药

D.持有《新药证书》或持有《新药证书》并取得药品批准文号，在新药监测期内的

8.关于药品生产技术转让注册申报的要求说法正确的是（    ）

A.药品生产技术转让的转让方与受让方应当签订转让合同

B.转让方应当将药品处方转让给受让方即可

C.转让方指导受让方完成样品试制、规模放大和生产工艺参数验证实施以及批生产等各项工作，并试制出质量合格的连续2个生产批号的样品

D.受让方生产的药品应当与转让方生产的药品质量可以有偏差

9.药品技术转让的受让方应当为（    ）

A.药品研发企业              B.药品经营企业

C.药品生产企业              D.医疗机构

10.药品技术转让时，转让方应当将转让品种所有规格（    ）

A.分三次转让给同一个受让方     B.一次性转让给多个受让方

C.转让给多个受让方           D.一次性转让给同一个受让方

11.药品生产技术转让申报资料要求中，不包括（    ）

A.证明性文件                B.生产技术转让合同原件

C.药学研究资料              D.药品涉及的相关专利情况

12.根据《合同法》的规定，技术转让的种类不包括（    ）

A.专利权转让                B.专利申请权转让

C.技术秘密转让              D.专利独占许可

13.《药品技术转让意向书》不包括（    ）

A. 交易安排　　　　　　　　　B. 共管账户或担保

C. 排他性协议　　　　　　　　D. 标的物价格

14. 下列申请药品技术转让的程序，不正确的是（　　）

　　A. 填写《药品补充申请表》

　　B. 对于转让方和受让方位于不同省、自治区、直辖市的，受让方所在地省、自治区、直辖市药品监督管理部门应当提出审核意见

　　C. 转让前已取得药品批准文号的，应同时注销转让方原药品批准文号

　　D. 第二类精神药品制剂的技术转让获得批准后，转让方已经获得的该品种定点生产资格应当同时予以注销

## 二、多选题

15. 下列属于药品技术转让分类的是（　　）

　　A. 新药技术转让　　　　　　　B. 药品生产技术转让

　　C. 新药研发资料转让　　　　　D. 药品专利转让

16. 下列情况不符合新药技术转让规定的有（　　）

　　A. 新药技术转让应当一次性转让给一个药品生产企业。接受新药技术转让的企业可以将该新药技术再次转让

　　B. 多个单位联合研制的新药进行新药技术转让时，应当由新药证书上排名第一的署名单位提出，并签订转让合同

　　C. 新药证书持有者与受让方应当共同向出让方所在地省级药品监督管理局提出申请，填写《药品补充申请表》，报送有关资料并附转让合同

　　D. 接受新药技术转让的药品生产企业必须持有《药品生产许可证》和GMP认证证书。其药品与该《药品生产许可证》和GMP认证证书中载明的生产范围和认证范围一致

17. 以下可以申请药品生产技术转让的情况是（　　）

　　A. 持有《新药证书》或持有《新药证书》并取得药品批准文号，其新药监测期未届满的

　　B. 已获得《进口药品注册证》的品种，其生产技术可以由原进口药品注册申请人转让给境内药品生产企业

　　C. 持有《新药证书》、尚未进入新药监测期的制剂

　　D. 已取得《新药证书》的品种，双方没有持股关系

18. 下列不符合药品技术转让的限制性规定的是（　　）

　　A. 药品技术转让的受让方应当为药品生产企业，其受让的品种剂型应当与《药品生产许可证》中载明的生产范围一致

　　B. 药品技术转让时，转让方可以将转让品种所有规格分批转让给同一个受让方

C.麻醉药品和药品类易制毒化学品不得进行技术转让

D.第二类精神药品制剂申请技术转让的，一律不允许转让

19.药品技术转让注册申请不予受理的情况有（　　）

A.转让方和受让方有一方不能提供有效批准证明文件的

B.经媒体报道存在安全性风险的药品

C.在国家中药品种保护期内的

D.转让方未按照药品批准证明文件等载明的有关要求，在规定时间内完成相关工作的

20.在实务中，药品技术转让的签订《药品技术转让协议》该阶段至少要完成的主要工作有（　　）

A 尽职调查                                B 内部决策

C 签订意向                                D 正式谈判

## 三、简答题

21.《专利证书》和《新药证书》的区别与关联是什么？

22.《新药证书》和《药品批准文号》的关系是什么？

23.请简述非委托生产的国产药品申请药品技术转让的程序。

24.请说明新药技术转让注册申报的条件。

# 第九章　药品注册指导原则

为了使得注册审评工作更加规范化、科学化，并正确引导研发机构的新药研究、缩短研发周期，国家局还制订了一系列的技术指导原则。这些指导原则涉及了化学药物、中药、天然药物、生物制品等，其内容涵盖了申报资料撰写格式和内容、原料药制备、药理毒理、稳定性、杂质、质量控制、临床药动学，临床试验、中药天然药物的前处理和提取纯化工艺、不良反应、手性药物等诸多内容。

## 第一节　药品注册指导原则概述

药品注册的相应研究工作应当符合我国法律法规要求，参照国家药品监管部门发布的或国家药品监管部门认可的国际通用的有关技术指导原则开展，采用其他研究、评价方法和技术的，应当证明其科学性、适用性。药品注册指导原则是为实现目标，相关各方对某一技术问题达成的共识，以保证行为主体实施过程的科学性、规范性的指导性技术文件。其与药事法律法规构成了药品研发注册管理的支撑体系，它的制定有利于规范药品研发行为，提升研发整体水平，帮助相关单位应对药物全球同步开发，推进药品注册国际化以及使相关部门结合监管发现的问题，不断提高对药品安全性的要求。

2003年5月~2011年间，国家局正式启动了化学药物研究技术指导原则的起草和修订工作。指导原则的修订是以《药品管理法》《药品注册管理办法》为依据，以科学性，前瞻性和可操作性为指导思想，充分借鉴了ICH等技术指导原则，逐步制定发布注册指导原则86个，其中化学药物35个，中药24个，生物制药27个。

化学药品指导原则主要有对药物的药学研究的技术指导原则、对药物的动物实验研究的技术指导原则、对药物的临床研究的技术指导原则、对化学药物质量控制的技术指导原则、对化学药物研究资料的撰写格式与内容的要求等。

中药天然药物注册指导原则主要有对中药材前处理的技术指导原则，对中药、天然药物的药学研究的技术指导原则，对中药天然药物的药理毒理研究的技术指导原则，对中药、天然药物相关资料撰写格式和内容的要求等。

生物制品注册指导原则主要有对疫苗制品的技术指导原则，对血液制品的技术指导原则，对细胞产品的技术指导原则，对体外诊断试剂的技术指导原则等。

## 第二节　中药、天然药物注册指导原则

中药的理论体系与研究方法有其独特之处，需要特别的注册要求。

### 一、中药注册指导原则概况

有关中药的注册指导原则，2005~2011年制定了24个，分别为中药材的前处理3个，中药、天然药物的药学研究2个，中药、天然药物的药理毒理研究5个，中药天然药物相关资料撰写格式和内容要求7个，中药注射剂风险管理7个，详见表9-1。

表9-1　2005~2011年颁布的中药注册指导原则

| 分类 | 指导原则名称 |
| --- | --- |
| 中药材的前处理 | 中药、天然药物提取纯化工艺研究的技术指导原则 |
| | 中药、天然药物原料的前处理技术指导原则 |
| 中药天然药物的药学研究 | 中药、天然药物制剂研究的技术指导原则 |
| | 中药、天然药物稳定性研究技术指导原则 |
| | 中药、天然药物中试研究的技术指导原则 |
| 中药天然药物的药理毒理研究 | 中药、天然药物一般药理学研究技术指导原则 |
| | 中药、天然药物是刺激性、溶血性研究技术指导原则 |
| | 中药、天然药物免疫毒性（过敏性光过敏反应）研究的技术指导原则 |
| | 中药、天然药物急性毒性研究技术指导原则 |
| | 中药、天然药物长期毒性研究技术指导原则 |
| 中药天然药物相关资料撰写格式和内容要求 | 中药、天然药物申请临床研究的医学理论与文献资料撰写原则 |
| | 中药、天然药物临床试验报告的撰写原则 |
| | 中药、天然药物综述资料撰写的格式和内容的技术指导原则—药学研究资料综述 |
| | 中药、天然药物综述资料撰写的格式和内容的技术指导原则—临床试验资料综述 |
| | 中药、天然药物综述资料撰写的格式和内容的技术指导原则—药理毒理研究资料综述 |
| | 中药、天然药物综述资料撰写的格式和内容的技术指导原则—对主要研究结果的总结及评价 |
| | 中药、天然药物药品说明书撰写指导原则 |
| 中药注射剂评价技术原则 | 中药注射剂安全性再评价生产工艺评价技术原则 |
| | 中药注射剂安全性再评价质量控制评价技术原则 |
| | 中药注射剂安全性再评价非临床研究评价技术原则 |

| 分类 | 指导原则名称 |
|---|---|
|  | 中药注射剂安全性再评价临床研究评价技术原则 |
|  | 企业对中药注射剂风险控制能力评价技术原则 |
|  | 中药注射剂安全性再评价风险效益评价技术原则 |
|  | 中药注射剂风险管理计划指导原则 |

2011年至2018年底，中药、天然药物注册指导原则陆续制定和颁布如下：

**表9-2 2011−2018年颁布的中药注册指导原则**

| 指导原则名称 | 颁布时间 |
|---|---|
| 证候类中药新药临床研究技术指导原则 | 2018−11−06 |
| 中药药源性肝损伤临床评价指导原则 | 2018−06−19 |
| 总局关于发布中成药规格表述技术指导原则的通告（2017年第219号） | 2018−02−26 |
| 总局关于发布中药资源评估技术指导原则的通告（2017年第218号） | 2018−02−26 |
| 5个中药新药临床研究技术指导原则 | 2017−12−27 |
| 总局关于发布中成药通用名称命名技术指导原则的通告（2017年第188号） | 2017−11−28 |
| 中成药通用名称命名技术指导原则 | 2017−11−28 |
| 已上市中药生产工艺变更研究技术指导原则 | 2017−08−24 |
| 中药新药治疗流行性感冒临床试验指导原则 | 2016−09−29 |
| 中药辐照灭菌技术指导原则 | 2015−11−09 |
| 总局关于发布中药新药临床研究一般原则等4个技术指导原则的通告（2015年第83号） | 2015−11−03 |
| 中药、天然药物改变剂型研究技术指导原则 | 2015−01−19 |
| 已上市中药变更研究技术指导原则（一） | 2011−12−08 |
| 中药、天然药物治疗女性更年期综合征临床研究技术指导原则 | 2011−12−08 |
| 中药、天然药物治疗冠心病心绞痛临床研究技术指导原则 | 2011−12−08 |

## 二、中药、天然药物稳定性研究技术指导原则举例

国家药品监督管理局组织制定了《中药、天然药物稳定性研究技术指导原则》（以下简称《原则》），并于2006年12月30日下发。本节简要介绍制定该《原则》作用及其主要内容。

### （一）制定中药、天然药物稳定性研究技术指导原则的作用

中药、天然药物的稳定性是指中药、天然药物（原料或制剂）的化学、物理及生物学特性发生变化的程度。通过稳定性试验，考察中药、天然药物在不同环境条件（如温

度、湿度、光线等）下药品特性随时间变化的规律，以认识和预测药品的稳定趋势，为药品生产、包装、贮存、运输条件的确定和有效期的建立提供科学依据。稳定性研究是评价药品质量的主要内容之一，在药品的研究、开发和注册管理中占有重要地位。该《原则》的制定出台对于科学规范和指导中药、天然药物研发工作，保证研发质量具有重要指导作用。

（二）中药、天然药物稳定性研究实验设计与实验方法

**1. 稳定性研究实验设计** 稳定性研究实验设计包括样品的批次和规模、包装及放置条件、考察时间点、考察项目、分析方法等5个方面。

**2. 稳定性研究实验方法** 根据研究目的和条件的不同，稳定性研究内容可分为影响因素试验、加速试验和长期试验等。影响因素试验是在剧烈条件下探讨药物的稳定性、了解影响其稳定性的因素及所含成分的变化情况。为制剂处方设计、工艺筛选、包装材料和容器的选择、贮存条件的确定、有关物质的控制提供依据。并为加速试验和长期试验应采用的温度和湿度等条件提供参考。影响因素试验包括高温试验、高湿试验、光照试验这3种。加速试验是在加速条件下进行的稳定性试验，其目的是在较短的时间内，了解原料或制剂的化学、物理和生物学方面的变化，为制剂设计、质量评价和包装、运输、贮存条件等提供试验依据，并初步预测样品的稳定性。长期试验是在接近药品的实际贮存条件下进行的稳定性试验，为制订药物的有效期提供依据。此外，有些药物制剂还应考察使用过程中的稳定性。药品注册申请单位应在药品获准生产上市后，采用实际生产规模的药品进行留样观察，以考察上市药品的稳定性。根据考察结果，对包装、贮存条件进行进一步的确认或改进，并进一步确定有效期。

（三）中药、天然药物稳定性研究要求与结果评价

稳定性研究的内容应根据注册申请的分类以及药品的具体情况，围绕稳定性研究的目的（如确定处方工艺、包装材料、贮存条件和制定有效期），进行设计和开展工作。《原则》分别对新药、已有国家标准药品以及其他具体情况的稳定性研究内容提出了具体要求。

稳定性研究结果评价是对有关试验（如影响因素、加速试验、长期试验）的结果进行的系统分析和判断，其相关检测结果不应有明显变化。包括：①贮存条件的确定：新药应综合加速试验和长期试验的结果，同时结合药品在流通过程中可能遇到的情况进行综合分析。选定的贮存条件应按照规范术语描述。已有国家标准药品的贮存条件，应根据所进行的稳定性研究结果，并参考已上市同品种的国家标准确定；②包装材料/容器的确定。一般先根据影响因素试验结果，初步确定包装材料或容器，结合稳定性研究结果：进一步验证采用的包装材料和容器的合理性；③有效期的确定：药品的有效期应根据加速试验和长期试验的结果分析确定，一般情况下，以长期试验的结果为依据，取长期试验中与0月数据相比无明显改变的最长时间点为有效期。

稳定性研究具有阶段性特点，不同阶段具有不同的目的。一般始于药品的临床前研究，贯穿药品研究与开发的全过程，在药品上市后还要继续进行稳定性研究。本指导原则所涉及的仅为中药、天然药物注册进行稳定性研究的一般性原则，具体的试验设计和评价应遵循具体问题具体分析的原则。

# 第三节　化学药品注册指导原则

## 一、化学药品注册指导原则概况

2005~2011年期间有关化学药品的注册指导原则陆续颁布35个，从各个方面一起完善了化学药品的注册要求。其中，针对药物的药学研究的技术指导原则9个，对药物的动物实验研究的技术指导原则9个，对药物临床研究的指导原则4个，对化学药物质量控制的指导原则3个，对化学药物研究资料的撰写格式与内容的要求6个，综合方面要求4个，详见表9-3。

表9-3　2005~2011年颁布的化学药品注册指导原则

| 分类 | 指导原则名称 |
| --- | --- |
| 药物的药学研究 | 合成多肽药物药学研究技术指导原则 |
| | 化学药物非临床药代动力学研究技术指导原则 |
| | 化学药物口服缓释制剂药学研究技术指导原则 |
| | 化学药物稳定性研究技术指导原则 |
| | 化学药物原料药制备和结构确证研究的技术指导原则 |
| | 化学药物杂质研究的技术指导原则 |
| | 化学药物制剂研究基本技术指导原则 |
| | 手性药物质量控制研究技术指导原则 |
| | 化学药物残留溶剂研究的技术指导原则 |
| | 化学药物刺激性、过敏性和溶血性研究技术指导原则 |
| | 化学药物急性毒性实验技术指导原则 |
| | 化学药物长期毒性实验技术指导原则 |
| 动物实验研究 | 化学药物一般药理学研究技术指导原则 |
| | 抗HIV药物非临床药效学研究技术指导原则 |
| | 细胞毒类抗肿瘤药物非临床研究技术指导原则 |
| | 药物遗传毒性研究技术指导原则 |
| | 药物非临床依赖性研究技术指导原则 |
| | 动物生殖毒性研究技术指导原则 |

续表

| 分类 | 指导原则名称 |
|------|------------|
| 临床研究 | 化学药物临床药代动力学研究技术指导原则 |
| | 化学药物和生物制品临床试验的生物统计学技术指导原则 |
| | 化学药物制剂人体生物利用度和生物等效性研究技术指导原则 |
| | 药物临床实验伦理审查工作指导原则 |
| 质量控制 | 化学药物质量标准建立的规范化过程技术指导原则 |
| | 化学药物质量控制分析方法验证技术指导原则 |
| | 吸入制剂质量控制研究技术指导原则 |
| 资料的撰写格式与内容 | 化学药物综述资料撰写的格式和内容的技术指导原则—对主要研究结果的总结及评价 |
| | 化学药物综述资料撰写的格式和内容的技术指导原则—立题目的与依据 |
| | 化学药物综述资料撰写的格式和内容的技术指导原则—临床试验资料综述 |
| | 化学药物综述资料撰写的格式和内容的技术指导原则—药理毒理研究资料综述 |
| | 化学药物综述资料撰写的格式和内容的技术指导原则—药学研究资料综述 |
| | 化学药物临床试验报告的结构与内容技术指导原则 |
| 其他 | 已上市化学药品变更研究的技术指导原则（一） |
| | 化学药品生物制品说明书指导原则第二稿 |
| | 药物致癌实验必要性的技术指导原则 |
| | 已有国家标准化学药品研究技术指导原则 |

2011~2019年，化学药物注册指导原则陆续制定和颁布51个，详见表9-4。

表9-4　2011~2019年颁布的化学药物注册指导原则

| 指导原则名称 | 颁布时间 |
|------------|---------|
| 治疗双相障碍药物临床试验技术指导原则 | 2018-11-08 |
| 抗精神病药物的临床试验技术指导原则 | 2018-11-08 |
| 高变异药物生物等效性研究技术指导原则 | 2018-10-29 |
| 生物等效性研究的统计学指导原则 | 2018-10-29 |
| 接受药品境外临床试验数据的技术指导原则 | 2018-07-11 |
| 抗菌药物说明书撰写技术指导原则 | 2018-05-31 |
| 抗菌药物折点研究技术指导原则 | 2018-05-31 |
| 化学药品与弹性体密封件相容性研究技术指导原则（试行） | 2018-04-26 |
| 急性心力衰竭治疗药物临床试验技术指导原则 | 2018-04-19 |
| 创新药（化学药）Ⅲ期临床试验药学研究信息指南 | 2018-03-16 |

续表

| 指导原则名称 | 颁布时间 |
|---|---|
| 抗抑郁药的药物临床试验技术指导原则 | 2018-02-27 |
| 慢性乙型肝炎抗病毒治疗药物临床试验技术指导原则 | 2018-02-09 |
| 急性缺血性脑卒中治疗药物临床试验技术指导原则 | 2018-02-09 |
| 新药I期临床试验申请技术指南 | 2018-01-25 |
| 膀胱过度活动症药物临床试验指导原则 | 2018-01-03 |
| 抗菌药物药代动力学/药效学研究技术指导原则 | 2017-08-04 |
| 成人用药数据外推至儿科人群的技术指导原则 | 2017-05-18 |
| 已上市化学药品生产工艺变更研究技术指导原则 | 2017-01-10 |
| 儿科人群药物临床试验技术指导原则 | 2016-03-01 |
| 以药动学参数为终点评价指标的化学药物仿制药人体生物等效性研究技术指导原则 | 2015-11-27 |
| 化学药品注射剂与药用玻璃包装容器相容性研究技术指导原则（试行） | 2015-07-28 |
| 粉液双室袋产品技术审评要点（试行） | 2015-07-28 |
| 抗菌药物临床试验技术指导原则 | 2015-04-03 |
| 抗菌药物研发立题技术指导原则 | 2015-04-03 |
| 化学药物（原料药和制剂）稳定性研究技术指导原则 | 2015-02-05 |
| 普通口服固体制剂溶出度试验技术指导原则 | 2015-02-05 |
| 国际多中心药物临床试验指南（试行） | 2015-01-30 |
| 儿科人群药代动力学研究技术指导原则 | 2014-7-11 |
| 化学药品注射剂与塑料包装材料相容性研究技术指导原则 | 2012-09-07 |
| 抗病毒药物病毒学研究申报资料要求的指导原则 | 2012-05-15 |
| 抗肿瘤药物临床试验技术指导原则 | 2012-05-15 |
| 肝功能损害患者的药代动力学研究技术指导原则 | 2012-05-15 |
| 治疗脂代谢紊乱药物临床研究指导原则 | 2012-05-15 |
| 单纯性和复杂性皮肤及软组织感染抗菌药物临床试验指导原则 | 2012-05-15 |
| 药物相互作用研究指导原则 | 2012-05-15 |
| 抗菌药物非劣效临床试验设计技术指导原则 | 2012-05-15 |
| 肾功能损害患者的药代动力学研究技术指导原则 | 2012-05-15 |
| 癫痫治疗药物临床研究试验技术指导原则 | 2012-05-15 |
| 已上市抗肿瘤药物增加新适应证技术指导原则 | 2012-05-15 |
| 抗肿瘤药物上市申请临床数据收集技术指导原则 | 2012-05-15 |
| 抗肿瘤药物临床试验终点技术指导原则 | 2012-05-15 |

| 指导原则名称 | 颁布时间 |
|---|---|
| 治疗2型糖尿病新药的心血管风险评价指导原则 | 2012-05-15 |
| 治疗糖尿病药物及生物制品临床试验指导原则 | 2012-05-15 |
| 预防和或治疗流感药物临床研究指导原则 | 2012-05-15 |
| 药物代谢产物安全性试验技术指导原则 | 2012-05-15 |
| 新药用辅料非临床安全性评价指导原则 | 2012-05-15 |
| 健康成年志愿者首次临床试验药物最大推荐起始剂量的估算指导原则 | 2012-05-15 |
| 药物生殖毒性研究技术指导原则 | 2012-03-23 |
| 手性药物质量控制研究技术指导原则 | 2012-03-23 |
| 药物临床试验生物样本分析实验室管理指南（试行） | 2011-12-08 |
| 药物 I 期临床试验管理指导原则（试行） | 2011-12-08 |

## 二、化学药物（原料药和制剂）稳定性研究技术指导原则举例

化学药物（原料药和制剂）稳定性研究技术指导原则来源于国家局药品审评中心网站（http://www.cde.org.cn/zdyz.do?method=largePage&id=237）。

### 附件2

## 化学药物（原料药和制剂）稳定性研究
## 技术指导原则（修订）

### 一、概述

原料药或制剂的稳定性是指其保持物理、化学、生物学和微生物学特性的能力。稳定性研究是基于对原料药或制剂及其生产工艺的系统研究和理解，通过设计试验获得原料药或制剂的质量特性在各种环境因素（如温度、湿度、光线照射等）的影响下随时间变化的规律，并据此为药品的处方、工艺、包装、贮藏条件和有效期/复检期的确定提供支持性信息。

稳定性研究始于药品研发的初期，并贯穿于药品研发的整个过程。本指导原则为原料药和制剂稳定性研究的一般性原则，其主要适用于新原料药、新制剂及仿制原料药、仿制制剂的上市申请（NDA/ANDA，New Drug Application/Abbreviated New Drug Application）。其他如创新药（NCE，New Chemical Entity）的临床申请（IND，Investigational New Drug Application）、上市后变更申请（Variation Application）等的稳定性研究，应遵循药物研发的规律，参照创新药不同临床阶段质量控制研究、上市后变更研究技术指导原则的具体要求进行。

本指导原则是基于目前认知的考虑，其他方法如经证明合理也可采用。

## 二、稳定性研究的基本思路

### （一）稳定性研究的内容及试验设计

稳定性研究是原料药或制剂质量控制研究的重要组成部分，其是通过设计一系列的试验来揭示原料药和制剂的稳定性特征。稳定性试验通常包括影响因素试验、加速试验和长期试验等。影响因素试验主要是考察原料药和制剂对光、湿、热、酸、碱、氧化等的稳定性，了解其对光、湿、热、酸、碱、氧化等的敏感性，主要的降解途径及降解产物，并据此为进一步验证所用分析方法的专属性、确定加速试验的放置条件及选择合适的包装材料提供参考。加速试验是考察原料药或制剂在高于长期贮藏温度和湿度条件下的稳定性，为处方工艺设计、偏离实际贮藏条件其是否依旧能保持质量稳定提供依据，并根据试验结果确定是否需要进行中间条件下的稳定性试验及确定长期试验的放置条件。长期试验则是考察原料药或制剂在拟定贮藏条件下的稳定性，为确认包装、贮藏条件及有效期/复检期提供数据支持。

对临用现配的制剂，或是多剂量包装开启后有一定的使用期限的制剂，还应根据其具体的临床使用情况，进行配伍稳定性试验或开启后使用的稳定性试验。

稳定性试验设计应围绕相应的试验目的进行。例如，影响因素试验的光照试验是要考察原料药或制剂对光的敏感性，通常应采用去除包装的样品进行试验；如试验结果显示其过度降解，首先要排除是否因光源照射时引起的周围环境温度升高造成的降解，故可增加避光的平行样品作对照，以消除光线照射之外其他因素对试验结果的影响。另外，还应采用有内包装（必要时，甚至是内包装加外包装）的样品进行试验，考察包装对光照的保护作用。

### （二）稳定性试验样品的要求及考察项目设置的考虑

稳定性试验的样品应具有代表性。原料药及制剂注册稳定性试验通常应采用至少中试规模批次的样品进行，其合成路线、处方及生产工艺应与商业化生产的产品一致或与商业化生产产品的关键工艺步骤一致，试验样品的质量应与商业化生产产品的质量一致；包装容器应与商业化生产产品相同或相似。

影响因素试验通常只需1个批次的样品；如试验结果不明确，则应加试2个批次样品。加速试验和长期试验通常采用3个批次的样品进行。

稳定性试验的考察项目应能反映产品质量的变化情况，即在放置过程中易发生变化的，可能影响其质量、安全性和/或有效性的指标，并应涵盖物理、化学、生物学和微生物学的特性。另外，还应根据高湿或高温/低湿等试验条件，增加吸湿增重或失水等项目。

原料药的考察项目通常包括：性状（外观、旋光度或比旋度等）、酸碱度、溶液的澄清度与颜色、杂质（工艺杂质、降解产物等）、对映异构体、晶型、粒度、干燥失重/水分、含量等。另外，还应根据品种的具体情况，有针对性地设置考察项目；如聚合物的黏度、分子量及分子量分布等；无菌原料药的细菌内毒素/热原、无菌、可见异物等。

制剂的考察项目通常包括：性状（外观）、杂质（降解产物等）、水分和含量等。另外，还应根据剂型的特点设置能够反映其质量特性的指标；如固体口服制剂的溶出度，缓控释制剂、肠溶制剂、透皮贴剂的释放度，吸入制剂的雾滴（粒）分布，脂质体的包封率及泄漏率等。

另外，制剂与包装材料或容器相容性研究的迁移试验和吸附试验，通常是通过在加速和/或长期稳定性试验（注意药品应与包装材料充分接触）增加相应潜在目标浸出物、功能性辅料的含量等检测指标，获得药品中含有的浸出物及包装材料对药物成分的吸附数据；所以，高风险制剂（吸入制剂、注射剂、滴眼剂等）的稳定性试验应考虑与包装材料或容器的相容性试验一并设计。相容性研究的具体内容与试验方法，可参照药品与包装材料或容器相容性研究技术指导原则。

### 三、原料药的稳定性研究

（一）影响因素试验

影响因素试验是通过给予原料药较为剧烈的试验条件，如高温、高湿、光照、酸、碱、氧化等，考察其在相应条件下的降解情况，以了解试验原料药对光、湿、热、酸、碱、氧化等的敏感性、可能的降解途径及产生的降解产物，并为包装材料的选择提供参考信息。

影响因素试验通常只需1个批次的样品，试验条件应考虑原料药本身的物理化学稳定性。高温试验一般高于加速试验温度10℃以上（如50℃、60℃等），高湿试验通常采用相对湿度75%或更高（如92.5% RH等），光照试验的总照度不低于 $1.2 \times 10^6$ Lux·hr、近紫外能量不低于200w·hr/m$^2$。另外，还应评估原料药在溶液或混悬液状态、在较宽pH值范围内对水的敏感度（水解）。如试验结果不能明确该原料药对光、湿、热等的敏感性，则应加试2个批次样品进行相应条件的降解试验。

恒湿条件可采用恒温恒湿箱或通过在密闭容器下部放置饱和盐溶液来实现。根据不同的湿度要求，选择NaCl饱和溶液（15.5℃~60℃，75%±1%RH）或KNO$_3$饱和溶液（25℃，92.5%RH）。

可采用任何输出相似于D65/ID65发射标准的光源，如具有可见－紫外输出的人造日光荧光灯、氙灯或金属卤化物灯。D65是国际认可的室外日光标准［ISO 10977（1993）］，ID65相当于室内间接日光标准；应滤光除去低于320nm的发射光。也可将样品同时暴露于冷白荧光灯和近紫外灯下。冷白荧光灯应具有ISO 10977（1993）所规定的类似输出功率。近紫外荧光灯应具有320~400nm的光谱范围，并在350~370nm有最大发射能量；在320~360nm及360~400nm二个谱带范围的紫外光均应占有显著的比例。

固体原料药样品应取适量放在适宜的开口容器中，分散放置，厚度不超过3mm（疏松原料药厚度可略高些）；必要时加透明盖子保护（如挥发、升华等）。液体原料药应放在化学惰性的透明容器中。

考察时间点应基于原料药本身的稳定性及影响因素试验条件下稳定性的变化趋势设

置。高温、高湿试验，通常可设定为0天、5天、10天、30天等。如样品在较高的试验条件下质量发生了显著变化，则可降低相应的试验条件；例如，温度由50℃或60℃降低为40℃，湿度由92.5%RH降低为75%RH等。

（二）加速试验

加速试验及必要时进行的中间条件试验，主要用于评估短期偏离标签上的贮藏条件对原料药质量的影响（如在运输途中可能发生的情况），并为长期试验条件的设置及制剂的处方工艺设计提供依据和支持性信息。

加速试验通常采用3个批次的样品进行，放置在商业化生产产品相同或相似的包装容器中，试验条件为40℃±2℃/75%RH±5%RH，考察时间为6个月，检测至少包括初始和末次的3个时间点（如0、3、6月）。根据研发经验，预计加速试验结果可能会接近显著变化的限度，则应在试验设计中考虑增加检测时间点，如1.5月，或1、2月。

如在25℃±2℃/60%RH±5%RH条件下进行长期试验，当加速试验6个月中任何时间点的质量发生了显著变化，则应进行中间条件试验。中间条件为30℃±2℃/65%RH±5%RH，建议的考察时间为12个月，应包括所有的考察项目，检测至少包括初始和末次的4个时间点（如0、6、9、12月）。

原料药如超出了质量标准的规定，即为质量发生了"显著变化"。

如长期试验的放置条件为30℃±2℃/65%RH±5%RH，则无需进行中间条件试验。

拟冷藏保存（5℃±3℃）的原料药，加速试验条件为25℃±2℃/60%RH±5%RH。

新原料药或仿制原料药在注册申报时均应包括至少6个月的试验数据。

另外，对拟冷藏保存的原料药，如在加速试验的前3个月内质量发生了显著变化，则应对短期偏离标签上的贮藏条件（如在运输途中或搬运过程中）对其质量的影响进行评估；必要时可加试1批样品进行少于3个月、增加取样检测频度的试验；如前3个月质量已经发生了显著变化，则可终止试验。

目前尚无针对冷冻保存（−20℃±5℃）原料药的加速试验的放置条件；研究者可取1批样品，在略高的温度（如5℃±3℃或25℃±2℃）条件下进行放置适当时间的试验，以了解短期偏离标签上的贮藏条件（如在运输途中或搬运过程中）对其质量的影响。

对拟在−20℃以下保存的原料药，可参考冷冻保存（−20℃±5℃）的原料药，酌情进行加速试验。

（三）长期试验

长期试验是考察原料药在拟定贮藏条件下的稳定性，为确认包装、贮藏条件及有效期（复检期）提供数据支持。

长期试验通常采用3个批次的样品进行，放置在商业化生产产品相同或相似的包装容器中，放置条件及考察时间要充分考虑贮藏和使用的整个过程。

长期试验的放置条件通常为25℃±2℃/60%RH±5%RH或30℃±2℃/65%RH±5%RH，考察时间点应能确定原料药的稳定性情况；如建议的有效期（复检期）为12个月以上，检测频率一般为第一年每3个月一次，第二年每6个月一次，以后每年一次，直至有效期（复检期）。

注册申报时，新原料药长期试验应包括至少3个注册批次、12个月的试验数据，并应同时承诺继续考察足够的时间以涵盖其有效期（复检期）。仿制原料药长期试验应包括至少3个注册批次、6个月的试验数据，并应同时承诺继续考察足够的时间以涵盖其有效期（复检期）。

拟冷藏保存原料药的长期试验条件为5℃±3℃。对拟冷藏保存的原料药，如加速试验在3个月到6个月之间其质量发生了显著变化，则应根据长期试验条件下实际考察时间的稳定性数据确定有效期（复检期）。

拟冷冻保存原料药的长期试验条件为−20℃±5℃。对拟冷冻保存的原料药，应根据长期试验放置条件下实际考察时间的稳定性数据确定其有效期（复检期）。

对拟在−20℃以下保存的原料药，应在拟定的贮藏条件下进行试验，并根据长期试验放置条件下实际考察时间的稳定性数据确定其有效期（复检期）。

（四）分析方法及可接受限度

稳定性试验所用的分析方法均需经过方法学验证，各项考察指标的可接受限度应符合安全、有效及质量可控的要求。

安全性相关的质量指标的可接受限度应有毒理学试验或文献依据，并应能满足制剂工艺及关键质量属性的要求。

（五）结果的分析评估

稳定性研究的最终目的是通过对至少3个批次的原料药试验及稳定性资料的评估（包括物理、化学、生物学和微生物学等的试验结果），建立适用于将来所有在相似环境条件下生产和包装的所有批次原料药的有效期（复检期）。

如果稳定性数据表明试验原料药的降解与批次间的变异均非常小，从数据上即可明显看出所申请的有效期（复检期）是合理的，此时通常不必进行正式的统计分析，只需陈述省略统计分析的理由即可。如果稳定性数据显示试验原料药有降解趋势，且批次间有一定的变异，则建议通过统计分析的方法确定其有效期（复检期）。

对可能会随时间变化的定量指标（通常为活性成分的含量、降解产物的水平及其他相关的质量属性等）进行统计分析，具体方法是：将平均曲线的95%单侧置信限与认可标准的相交点所对应的时间点作为有效期（复检期）。如果分析结果表明批次间的变异较小（对每批样品的回归曲线的斜率和截距进行统计检验），即$P > 0.25$（无显著性差异），最好将数据合并进行整体分析评估。如果批次间的变异较大（$P \leqslant 0.25$），则不能合并分析，有效期（复检期）应依据其中最短批次的时间确定。

能否将数据转换为线性回归分析是由降解反应动力学的性质决定的。通常降解反应动力学可表示为数学的或对数的一次、二次或三次函数关系。各批次及合并批次（适当时）的数据与假定降解直线或曲线拟合程度的好坏，应该用统计方法进行检验。

原则上，原料药的有效期（复检期）应根据长期试验条件下实际考察时间的稳定性数据确定。如经证明合理，在注册申报时也可依据长期试验条件下获得的实测数据，有限外推得到超出实际观察时间范围外的有效期（复检期）。外推应基于对降解机制全面、准确的分析，包括加速试验的结果，数学模型的良好拟合及获得的批量规模的支持性稳定性数据等；因外推法假设建立的基础是确信"在观察范围外也存在着与已有数据相同的降解关系"。

（六）稳定性承诺

当申报注册的3个生产批次样品的长期稳定性数据已涵盖了建议的有效期（复检期），则认为无需进行批准后的稳定性承诺；但是，如有下列情况之一时应进行承诺：

1.如果递交的资料包含了至少3个生产批次样品的稳定性试验数据，但尚未至有效期（复检期），则应承诺继续进行研究直到建议的有效期（复检期）。

2.如果递交的资料包含的生产批次样品的稳定性试验数据少于3批，则应承诺继续进行研究直到建议的有效期（复检期），同时补充生产规模批次至少至3批，并进行直到建议有效期（复检期）的长期稳定性研究。

3.如果递交的资料未包含生产批次样品的稳定性试验数据（仅为注册批次样品的稳定性试验数据），则应承诺采用生产规模生产的前3批样品进行长期稳定性试验，直到建议的有效期（复检期）。

通常承诺批次的长期稳定性试验方案应与申报批次的方案相同。

（七）标签

应按照国家相关的管理规定，在标签上注明原料药的贮藏条件；表述内容应基于对该原料药稳定性信息的全面评估。对不能冷冻的原料药应有特殊的说明。应避免使用如"环境条件"或"室温"这类不确切的表述。

应在容器的标签上注明由稳定性研究得出的有效期（复检期）计算的失效日期（复检日期）。

## 四、制剂的稳定性研究

制剂的稳定性研究应基于对原料药特性的了解及由原料药的稳定性研究和临床处方研究中获得的试验结果进行设计，并应说明在贮藏过程中可能产生的变化情况及稳定性试验考察项目的设置考虑。

注册申报时应提供至少3个注册批次制剂正式的稳定性研究资料。注册批次制剂的处方和包装应与拟上市产品相同，生产工艺应与拟上市产品相似，质量应与拟上市产品一致，并应符合相同的质量标准。如证明合理，新制剂3个注册批次其中2批必须至少在中试规模下生产，另1批可在较小规模下生产，但必须采用有代表性的关键生产步骤。仿制制剂3个注册批次均必须至少在中试规模下生产。在条件许可的情况下，生产不同批次的制剂应采用不同批次的原料药。

通常制剂的每一种规格和包装规格均应进行稳定性研究；如经评估认为可行，也可采用括号法或矩阵法稳定性试验设计；括号法或矩阵法建立的基础是试验点的数据可以代替省略点的数据。

另外，在注册申报时，除需递交正式的稳定性研究资料外，还可提供其他支持性的稳定性数据。

稳定性研究应考察在贮藏过程中易发生变化的，可能影响制剂质量、安全性和 / 或有效性的项目；内容应涵盖物理、化学、生物学、微生物学特性，以及稳定剂的含量（如，抗氧剂、抑菌剂）和制剂功能性测试（如，定量给药系统）等。所用分析方法应经过充分的验证，并能指示制剂的稳定性特征。如在稳定性研究过程中分析方法发生了变更，则应采用变更前后的两种方法对相同的试验样品进行测定，以确认该方法的变更是否会对稳定性试验结果产生影响。如果方法变更前后的测定结果一致，则可采用变更后的方法进行后续的稳定性试验；如果方法变更前后测定结果差异较大，则应考虑采用两种方法平行测定后续的时间点，并通过对二组试验数据的比较分析得出相应的结论；或是重复进行稳定性试验，获得包括前段时间点的完整的试验数据。

根据所有的稳定性信息确定制剂有效期标准的可接受限度。因为有效期标准的限度是在对贮藏期内制剂质量变化情况及所有稳定性信息评估的基础上确定的，所以有效期标准与放行标准存在一定的差异是合理的。如，放行标准与有效期标准中抑菌剂含量限度的差异，是在药物研发阶段依据对拟上市的最终处方（除抑菌剂浓度外）中抑菌剂含量与其有效性之间关系的论证结果确定的。无论放行标准与有效期标准中抑菌剂的含量限度是否相同或不同，均应采用 1 批制剂样品进行初步的稳定性试验（增加抑菌剂含量检测），以确认目标有效期时抑菌剂的功效。

（一）光稳定性试验

制剂应完全暴露进行光稳定性试验。必要时，可以直接包装进行试验；如再有必要，可以上市包装进行试验。试验一直做到结果证明该制剂及其包装能足以抵御光照为止。

可采用任何输出相似于 D65/ID65 发射标准的光源，如具有可见－紫外输出的人造日光荧光灯、氙灯或金属卤化物灯。D65 是国际认可的室外日光标准［ISO 10977（1993）］，ID65 相当于室内间接日光标准；应滤光除去低于 320nm 的发射光。也可将样品同时暴露于冷白荧光灯和近紫外灯下。冷白荧光灯应具有 ISO10977（1993）所规定的类似输出功率。近紫外荧光灯应具有 320~400nm 的光谱范围，并在 350~370nm 有最大发射能量；在 320~360nm 及 360~400nm 二个谱带范围的紫外光均应占有显著的比例。

至少应采用 1 个申报注册批次的样品进行试验。如果试验结果显示样品对光稳定或者不稳定，采用 1 个批次的样品进行试验即可；如果 1 个批次样品的研究结果尚不能确认其对光稳定或者不稳定，则应加试 2 个批次的样品进行试验。

有些制剂已经证明其内包装完全避光，如铝管或铝罐，一般只需进行制剂的直接暴露试验。有些制剂如输液、皮肤用霜剂等，还应证明其使用时的光稳定性试验。研究者可根据制剂的使用方式，自行考虑设计并进行光稳定性试验。

（二）放置条件

通常，应在一定的放置条件下（在适当的范围内）评估制剂的热稳定性。必要时，考察制剂对湿度的敏感性或潜在的溶剂损失。选择的放置条件和研究时间的长短应充分考虑制剂的贮藏、运输和使用的整个过程。

必要时，应对配制或稀释后使用的制剂进行稳定性研究，为说明书/标签上的配制、贮藏条件和配制或稀释后的使用期限提供依据。申报注册批次在长期试验开始和结束时，均应进行配制和稀释后建议的使用期限的稳定性试验，该试验作为正式稳定性试验的一部分。

对易发生相分离、黏度减小、沉淀或聚集的制剂，还应考虑进行低温或冻融试验。低温试验和冻融试验均应包括三次循环，低温试验的每次循环是先于2℃~8℃放置2天，再在40℃放置2天，取样检测。冻融试验的每次循环是先于-20℃~-10℃放置2天，再在40℃放置2天，取样检测。

**加速及长期试验的放置条件**

| 研究项目 | 放置条件 | 申报数据涵盖的最短时间 |
|---|---|---|
| 长期试验 | 25℃±2℃/60%RH±5%RH 或 30℃±2℃/65%RH±5%RH | 新制剂12个月 仿制制剂6个月 |
| 中间试验 | 30℃±2℃/65%RH±5%RH | 6个月 |
| 加速试验 | 40℃±2℃/75%RH±5%RH | 6个月 |

加速试验的放置条件为40℃±2℃/75%RH±5%RH，考察时间为6个月，检测至少包括初始和末次的3个时间点（如0、3、6月）。根据研发经验，预计加速试验结果可能会接近显著变化的限度，则应在试验设计中考虑增加检测时间点，如1.5月，或1、2月。

如在25℃±2℃/60%RH±5%RH条件下进行长期试验，当加速试验6个月中任何时间点的质量发生了"显著变化"，则应进行中间条件试验。中间条件为30℃±2℃/65%RH±5%RH，建议的考察时间为12个月，应包括所有的考察项目，检测至少包括初始和末次的4个时间点（如0、6、9、12月）。

制剂质量的"显著变化"定义为：

1. 含量与初始值相差5%，或用生物或免疫法测定时效价不符合规定。

2. 任何降解产物超出有效期标准规定的限度。

3. 外观、物理性质、功能性试验（如：颜色、相分离、再分散性、沉淀或聚集、硬度、每揿剂量）不符合有效期标准的规定。一些物理性质（如：栓剂变软、霜剂熔化）的变化可能会在加速试验条件下出现；

另外，对某些剂型，"显著变化"还包括：

1. pH值不符合规定；

2. 12个剂量单位的溶出度不符合规定。

如长期试验的放置条件为30℃±2℃/65%RH±5%RH，则无需进行中间条件试验。

长期试验的放置条件通常为25℃±2℃/60%RH±5%RH或30℃±2℃/65%RH±5%RH；考察时间点应能确定制剂的稳定性情况。对建议的有效期至少为12个月的制剂，检测频率一般为第一年每3个月一次，第二年每6个月一次，以后每年一次，直到建议的有效期。

注册申报时，新制剂长期试验应包括至少3个注册批次、12个月的试验数据，并应同时承诺继续考察足够的时间以涵盖其有效期。仿制制剂长期试验应包括至少3个注册批次、6个月的试验数据，并应同时承诺继续考察足够的时间以涵盖其有效期。

（三）非渗透性或半渗透性容器包装的制剂

对采用非渗透性容器包装的药物制剂，可不考虑药物对湿度的敏感性或可能的溶剂损失；因为非渗透性容器具有防潮及溶剂通过的永久屏障。因此，包装在非渗透性容器中的制剂的稳定性研究可在任何湿度下进行。

对采用半渗透性容器包装的水溶液制剂，除评估该制剂的物理、化学、生物学和微生物学稳定性外，还应评估其潜在的失水性。失水性试验是将制剂样品放置在下表所列的低相对湿度条件下进行，以证明其可以放在低相对湿度的环境中。

对非水或溶剂型基质的药物，可建立其他可比的方法进行试验，并应说明所建方法的合理性。

| 研究项目 | 放置条件 | 申报数据涵盖的最短时间 |
|---|---|---|
| 长期试验 | 25℃±2℃/40%RH±5%RH或 30℃±2℃/35%RH±5%RH | 新制剂12个月 仿制制剂6个月 |
| 中间试验 | 30℃±2℃/65%RH±5%RH | 6个月 |
| 加速试验 | 40℃±2℃/不超过（NMT）25%RH | 6个月 |

长期试验是在25℃±2℃/40%RH±5%RH或是在30℃±2℃/35%RH±5%RH条件下进行，由研究者自行决定。

如果以30℃±2℃/35%RH±5%RH为长期试验条件，则无需进行中间条件试验。

如果在25℃±2℃/40%RH±5%RH条件下进行长期试验，而在加速放置条件下6个月期间的任何时间点发生了除失水外的质量显著变化，则应进行中间条件试验，以评估30℃温度对质量的影响。如果在加速试验放置条件下，仅失水一项发生了显著变化，则不必进行中间条件试验；但应有数据证明制剂在建议的有效期内贮藏于25℃/40%RH条件下无明显失水。

采用半渗透性容器包装的制剂，在40℃、不超过25%RH条件下放置3个月，失水量与初始值相差5%，即认为有显著变化。但对小容量（≤1ml）或单剂量包装的制剂，在40℃、不超过25%RH条件下放置3个月，失水5%或以上是可以接受的。

另外，也可以采用另一种方法进行下表推荐的参比相对湿度条件下的失水研究（包括长期试验和加速试验）。即在高湿条件下进行稳定性试验，然后通过计算算出参比相对湿度时的失水率。具体方法就是通过试验测定包装容器的渗透因子，或如下例所示，由计算得到的同一温度下不同湿度的失水率之比得出包装容器的渗透因子。包装容器的渗透因子可由采用该包装的制剂在最差情况下（如：系列浓度中最稀的浓度规格）的测定结果得出。

失水测定方法实例：

对装在特定包装容器、大小尺寸、装量的制剂，计算其在参比相对湿度下失水率的方法：用在相同温度下和实测相对湿度下测得的失水率与下表中的失水率之比相乘。前提是应能证明在贮藏过程中实测时的相对湿度与失水率呈线性关系。

例如，计算40℃温度下、不超过25%RH时的失水率，就是将75%RH时测得的失水率乘以3（相应的失水率之比）。

| 实测时的相对湿度 | 参比相对湿度 | 特定温度下失水率之比 |
|---|---|---|
| 60%RH | 25%RH | 1.9 |
| 60%RH | 40%RH | 1.5 |
| 65% | 35%RH | 1.9 |
| 75%RH | 25%RH | 3.0 |

除上表外其他相对湿度条件下的失水率之比，如有充分的证据，也可采用。

（四）拟冷藏的制剂

| 研究项目 | 放置条件 | 申报数据涵盖的最短时间 |
|---|---|---|
| 长期试验 | 5℃±3℃ | 12个月 |
| 加速试验 | 25℃±2℃/60%RH±5%RH | 6个月 |

拟冷藏制剂如采用半渗透性容器包装，也应进行适当温度条件下的低湿试验，以评估其失水情况。

对拟冷藏保存的制剂，如在加速试验的前3个月内质量发生了显著变化，则应对短期偏离标签上的贮藏条件（如在运输途中或搬运过程中）对其质量的影响进行评估；必要时可加试1批制剂样品进行少于3个月、增加取样检测频度的试验；如前3个月质量已经发生了显著变化，则可终止试验，不必继续进行至6个月。

拟冷藏保存制剂的长期试验条件为5℃±3℃。对拟冷藏保存的制剂，如加速试验在3个月到6个月之间其质量发生了显著变化，有效期应根据长期放置条件下实际考察时间的稳定性数据确定。

（五）拟冷冻贮藏的制剂

| 研究项目 | 放置条件 | 申报数据涵盖的最短时间 |
|---|---|---|
| 长期试验 | −20℃±5℃ | 12个月 |

拟冷冻保存制剂的长期试验条件为 −20℃ ±5℃。对拟冷冻贮藏的制剂，有效期应根据长期放置条件下实际试验时间的数据确定。虽然未规定拟冷冻贮藏制剂的加速试验条件，仍应对1批样品在略高的温度下（如：5℃ ±3℃或25℃ ±2℃）进行放置适当时间的试验，以了解短期偏离说明书/标签上的贮藏条件对该制剂质量的影响。

对拟在 −20℃ 以下贮藏的制剂，可参考冷冻保存（−20℃ ±5℃）的制剂，酌情进行加速试验；其应在拟定的贮藏条件下进行长期试验，并根据长期放置实际考察时间的稳定性数据确定有效期。

（六）分析方法及可接受限度

稳定性试验所用的分析方法均需经过方法学验证，各项考察指标的可接受限度应符合安全、有效及质量可控的要求。

安全性指标的可接受限度应有毒理学试验或文献的依据，与剂型相关的关键质量指标的可接受限度应符合临床用药安全、有效的要求。

（七）结果的分析评估

注册申报时应系统陈述并评估制剂的稳定性信息，包括物理、化学、生物学和微生物学等的试验结果，以及制剂的特殊质量属性（如：固体口服制剂的溶出度等）。

稳定性研究的最终目的是根据至少3个批次制剂的试验结果，确定将来所有在相似环境条件下生产和包装的制剂的有效期和说明书/标签上的贮藏说明。

因稳定性试验样品批次间数据的变异程度会影响将来生产产品在有效期内符合质量标准的把握度，故应依据试验样品的降解及批次间的变异程度，对稳定性试验结果进行分析评估。

如果稳定性数据表明试验制剂的降解与批次间的变异均非常小，从数据上即可明显看出所申请的有效期是合理的，此时通常不必进行正式的统计分析，只需陈述省略统计分析的理由即可。如果稳定性数据显示试验制剂有降解趋势，且批次间有一定的变异，则建议通过统计分析的方法确定其有效期。

对可能会随时间变化的定量指标进行统计分析，具体方法是：将平均曲线的95%单侧/双侧置信限与认可标准的相交点所对应的时间点作为有效期。如果分析结果表明批次间的变异较小（对每批样品的回归曲线的斜率和截距进行统计检验），即 $P > 0.25$（无显著性差异），最好将数据合并进行整体分析评估。如果批次间的变异较大（$P \leqslant 0.25$），则不能合并分析，有效期应依据其中最短批次的时间确定。

能否将数据转换为线性回归分析是由降解反应动力学的性质决定的。通常降解反应动力学可表示为数学的或对数的一次、二次或三次函数关系。各批次及合并批次（适当时）的数据与假定降解直线或曲线拟合程度的好坏，应该用统计方法进行检验。

原则上，制剂的有效期应根据长期试验条件下实际考察时间的稳定性数据确定。如经证明合理，在注册申报阶段也可依据长期试验条件下获得的实测数据，有限外推得到超出实际观察时间范围外的有效期。外推应基于对降解机制全面、准确的分析，包括加速试验的结果，数学模型的良好拟合及获得的批量规模的支持性稳定性数据等；因外推法假设建立的基础是确信"在观察范围外也存在着与已有数据相同的降解关系"。

进行评估的定量指标不仅应考虑活性成分的含量，还应考虑降解产物的水平和其他有关的质量属性。必要时，还应关注质量平衡情况、稳定性差异和降解特性。

（八）稳定性承诺

当申报注册的3个生产批次制剂的长期稳定性数据已涵盖了建议的有效期，则认为无需进行批准后的稳定性承诺；但是，如有下列情况之一时应进行承诺：

1.如果递交的资料包含了至少3个生产批次样品的稳定性试验数据，但尚未至有效期，则应承诺继续进行研究直到建议的有效期。

2.如果递交的资料包含的生产批次样品的稳定性试验数据少于3批，则应承诺继续进行现有批次样品的长期稳定性试验直到建议的有效期，同时补充生产规模批次至少至3批，进行直到建议有效期的长期试验并进行6个月的加速试验。

3.如果递交的资料未包含生产批次样品的稳定性试验数据（仅为注册批次样品的稳定性试验数据），则应承诺采用生产规模生产的前3批样品进行长期稳定性试验，直到建议的有效期并进行6个月的加速试验。

通常承诺批次的稳定性试验方案应与申报批次的方案相同。

此外，需注意：申报注册批次加速试验质量发生了显著变化需进行中间条件试验，承诺批次可进行中间条件试验，也可进行加速试验；然而，如果承诺批次加速试验质量发生了显著变化，还需进行中间条件试验。

（九）说明书/标签

应按照国家相关的管理规定，在说明书/标签上注明制剂的贮藏条件；表述内容应基于对该制剂稳定性信息的全面评估。对不能冷冻的制剂应有特殊的说明。应避免使用如"环境条件"或"室温"这类不确切的表述。

说明书/标签上的贮藏条件直接反映制剂的稳定性；失效日期应标注在标签上。

**五、名词解释**

1.加速试验（Accelerated testing） 加速试验是采用超出贮藏条件的试验设计来加速原料药或制剂的化学降解或物理变化的试验，是正式稳定性研究的一部分。

加速试验数据还可用于评估在非加速条件下更长时间的化学变化，以及在短期偏离标签上注明的贮藏条件（如运输过程中）时对质量产生的影响；但是，加速试验结果有时不能预测物理变化。

2.中间试验或中间条件试验（Intermediate testing） 中间试验是为拟在25℃下长期贮藏的原料药或制剂设计的在30℃/65%RH条件下进行的试验，目的是适当加速原料药或制剂的化学降解或物理变化。

3.长期试验（Long-term testing） 长期试验是为确定在标签上建议（或批准）的有效期（复检期）进行的，在拟定贮藏条件下的稳定性研究。

4. 正式的稳定性研究（Formal stability studies） 正式的稳定性研究是用申报注册和/或承诺批次按照递交的稳定性方案进行的长期和加速（或中间）试验，目的是建立或确定原料药和制剂的有效期（复检期）。

5. 括号法（Bracketing） 括号法是一种稳定性试验方案的简略设计方法；它仅对某些处于设计因素极端点的样品（如，规格、包装规格等）进行所有时间点的完整试验。此设计假定是极端样品的稳定性可以代表中间样品的稳定性。当进行试验的是一系列规格的制剂，如果各个规格的组成相同或非常相近（将相似的颗粒压成不同片重的系列规格片剂，或将相同组分填充于不同体积的空胶囊中的不同填充量的系列规格胶囊剂），即可采用括号法设计。括号法还适用于装在不同大小的容器中或容器大小相同装量不同的系列制剂。

6. 矩阵法（Matrixing） 矩阵法是一种稳定性试验方案的简略设计方法；其是在指定的取样时间点，只需从所有因子组合的总样品数中取出一组进行测定；在随后的取样时间点，则测定所有因子组合的总样品中的另一组样品。此设计假定是在特定时间点被测定的每一组样品的稳定性均具有代表性。矩阵法设计应考虑相同制剂样品间的各种差异；如，不同批次、不同规格、材质相同大小不同的包装容器，某些情况下可能是包装容器不同。

7. 气候带（Climatic zones） 依据 W.Grimm 提出的概念（Drugs Made in Germany，28:196-202，1985 and 29:39-47. 1986），根据年度气候条件，将全球分为 4 个气候带。

气候带 Ⅰ：温带　　　　　　　21℃　　45%RH

气候带 Ⅱ：亚热带　　　　　　25℃　　60%RH

气候带 Ⅲ：干热　　　　　　　30℃　　35%RH

气候带 ⅣA：湿热　　　　　　30℃　　65%RH

气候带 ⅣB：非常湿热　　　　30℃　　75%RH

因人用药品注册技术要求国际协调会议（ICH）三个地区仅包含了气候带 Ⅰ 和气候带 Ⅱ，故在 1993 年 10 月协调的稳定性研究指导原则中设定长期试验的放置条件为 25℃±2℃/60%RH±5%RH；后因 ICH 国家/地区的药品生产企业的产品普遍在全球多种气候的国家或地区上市，ICH 于 2003 年 2 月修订了稳定性研究指导原则（Q1A/R2）中长期试验的放置条件，由 25℃±2℃/60%RH±5%RH 调整为 25℃±2℃/60%RH±5%RH 或 30℃±2℃/65%RH±5%RH。

8. 中试规模批次（Pilot scale batch） 按照模拟生产规模生产的原料药或制剂批次。对固体口服制剂，中试规模一般至少是生产规模的十分之一。

9. 注册批次（Primary batch） 用于正式稳定性研究的原料药或制剂批次，其稳定性数据在注册申报时可分别用于建立原料药和制剂的有效期（复检期）。原料药申报批次均至少是中试规模；新制剂 3 个批次中至少 2 个批次是中试规模，另 1 个批次的规模可小一些，但必须采用有代表性的关键生产步骤；仿制制剂申报批次均至少是中试规模。注册批次也可以是生产批次。

10.生产批次（Production batch）　使用申报时确认的生产厂房及生产设备，以生产规模生产的原料药或制剂批次。

11.承诺批次（Commitment batch）　注册申报时承诺的在获得批准后开始进行或继续完成稳定性研究的原料药或制剂的生产规模批次。

12.包装容器系统（Container closure system）　用于盛装和保护制剂的包装总和，包括内包装（初级包装）和外包装（次级包装）；外包装是为给制剂提供进一步的保护。包装系统（Packaging system）相当于包装容器系统。

13.非渗透性容器（Impermeable container）　非渗透性容器是指对气体或溶剂通过具有永久性屏障的容器。如，半固体（制剂）的密封铝管，溶液剂的密封玻璃安瓿等。

14.半渗透性容器（Semi-permeable container）　半渗透性容器是指可防止溶质损失，但允许溶剂尤其是水通过的容器。溶剂的渗透机制是被容器的内侧表面吸收，然后扩散进入容器材料，再从外侧表面解吸附；渗透是通过分压梯度完成的。半渗透性容器包括塑料软袋和半刚性塑料袋、低密度聚乙烯（LDPE）大容量非肠道制剂袋（LVPs），以及低密度聚乙烯安瓿、瓶、小瓶等。

15.有效期（Expiration dating period）　在此期间内，只要原料药或制剂在容器标签规定的条件下保存，就能符合批准的有效期标准。

16.失效日期（Expiration date）　通常失效日期是制剂容器标签上注明的日期，含义是在此日期前，该制剂只要放置在规定的条件下，预期其质量将保持并符合批准的有效期标准；但在此日期后，药品将不能使用。失效日期为生产日期与有效期的加和；例如，有效期为2年，生产日期为2011年1月10日，失效日期即为2013年1月10日。

17.复检期（Re-test period）　通常对多数已知不稳定的生物技术/生物原料药和某些抗生素，建立确认的是有效期，而对多数较稳定的化学原料药，建立确认的实为复检期。复检期是在此期间内，只要原料药保存于规定的条件下，就认为其符合质量标准，并可用于生产相应的制剂；而在此期限后，如果用该批原料药生产制剂，则必须进行质量符合性复检；如复检结果显示其质量仍符合质量标准，则应立即使用；1批原料药可以进行多次复检，且每次复检后可以使用其中的一部分，只要其质量一直符合质量标准即可。

18.复检日期（Re-test date）　复检日期是指在这一天之后必须对原料药进行复检，以保证其仍符合质量标准并适用于生产规定的制剂。复检日期为生产日期与复检期的加和；例如，复检期为2年，生产日期为2011年1月10日，复检日期即为2013年1月10日。

19.放行标准（Specification-Release）　放行标准包括物理、化学、生物学、微生物学试验及规定的限度；用于判定放行时制剂是否合格。

20.有效期标准（也称货架期标准）（Specification-Shelf life）　有效期标准包括物理、

化学、生物学、微生物学试验及可接受的限度，用于判定原料药在复检期（有效期）内是否合格，或在有效期内制剂必须符合其规定。

21.影响因素试验（原料药）〔Stress testing（drug substance）〕 是指为揭示原料药内在的稳定性而进行的研究；该试验是开发研究的一部分，通常在比加速试验更为剧烈的条件下进行；如光照、高温、高湿等。

22.影响因素试验（制剂）〔Stress testing（drug product）〕 是指为评估剧烈条件对制剂质量的影响而进行的研究。该试验包括光稳定性试验和对某些制剂（如，定量吸入制剂、乳膏剂、乳剂和需冷藏的水性液体制剂）的特定试验。

23.质量平衡（Mass balance） 质量平衡是指在充分考虑了分析方法误差的情况下，将含量和降解产物测定值相加与初始值100%的接近程度。

24.支持性数据（Supporting data） 除正式稳定性研究外，其他支持分析方法、建议的有效期（复检期），以及标签上贮藏条件的资料。包括早期合成路线原料药批次、小试规模原料药批次、非上市的研究性处方、相关的其他处方及非市售容器包装样品的稳定性研究数据等。

**参考文献**

1. ICH Q1A（R2）："Stability Testing of New Drug Substances and Products"

2. ICH Q1B："Photostability Testing of New Drug Substances and Products"

3. ICH Q1C："Stability Testing of New Dosage Forms"

4. ICH Q1D："Bracketing and Matrixing Designs for Stability Testing of New Drug Substances and Products"

5. ICH Q1E："Evaluation for Stability Data"

6. ICH Q5C："Stability Testing of Biotechnological/ Biotechnological Products"

7. ICH Q6A："Specifications: Test Procedures and Acceptance Criteria for New Drug Substances and New Drug Products: Chemical Substances"

8. ICH Q6B："Specifications: Test Procedures and Acceptance Criteria for New Drug Substances and New Drug Products: Biotechnological/Biological Products"

9. FDA（June 2013），Guidance for Industry ANDAs："Stability Testing of Drug Substances and Products"

# 第四节　生物制品注册指导原则

## 一、生物制品注册指导原则概况

生物制品是一类特殊的产品，提取方法、纯度要求及技术发展水平有着鲜明的特点，2003~2018年间我国制定并公布的有关生物制品的注册指导原则有31个，按其产品类型可分为总数6个，疫苗制品10个，血液制品2个，细胞产品4个，体外诊断试剂5个和其他4个，具体情况详见表9-5。

表9-5　2003～2018年颁布的生物制品注册指导原则

| 分类 | 指导原则名称 |
|---|---|
| 总述 | 生物制品生产工艺过程变更管理技术指导原则 |
| | 生物制品质量控制分析方法验证技术审评一般原则 |
| | 预防用生物制品临床前安全性评价技术审评一般原则 |
| | 生物制品上市后变更研究技术指导原则 |
| | 生物制品稳定性研究技术指导原则（试行） |
| | 生物类似药研发与评价技术指导原则（试行） |
| 疫苗制品 | 多肽疫苗生产及质控技术指导原则 |
| | 预防用以病毒为载体的活疫苗制剂的技术指导原则 |
| | 疫苗生产用细胞基质的技术审评一般原则 |
| | 疫苗临床试验技术指导原则 |
| | 艾滋病疫苗临床研究技术指导原则 |
| | 结合疫苗质量控制和临床研究技术指导原则 |
| | 联合疫苗临床前和临床研究技术指导原则 |
| | 预防用DNA疫苗临床前研究技术指导原则 |
| | 预防用疫苗临床试验不良反应分级标准指导原则 |
| | 疫苗生产场地变更质量可比性研究技术指导原则 |
| 血液制品 | 血液制品去除或灭活病毒技术方法及验证指导原则 |
| | 细胞培养用牛血清生产和质量控制技术指导原则 |
| 细胞产品 | 重组制品生产用哺乳动物细胞质量控制技术评价一般原则 |
| | 生物组织提取制品和真核细胞表达制品的病毒安全性评价技术审评一般原则 |
| | 人体细胞治疗研究和制剂质量控制技术指导原则 |
| | 细胞治疗产品研究与评价技术指导原则（试行） |
| 体外诊断试剂 | 体外诊断试剂临床研究技术指导原则 |
| | 体外诊断试剂说明书编写指导原则 |
| | 体外诊断试剂分析性能评估（准确度–方法学比对）技术审查指导原则 |
| | 体外诊断试剂分析性能评估（准确度–回收试验）技术审查指导原则 |
| | 肿瘤标志物类定量检测试剂注册申报资料指导原则 |
| 其他 | 变态反应原（变应原）制品质量控制技术指导原则 |
| | 人用单克隆抗体质量控制技术指导原则 |
| | 人基因治疗研究和制剂质量控制技术指导原则 |
| | 人用重组DNA制品质量控制技术指导原则 |

## 二、生物类似药研发与评价技术指导原则举例

《生物类似药研发与评价技术指导原则》文件来源于国家局药品审评中心网站（http://www.cde.org.cn/zdyz.do?method=largePage&id=243）。

## 附件
### 生物类似药研发与评价技术指导原则（试行）

**一、前言**

近年来，生物药快速发展并在治疗一些疾病方面显示出明显的临床优势。随着原研生物药专利到期及生物技术的不断发展，以原研生物药质量、安全性和有效性为基础的生物类似药的研发，有助于提高生物药的可及性和降低价格，满足群众用药需求。为规范生物类似药的研发与评价，推动生物医药行业的健康发展，制定本指导原则。

生物类似药的研发与评价应当遵循本指导原则，并应符合国家药品管理相关规定的要求。

**二、定义及适用范围**

本指导原则所述生物类似药是指：在质量、安全性和有效性方面与已获准注册的参照药具有相似性的治疗用生物制品。

生物类似药候选药物的氨基酸序列原则上应与参照药相同。对研发过程中采用不同于参照药所用的宿主细胞、表达体系等的，需进行充分研究。

本指导原则适用于结构和功能明确的治疗用重组蛋白质制品。对聚乙二醇等修饰的产品及抗体偶联药物类产品等，按生物类似药研发时应慎重考虑。

**三、参照药**

（一）定义

本指导原则所述参照药是指：已获批准注册的，在生物类似药研发过程中与之进行比对试验研究用的产品，包括生产用的或由成品中提取的活性成分，通常为原研产品。

（二）参照药的选择

研发过程中各阶段所使用的参照药，应尽可能使用相同产地来源的产品。对不能在国内获得的，可以考虑其他合适的途径。临床比对试验研究用的参照药，应在我国批准注册。

对比对试验研究需使用活性成分的，可以采用适宜方法分离，但需考虑并分析这些方法对活性成分的结构和功能等质量特性的影响。

按生物类似药批准的产品原则上不可用作参照药。

**四、研发和评价的基本原则**

（一）比对原则

生物类似药研发是以比对试验研究证明其与参照药的相似性为基础，支持其安全、有效和质量可控。

每一阶段的每一个比对试验研究，均应与参照药同时进行，并设立相似性的评价方法和标准。

（二）逐步递进原则

研发可采用逐步递进的顺序，分阶段证明候选药与参照药的

相似性。根据比对试验研究结果设计后续比对试验研究的内容。对前一阶段比对试验研究结果存在不确定因素的，在后续研究阶段还必须选择敏感的技术和方法设计有针对性的比对试验进行研究，并评价对产品的影响。

（三）一致性原则

比对试验研究所使用的样品应为相同产地来源的产品。对候选药，应当为生产工艺确定后生产的产品，或者其活性成分。对工艺、规模或产地等发生改变的，应当评估对产品质量的影响，必要时还需重新进行比对试验研究。

比对试验研究应采用适宜的方法和技术，首先考虑与参照药一致，对采用其他敏感技术和方法的，应评估其适用性和可靠性。

（四）相似性评价原则

对全面的药学比对试验研究显示候选药与参照药相似，并在非临床阶段进一步证明其相似的，可按生物类似药开展后续的临床比对试验研究与评价。

对不能判定相似性且仍按生物类似药研发的，应选择敏感的技术和方法，继续设计针对性的比对试验研究以证明其相似性。

药学比对试验研究显示的差异对产品有影响并在非临床比对试验研究结果也被证明的，不宜继续按生物类似药研发。对按生物类似药研发的应慎重考虑。

对临床比对试验研究结果判定为相似的，可按本指导原则进行评价。

## 五、药学研究和评价

（一）一般考虑

比对试验研究中应对样品质量的批间差异进行分析，选择有代表性的批次进行。研究中，应尽可能使用敏感的、先进的分析技术和方法检测候选药与参照药之间可能存在的差异。

（二）工艺研究

候选药的生产工艺需根据产品特点设计，可以与参照药保持一致，尤其是工艺步骤的原理和先后顺序及中间过程控制的要求，如纯化、灭活工艺等；对于不一致的，应分析对质量相似性评判的影响。

（三）分析方法

应采用先进的、敏感的技术和方法，首先考虑采用与参照药一致的方法。对采用其他技术和方法的，应提供依据。对某些关键的质量属性，应采用多种方法进行比对试验研究。

（四）特性分析

根据参照药的信息，评估每一个质量特性与临床效果的相关性，并设立判定相似性

的限度范围。对特性分析的比对试验研究结果综合评判时，应根据各质量特性与临床效果相关的程度确定评判相似性的权重，并设定标准。

1. 理化特性　理化鉴定应包括采用适宜的分析方法确定一级结构和高级结构（二级/三级/四级）以及其他理化特性。还应考虑翻译后的修饰可能存在差异，如氨基酸序列N端和C末端的异质性、糖基化修饰（包括糖链的结构和糖型等）的异同。应采用适宜的方法对修饰的异同进行比对试验研究，包括定性和定量分析研究。

对于氨基酸序列测定的比对试验研究，可以与已知的参照药序列直接进行比对。

2. 生物学活性　应采用先进的、敏感的方法进行生物活性比对试验研究，首先考虑采用与参照药一致的方法。对采用其他技术和方法的，应提供依据。

对具有多重生物活性的，其关键活性应当分别进行比对试验研究，并设定相似性的评判标准；对相似性的评判，应根据各种活性与临床效果相关的程度确定评判相似性的权重，并设定标准。

3. 纯度和杂质　应采用先进的、敏感的方法进行纯度和杂质比对试验研究，首先考虑采用与参照药一致的方法。对采用其他技术和方法的，应提供依据。对纯度的测定，应从产品的疏水性、电荷和分子大小变异体及包括糖基化在内的各类翻译后修饰等方面，考虑适宜的技术和方法进行研究；对杂质的比对试验研究，应从工艺的差异、宿主细胞的不同等方面，考虑适宜的方法进行。

对杂质图谱的差异，尤其是出现了新的成分，应当进行分析研究，并制定相应的质量控制要求，必要时在后续的比对试验研究中，还应采用针对性的技术和方法，研究其对有效性、安全性包括免疫原性的影响。

4. 免疫学特性　对具有免疫学特性的产品的比对试验研究应尽可能采用与参照药相似原理的技术和方法。具有多重免疫学特性的，应对其关键特性分别进行相关的比对试验研究，并设定相似性的评判标准；对相似性的评判，应根据各种特性与临床效果相关的程度确定评判相似性的权重，并设定标准。

对抗体类的产品，应对其Fab、Fc段的功能进行比对试验研究，包括定性、定量分析其与抗原的亲和力、CDC活性和ADCC活性，及与FcRn、Fcγ、c1q等各受体的亲和力等。应根据产品特点选择适当的项目列入质量标准。

对调节免疫类的产品，应对其同靶标的亲和力、引起免疫应答反应的能力进行定性或者定量比对试验研究。应根据产品特点选择适当的项目列入质量标准。

（五）质量指标

候选药质量指标的设定和标准应符合药品管理相应法规的要求，并尽可能与参照药一致。对需增加指标的，应根据多批次产品的检定数据，用统计学方法分析确定标准，并结合稳定性数据等分析评价其合理性。

（六）稳定性研究

按照有关的指导原则开展对候选药的稳定性研究。对加速或强制降解稳定性试验，应选择敏感的条件同时处理后进行比对试验研究。对比对试验研究，应尽可能使用与参照药有效期相近的候选药进行。

（七）其他研究

1. 宿主细胞　应考虑参照药所使用的宿主细胞，也可采用当前常用的宿主细胞。对与参照药不一致的，需进行研究证明与有效性、安全性等方面无临床意义的差别。

2. 制剂处方　应进行处方筛选研究，并尽可能与参照药一致。对不一致的，应有充足的理由。

3. 规格　原则上应与参照药一致。对不一致的，应有恰当的理由。

4. 内包装材料　应进行内包装材料的筛选研究，并尽可能使用与参照药同类材质的内包装材料。对不同的，应有相应的研究结果支持。

（八）药学研究相似性的评价

对药学研究结果相似性的评判，应根据与临床效果相关的程度确定评判相似性的权重，并设定标准。

1. 对综合评判候选药与参照药之间无差异或差异很小的，可判为相似。

2. 对研究显示候选药与参照药之间存在差别，且无法确定对药品安全性和有效性影响的，应设计针对性的比对试验研究，以证实其对药品安全性和有效性的影响。

3. 对研究显示有差异，评判为不相似的，不宜继续按生物类似药研发。

对不同种类的重组蛋白，甚至是同一类蛋白，如其疗效机制不同，质量属性差异的权重也不同，分析药学质量相似性时要予以考虑。

## 六、非临床研究和评价

（一）一般考虑

非临床比对试验研究应先根据前期药学研究结果来设计。对药学比对试验研究显示候选药和参照药无差异或很小差异的，可仅开展药效动力学（简称药效，PD）、药代动力学（简称药代，PK）和免疫原性的比对试验研究。对体外药效、药代和免疫原性试验结果不能判定候选药和参照药相似的，应进一步开展体内药效和毒性的比对试验研究。

比对试验的研究方法和检测指标应采用适宜的方法和技术，首先考虑与参照药一致。对采用其他技术和方法的，应提供依据。

（二）药效动力学

应选择有代表性的批次开展药效比对试验研究。对具有多重生物活性的，其关键活性应当分别进行比对试验研究，并设定相似性的评判标准；对相似性的评判，应根据各种活性与临床效果相关的程度确定评判相似性的权重，并设定标准。

体内药效比对试验研究应尽可能选择参照药采用的相关动物种属和模型进行。

（三）药代动力学

应选择相关动物种属开展单次给药（多个剂量组）和重复给药的药代比对试验研究。单次给药的药代试验应单独开展；重复给药的药代试验可结合在药代动力学/药效动力学（简称PK/PD）研究中或者重复给药毒性试验中进行。对结合开展的药代试验影响主试验药物效应或毒性反应评价的，应进行独立的重复给药比对试验研究来评估药代特征变化。

（四）免疫原性

采用的技术和方法应尽可能与参照药一致，对采用其他方法的，还应进行验证。抗体检测包括筛选、确证、定量和定性，并研究与剂量和时间的相关性。必要时应对所产生的抗体分别进行候选药和参照药的交叉反应测定，对有差异的还应当分析其产生的原因。对可量化的比对试验研究结果，应评价其对药代的影响。

免疫原性比对试验研究可同时观察一般毒性反应。对需要开展重复给药的药代试验或毒性试验的，可结合进行免疫原性比对试验。

对所采用的宿主细胞、修饰及杂质等不同于参照药的，还应设计针对性的比对试验研究。

（五）重复给药毒性试验

毒性比对试验研究应根据药学研究显示的相似性程度和早

期非临床阶段的体外研究、药代研究和免疫原性研究结果来考虑。对药学比对试验研究显示候选药与参照药之间存在差别，且无法确定对药品安全性和有效性影响的，如杂质差异，应开展毒性试验比对试验研究。对仅开展药效、药代及免疫原性比对试验研究，其研究结果显示有差异且可能与安全性相关的，应进行毒性比对试验研究。

对毒性比对试验研究，通常进行一项相关动物种属的至少4周的研究，持续时间应足够长以便能监测到毒性和/或免疫反应。研究指标应关注与临床药效有关的药效学作用或活性，并应开展毒代动力学研究。对有特殊安全性担忧的，可在同一重复给药毒性研究中纳入相应观察指标或试验内容，如局部耐受性等。

比对试验研究用的动物种属、模型、给药途径及剂量应考虑与参照药一致。对选择其他的，应当进行论证。对参照药有多种给药途径的，必要时应分别开展研究；对剂量的选择，应尽可能选择参照药暴露毒性的剂量水平，候选药剂量还应包括生物活性效应剂量和/或更高剂量水平。

（六）其他毒性试验

对药学及非临床比对试验研究显示有差异且不确定其影响的，应当开展有针对性的其他毒性试验研究，必要时应进行相关的比对试验研究。

（七）非临床研究相似性的评价

对非临床研究结果相似性的评判，应根据与临床效果相关的程度确定评判相似性的权重，并设定标准。

1. 对综合评判候选药与参照药之间无差异或差异很小的，可判为相似。

2. 对研究显示候选药与参照药之间存在差别，且无法确定对药品安全性和有效性影响的，应设计针对性的比对试验研究，以证实其对药品安全性和有效性是否有影响。

3. 对研究显示有差异，评判为不相似的，不宜继续按生物类似药研发。

## 七、临床研究和评价

### （一）一般考虑

临床比对试验研究通常从药代和/或药效比对试验研究开始，根据相似性评价的需要考虑后续安全有效性比对试验研究。

临床试验用药物应使用相同产地来源的产品。对产地、生产工艺和规模、处方发生改变的，应当评估对产品质量的影响，必要时还需重新进行比对试验研究。

对前期研究结果证明候选药与参照药之间无差异或差异很小，且临床药理学比对试验研究结果可以预测其临床终点的相似性时，则可用于评判临床相似性。对前期比对试验研究显示存在不确定性的，则应当开展进一步临床安全有效性比对试验研究。

### （二）临床药理学

对药代和药效特征差异的比对试验研究，应选择最敏感的人群、参数、剂量、给药途径、检测方法进行设计，并对所需样本量进行论证。应采用参照药推荐的给药途径及剂量，也可以选择更易暴露差异的敏感剂量。应预先对评估药代和药效特征相似性所采用的生物分析方法进行优化选择和方法学验证。

应预先设定相似性评判标准，并论证其合理性。

1. 药代动力学 在符合伦理的前提下，应选择健康志愿者作为研究人群，也可在参照药适应证范围内选择适当的敏感人群进行研究。

对于半衰期短和免疫原性低的产品，应采用交叉设计以减少个体间的变异性；对于较长半衰期或可能形成抗药抗体的蛋白类产品，应采用平行组设计，并应考虑组间的均衡。

单次给药的药代比对试验研究无法评判相似性的，或药代呈剂量或时间依赖性，并可导致稳态浓度显著高于根据单次给药数据预测的浓度的，应进行额外的多次给药药代比对试验研究。

对药代比对试验研究，通常采用等效性设计研究吸收率/生物利用度的相似性，应预先设定等效性界值并论证其合理性，应对消除特征（如清除率、消除半衰期）进行分析。

一般情况下不需进行额外的药物–药物相互作用研究和特殊人群研究等。

2. 药效动力学 药效比对试验研究应选择最易于检测出差异的敏感人群和量效曲线中最陡峭部分的剂量进行，通常可在PK/PD研究中考察。对药代特性存在差异，且临床意义尚不清楚的，进行该项研究尤为重要。

对药效指标，应尽可能选择有明确的量效关系，且与药物作用机制和临床终点相关的指标，并能敏感地检测出候选药和参照药之间具有临床意义的差异。

3. 药代动力学/药效动力学 PK/PD比对试验研究结果用于临床相似性评判的，所选择的药代参数和药效指标应与临床相关，应至少有一种药效指标可以用作临床疗效的评判，且对剂量/暴露量与该药效指标的关系已有充分了解；研究中选择了测定PK/PD特征差异的最敏感的人群、剂量和给药途径，且安全性和免疫原性数据也显示为相似。

（三）有效性

遵循随机、双盲的原则进行比对试验研究。样本量应能满足统计学要求。剂量可选择参照药剂量范围内的一个剂量进行。

对有多个适应证的，应考虑首先选择临床终点易判定的适应证进行。对临床试验的终点指标，首先考虑与参照药注册临床试验所用的一致，也可以根据对疾病临床终点的认知选择确定。

临床有效性比对试验研究通常采用等效性设计，应慎重选择非劣效性设计，并设定合理的界值。对采用非劣效设计的，需考虑比对试验研究中参照药的临床疗效变异程度以评价候选药和参照药的相似性。

（四）安全性

安全性比对试验研究应在药代、药效和/或有效性比对试验研究中进行，必要时应对特定的风险设计针对性的安全性进行比对试验研究。

比对试验研究中，应根据对不良反应发生的类型、严重性和频率等方面的充分了解，选择合适的样本量，并设定适宜的相似性评判标准。一般情况下仅对常见不良反应进行比对试验研究。

（五）免疫原性

应根据非临床免疫原性比对试验研究结果设计开展必要的临床免疫原性比对试验研究。当非临床免疫原性比对试验研究结果提示相似性时，对提示临床免疫原性有一定的参考意义，可仅开展针对性的临床免疫原性比对试验研究；对非临床比对试验研究结果显示有一定的差异，或者不能提示临床免疫原性应答的，临床免疫原性试验的设计应考虑对所产生的抗体分别进行候选药和参照药的交叉反应测定，分析其对安全有效性的影响。

临床免疫原性比对试验研究通常在药代、药效和/或有效性比对试验研究中进行。应选择测定免疫应答差异最敏感的适应证人群和相应的治疗方案进行比对试验研究。对适应证外推的，应考虑不同适应证人群的免疫原性应答，必要时应分别开展不同适应证的免疫原性比对试验研究。

研究中应有足够数量的受试者，并对采样时间、周期、采样容积、样品处理/贮藏以及数据分析所用统计方法等进行论证。抗体检测方法应具有足够的特异性和灵敏度。免疫原性测定的随访时间应根据发生免疫应答的类型（如中和抗体、细胞介导的免疫应答）、预期出现临床反应的时间、停止治疗后免疫应答和临床反应持续的时间及给药持续时间确定。

免疫原性比对试验研究还应考虑对工艺相关杂质抗体的检测，必要时也应开展相应的比对试验研究。

比对试验研究还应对检测出的抗体的免疫学特性及对产品活性的影响进行研究，并设定相似性评判的标准。

（六）适应证外推

对比对试验研究证实临床相似的，可以考虑外推至参照药的其他适应证。

对外推的适应证，应当是临床相关的病理机制和／或有关受体相同，且作用机理以及靶点相同的；临床比对试验中，选择了合适的适应证，并对外推适应证的安全性和免疫原性进行了充分的评估。

适应证外推需根据产品特点个案化考虑。对合并用药人群、不同合并疾病人群及存在不同推荐剂量等情形进行适应证外推时应慎重。

### 八、说明书

应符合国家相关规定的要求，原则上内容应与参照药相同，包括适应证、用法用量、安全性信息等。当批准的适应证少于参照药时，可省略相关信息。说明书中应描述候选药所开展的临床试验的关键数据。

### 九、药物警戒

应提供安全性说明和上市后风险管理计划／药物警戒计划，按照国家相关规定开展上市后的评价，包括安全性和免疫原性评价。

### 十、名词解释

生物类似药：是指在质量、安全性和有效性方面与已获准上市的参照药具有相似性的治疗性生物制品。

候选药：是指按照生物类似药研发和生产的，用于比对试验研究的药物。

参照药：是指已批准注册的，在生物类似药研发过程中与之进行比对研究用的产品，通常为原研产品。

原研产品：是指按照新药研发和生产并且已获准注册的生物制品。

比对试验：是指在同一个试验中比较候选药与参照药差异的试验研究。

## 练习题

### 一、单项选择题

1.化学药品指导原则不包括（　　）

　A.对药物的药学研究的技术指导原则

　B.对药物的临床研究的技术指导原则

　C.对药物的人体实验研究的技术指导原则

　D.对化学药物质量控制的技术指导原则

2.中药、天然药物注册指导原则不包括（　　）

　A.对中药饮片前处理的技术指导原则

B. 对中药、天然药物的药学研究的技术指导原则

C. 对中药、天然药物的药理毒理研究的技术指导原则

D. 对中药、天然药物相关资料撰写格式和内容的要求

3. 生物制品注册指导原则不包括（　　）

A. 对疫苗制品的技术指导原则　　　　B. 对蛋白制品的技术指导原则

C. 对细胞产品的技术指导原则　　　　D. 对体外诊断试剂的技术指导原则

4. 中药、天然药物稳定性试验的目的不包括（　　）

A. 考察中药、天然药物在不同环境（如温度、湿度、光线等）下药品特征随时间变化的规律

B. 认识和预测药品的稳定性趋势

C. 为药品生产、包装、贮存、运输条件的确定和有效期的建立提供科学依据

D. 考察药物在人体内发挥作用的稳定性趋势

5. 2005~2011年期间有关化学药品的注册指导原则陆续已颁布（　　）个

A. 15个　　　　　　B. 25个　　　　　　C. 35个　　　　　　D. 45个

## 二、多项选择题

6. 化学药物稳定性试验通常包括（　　）

A. 影响因素试验　　　　　　　　B. 加速试验

C. 长期试验　　　　　　　　　　D. 短期试验

7. 原料药稳定性试验中固体原料药样品的放置条件包括（　　）

A. 取适量放在适宜的开口容器中

B. 分散放置、厚度不超过3mm

C. 必要时加透明盖子保护

D. 液体原料药应放在化学惰性的透明容器中

8. 原料药稳定性试验中对于标签的规定应符合（　　）

A. 在标签上注明原料药的贮藏条件

B. 表述内容应基于对该原料药稳定性信息的全面评估

C. 对不能冷冻的原料药应有特殊的说明

D. 应避免使用如"环境条件"或"室温"这类不确切的表述

9. 依据W.Grimm提出的概念（Drugs Made in Germany，28:196-202，1985 and 29:39-47.1986），根据年度气候条件，将全球分为4个气候带。以下正确的是（　　）

A. 气候带Ⅰ：温带　　　　　　21℃　　45%RH

B. 气候带Ⅱ：亚热带　　　　　25℃　　60%RH

C. 气候带Ⅲ：干热　　　　　　30℃　　35%RH

D. 气候带ⅣA：湿热　　　　　30℃　　65%RH

E.气候带Ⅳ B：非常湿热　　　　35℃　75%RH

10.生物制品研发和评价的基本原则包括（　　）

A. 比对原则　　　　　　　　　B. 逐步递进原则

C. 一致性原则　　　　　　　　D. 相似性评价原则

## 三、问答题

11.稳定性研究内容之一的影响因素试验的目的和内容是什么？

12.生物类似药研发与评价技术指导原则对参照药的选择有什么规定？

# 第十章　医疗机构制剂注册

　　早期我国制药工业落后，不能满足医疗对药品多样化需求和及时供货的需求，医疗机构通过自制制剂弥补了市场不足，这类制剂具有自配、自用、使用量低、使用周期短等药厂所无法替代的特点。医疗机构制剂不同于调配处方，它属于药品生产范畴。长期以来，虽然医疗机构制剂对临床治疗做出了重要贡献，但批量小、品种多、配制环境及设施设备差、质量检验机构不健全等缺陷，也引发了许多质量问题。因此我国药品监督管理部门加强了对医疗机构制剂的法制化管理。规定医疗机构制剂实行许可证制度，必须经省级药品监督管理部门批准，方可设立制剂室。同时医疗机构制剂实行注册管理制度，须经省级药品监督管理部门批准，获得制剂批准文号，方可生产。

## 第一节　医疗机构制剂概念及法定要求

### 一、概念

　　医疗机构制剂，是指医疗机构根据本单位临床需要经批准而配制、自用的固定处方制剂。

### 二、相关法律法规要求

#### 1.药品管理法

　　第七十四条　医疗机构配制制剂，应当经所在地省、自治区、直辖市人民政府药品监督管理部门批准，取得医疗机构制剂许可证。无医疗机构制剂许可证的，不得配制制剂。

　　医疗机构制剂许可证应当标明有效期，到期重新审查发证。

　　第七十五条　医疗机构配制制剂，应当有能够保证制剂质量的设施、管理制度、检验仪器和卫生环境。

　　医疗机构配制制剂，应当按照经核准的工艺进行，所需的原料、辅料和包装材料等应当符合药用要求。

　　第七十六条　医疗机构配制的制剂，应当是本单位临床需要而市场上没有供应的品种，并应当经所在地省、自治区、直辖市人民政府药品监督管理部门批准；但是，法律对配制中药制剂另有规定的除外。

　　医疗机构配制的制剂应当按照规定进行质量检验；合格的，凭医师处方在本单位使用。经国务院药品监督管理部门或者省、自治区、直辖市人民政府药品监督管理部门批准，医疗机构配制的制剂可以在指定的医疗机构之间调剂使用。

医疗机构配制的制剂不得在市场上销售。

**2.医疗机构药事管理规定**（卫医政发〔2011〕11号，2011年1月30日发布，2011年3月1日起施行）

第三十一条　医疗机构制剂管理按照《药品管理法》及其实施条例等有关法律、行政法规规定执行。

**3.医疗机构制剂注册管理办法（试行）**（原国家食品药品监督管理局令第20号，2005年6月22日颁布，自2005年8月1日起施行）

第五条　医疗机构制剂的申请人，应当是持有《医疗机构执业许可证》并取得《医疗机构制剂许可证》的医疗机构。

未取得《医疗机构制剂许可证》或者《医疗机构制剂许可证》无相应制剂剂型的"医院"类别的医疗机构可以申请医疗机构中药制剂，但是必须同时提出委托配制制剂的申请。接受委托配制的单位应当是取得《医疗机构制剂许可证》的医疗机构或者取得《药品生产质量管理规范》认证证书的药品生产企业。委托配制的制剂剂型应当与受托方持有的《医疗机构制剂许可证》或者《药品生产质量管理规范》认证证书所载明的范围一致。

第二十六条　医疗机构制剂一般不得调剂使用。发生灾情、疫情、突发事件或者临床急需而市场没有供应时，需要调剂使用的，属省级辖区内医疗机构制剂调剂的，必须经所在地省、自治区、直辖市药品监督管理部门批准；属国家药品监督管理局规定的特殊制剂以及省、自治区、直辖市之间医疗机构制剂调剂的，必须经国家药品监督管理局批准。

第二十七条　省级辖区内申请医疗机构制剂调剂使用的，应当由使用单位向所在地省、自治区、直辖市药品监督管理部门提出申请，说明使用理由、期限、数量和范围，并报送有关资料。

省、自治区、直辖市之间医疗机构制剂的调剂使用以及国家药品监督管理局规定的特殊制剂的调剂使用，应当由取得制剂批准文号的医疗机构向所在地省、自治区、直辖市药品监督管理部门提出申请，说明使用理由、期限、数量和范围，经所在地省、自治区、直辖市药品监督管理部门审查同意后，由使用单位将审查意见和相关资料一并报送使用单位所在地省、自治区、直辖市药品监督管理部门审核同意后，报国家药品监督管理局审批。

第二十九条　医疗机构制剂的调剂使用，不得超出规定的期限、数量和范围。

第三十条　医疗机构配制制剂，应当严格执行经批准的质量标准，并不得擅自变更工艺、处方、配制地点和委托配制单位。需要变更的，申请人应当提出补充申请，报送相关资料，经批准后方可执行。

第三十八条　医疗机构不再具有配制制剂的资格或者条件时，其取得的相应制剂批准文号自行废止，并由省、自治区、直辖市药品监督管理部门予以注销，但允许委托配制的中药制剂批准文号除外。允许委托配制的中药制剂如需继续配制，可参照本办法第三十条变更委托配制单位的规定提出委托配制的补充申请。

第三十九条　未经批准，医疗机构擅自使用其他医疗机构配制的制剂的，依照《药品管理法》第八十条的规定给予处罚。

**4.医疗机构制剂配制监督管理办法（试行）**（原国家食品药品监督管理局令第18号，2005年4月14日发布，自2005年6月1日起施行）

第五条　医疗机构配制制剂应当遵守《医疗机构制剂配制质量管理规范》。

第六条　医疗机构配制制剂，必须具有能够保证制剂质量的人员、设施、检验仪器、卫生条件和管理制度。

第十四条　医疗机构不得与其他单位共用配制场所、配制设备及检验设施等。

# 第二节　医疗机构制剂注册实务

## 一、注册目标

准备医疗机构制剂配制许可所需资料及按申请审批程序报送注册材料和表格。

## 二、办理资料

### 1.申请医疗机构制剂注册所需材料

| 申报资料项目 | 说明 |
| --- | --- |
| 1.制剂名称及命名依据 | |
| 2.立题目的以及该品种的市场供应情况 | |
| 3.证明性文件 | 包括：①《医疗机构执业许可证》复印件、《医疗机构制剂许可证》复印件；②医疗机构制剂或者使用的处方、工艺等的专利情况及其权属状态说明，以及对他人的专利不构成侵权的保证书；③提供化学原料药的合法来源证明文件，包括：原料药的批准证明性文件、销售发票、检验报告书、药品标准等资料复印件；④直接接触制剂的包装材料和容器的注册证书复印件；⑤《医疗机构制剂临床研究批件》复印件 |
| 4.标签及说明书设计样稿 | |
| 5.处方组成、来源、理论依据以及使用背景情况 | 中药制剂的功能主治的表述必须使用中医术语、中医病名 |

续表

| 申报资料项目 | 说明 |
| --- | --- |
| 6.配制工艺的研究资料及文献资料 | |
| 7.质量研究的试验资料及文献资料 | |
| 8.制剂的质量标准草案及起草说明 | |
| 9.制剂的稳定性试验资料 | |
| 10.样品的自检报告书 | 样品的自检报告书，是指由医疗机构对制剂进行检验并出具的检验报告书。报送临床研究前资料时应提供连续3批样品的自检报告。未取得《医疗机构制剂许可证》或《医疗机构制剂许可证》无相应制剂型的"医院"类别的医疗机构申请医疗机构中药制剂者，应当提供受委托配制单位出具的连续3批制剂样品的自检报告 |
| 11.辅料的来源及质量标准 | |
| 12.直接接触制剂的包装材料和容器的选择依据及质量标准 | |
| 13.主要药效学试验资料及文献资料 | 申请配制的化学制剂属已有同品种获得制剂批准文号的，或根据中医药理论组方，利用传统工艺配制且该处方在本医疗机构具有5年以上（含5年）使用历史的中药制剂，可免报资料项13~17项 |
| 14.急性毒性试验资料及文献资料 | |
| 15.长期毒性试验资料及文献资料 | |
| 16.临床研究方案 | 临床前申报资料项目为1~16项 |
| 17.临床研究总结 | 报送临床研究总结资料，应同时报送按复核后的质量标准所作的连续3批自检报告书 |

其他说明：
（1）医疗机构制剂注册类似于药品注册，分为临床研究申请及制剂配制许可申请两阶段。临床前研究结束后，需提交1~16项申报资料进行申报；而临床研究结束后，则需提交临床研究总结资料。
（2）申报资料须打印，A4纸张，一式三份。

　　**2.医疗机构制剂注册申请表**　申请配制医疗机构制剂时，申请人还需填写《医疗机构制剂注册申请表》，与注册材料一起报送。

受 理 号：
受理日期：

医疗机构制剂注册申请表

制剂名称：

申请人：　　　　　　　　　　　　（公章）

国家食品药品监督管理局制

填表说明

1. 申请人名称应当与《医疗机构执业许可证》中载明的名称一致。
2. 填表应当使用中文简体字，必要的英文除外。文字陈述应简明、准确。
3. 制剂类别：应注明化学药品、中药或生物制品。
4. 辅料：对处方使用的各种辅料均应填写，包括着色剂、防腐剂、香料、矫味剂等，处方量按1000制剂单位计算。
5. 委托配制：未取得《医疗机构制剂许可证》或《医疗机构制剂许可证》无相应制剂剂型的"医院"类别的医疗机构申请医疗机构中药制剂，应当填写表中相关内容。
6. 本表须打印，A4纸张，一式三份。

| | | | | | | | |
|---|---|---|---|---|---|---|---|
| 制剂名称 | 通用名称 | | | | | | |
| | 汉语拼音 | | | | | | |
| 制剂类别 | | 剂型 | | 规格 | | 是否委托配制 | |
| 处方（包括所用辅料） | | | | | | | |
| 配制工艺（包括所用辅料） | | | | | | | |
| 适应症或者功能主治 | | | | | | | |
| 用法用量 | | | | | | | |
| 申请人 | 单位名称 | | | | | | |
| | 《医疗机构制剂许可证》编号 | | | | | | |
| | 制剂配制地址 | | | | | | |
| | 联系人 | （签字） | 电话 | | | | |
| 委托配制 | 制剂配制单位名称 | | 《医疗机构制剂许可证》（或《药品生产质量管理规范》认证证书）编号 | | | | |
| | 制剂配制地址 | | 制剂配制单位法人代表 | （签字及公章） | | | |
| | 联系人 | （签字） | | | | | |

| | |
|---|---|
| 稳定性试验研究项目及结论 | |
| 主要药效学研究项目及结论 | |
| 毒理研究项目及结论 | |
| 药事管理委员会审查意见 | （签字）：<br>年　月　日 |
| 所附资料项目 | 1□ 2□ 3□ 4□ 5□ 6□ 7□ 8□ 9□ 10□ 11□ 12□ 13□ 14□ 15□ 16□ 17□ |
| 声明 | 我们保证：①本申请遵守《中华人民共和国药品管理法》、《中华人民共和国药品管理法实施条例》和《医疗机构制剂注册管理办法》等法律、法规和规章的规定；②申请表内容及所提交资料、样品均真实、来源合法，未侵犯他人的权益，其中试验研究的方法和数据均为本药品所采用的方法和由本药品得到的试验数据；③如有不实之处，我们承担由此导致的一切法律后果。<br>申请人：<br>法人代表（签字）：<br>日期：　　年　月　日　（公章） |

图 10-5　医疗机构制剂注册申请表

## 三、实施程序

医疗机构制剂注册申请程序如图10-6。

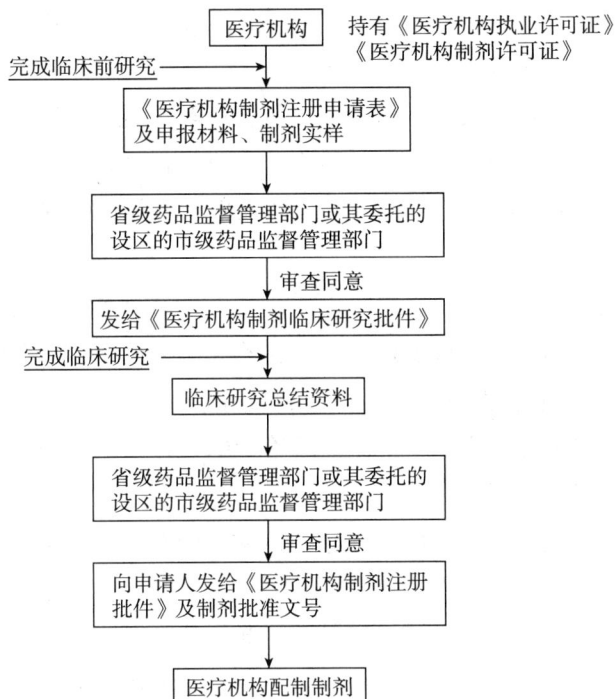

```
                    医疗机构        持有《医疗机构执业许可证》
                                   《医疗机构制剂许可证》
   完成临床前研究
                    《医疗机构制剂注册申请表》
                    及申报材料、制剂实样

                    省级药品监督管理部门或其委托的
                    设区的市级药品监督管理部门
                        审查同意
                    发给《医疗机构制剂临床研究批件》
   完成临床研究
                    临床研究总结资料

                    省级药品监督管理部门或其委托的
                    设区的市级药品监督管理部门
                        审查同意
                    向申请人发给《医疗机构制剂注册
                    批件》及制剂批准文号

                    医疗机构配制制剂
```

图 10-6　医疗机构制剂注册申请程序

具体步骤如下：

**1.临床前研究**　申请配制医疗机构制剂前应当进行相应的临床前研究，包括处方筛选、配制工艺、质量指标、药理、毒理学研究等。

**2.申请报送资料**

（1）报送的资料应当真实、完整、规范。

（2）申请制剂所用的化学原料药及实施批准文号管理的中药材、中药饮片必须具有药品批准文号，并符合法定的药品标准。

（3）申请人应当对其申请注册的制剂或者使用的处方、工艺、用途等，提供申请人或者他人在中国的专利及其权属状态说明；他人在中国存在专利的，申请人应当提交对他人的专利不构成侵权的声明。

（4）医疗机构制剂的名称，应当按照国家药品监督管理局颁布的药品命名原则命名，不得使用商品名称。

（5）医疗机构配制制剂使用的辅料和直接接触制剂的包装材料、容器等，应当符合国家药品监督管理局有关辅料、直接接触药品的包装材料和容器的管理规定。

（6）医疗机构制剂的说明书和包装标签由省、自治区、直辖市药品监督管理部门根据申请人申报的资料，在批准制剂申请时一并予以核准。医疗机构制剂的说明书和包装标签应当按照国家药品监督管理局有关药品说明书和包装标签的管理规定印制，其文字、图案不得超出核准的内容，并需标注"本制剂仅限本医疗机构使用"字样。

**3.药品监督管理部门临床研究申请审查**

（1）形式审查　收到申请的省、自治区、直辖市药品监督管理部门或者其委托的设区的市级药品监督管理机构对申报资料进行形式审查，符合要求的予以受理；不符合要求的，应当自收到申请材料之日起5日内书面通知申请人并说明理由，逾期未通知的自收到材料之日起即为受理。

（2）现场考察及抽样　受理机构在申请受理后10日内组织现场考察，抽取连续3批检验用样品，通知指定的药品检验所进行样品检验和质量标准技术复核。接到检验通知的药品检验所应当在40日内完成样品检验和质量标准技术复核，出具检验报告书及标准复核意见，报送省、自治区、直辖市药品监督管理部门并抄送通知其检验的药品监督管理机构和申请人。

（3）技术审评　省、自治区、直辖市药品监督管理部门应当在收到全部资料后40日内组织完成技术审评，符合规定的，发给《医疗机构制剂临床研究批件》。

**4.临床试验**　临床试验在获得《医疗机构制剂临床研究批件》后，取得受试者知情同意书以及伦理委员会的同意，按照《药物临床试验质量管理规范》的要求实施。医疗机构制剂的临床研究，应当在本医疗机构按照临床研究方案进行，受试例数不得少于60例。

**5.药品监督管理部门制剂配制许可申请审查**

（1）完成临床研究后，申请人向所在地省、自治区、直辖市药品监督管理部门或者其委托的设区的市级药品监督管理机构报送临床研究总结资料。

（2）省、自治区、直辖市药品监督管理部门收到全部申报资料后40日内组织完成技术审评，做出是否准予许可的决定。符合规定的，应当自做出准予许可决定之日起10日内向申请人核发《医疗机构制剂注册批件》及制剂批准文号，同时报国家药品监督管理局备案；不符合规定的，应当书面通知申请人并说明理由，同时告知申请人享有依法申请行政复议或者提起行政诉讼的权利。

## 四、注册批件形式

**1.制剂批准文号**　为医疗机构制剂配制资格的合法证明文件。医疗机构制剂批准文号的格式为：X药制字H（Z）+4位年号+4位流水号（X−省、自治区、直辖市简称，H−化学制剂，Z−中药制剂）

（1）医疗机构制剂批准文号的有效期为3年。有效期届满需要继续配制的，申请人应当在有效期届满前3个月按照原申请配制程序提出再注册申请，报送有关资料。

（2）省、自治区、直辖市药品监督管理部门应当在受理再注册申请后30日内，作出是否批准再注册的决定。准予再注册的，应当自决定做出之日起10日内通知申请人，予以换发《医疗机构制剂注册批件》，并报国家药品监督管理局备案。决定不予再注册的，应当书面通知申请人并说明理由，同时告知申请人享有依法申请行政复议或者提起行政诉讼的权利。

**2. 不得作为医疗机构制剂申请的情形**

（1）市场上已有供应的品种。

（2）含有未经国家药品监督管理局批准的活性成分的品种。

（3）除变态反应原外的生物制品。

（4）中药注射剂。

（5）中药、化学药组成的复方制剂。

（6）麻醉药品、精神药品、医疗用毒性药品、放射性药品。

（7）其他不符合国家有关规定的制剂。

**3. 不予批准再注册的情形** 有下列情形之一的，不予批准再注册，并注销制剂批准文号。

（1）市场上已有供应的品种。

（2）按照本办法应予撤销批准文号的。

（3）未在规定时间内提出再注册申请的。

（4）其他不符合规定的。

已被注销批准文号的医疗机构制剂，不得配制和使用；已经配制的，由当地药品监督管理部门监督销毁或者处理。

## 练习题

**一、单项选择题**

1.《医疗机构制剂许可证》的颁发单位是（　　）

　A. 所在地省、自治区、直辖市人民政府卫生行政部门

　B. 所在地省、自治区、直辖市人民政府药品监督管理部门

　C. 所在地省、自治区、直辖市人民政府

　D. 所在地省、自治区、直辖市人民政府市场监督管理部门

2.《医疗机构制剂许可证》有效期为（　　）年

　A. 3年　　　　　　　B. 5年　　　　　　　C. 7年　　　　　　　D. 10年

3.对于设立医疗机构制剂室，省、自治区、直辖市人民政府卫生行政部门和药品监督管理部门应当在各自收到申请之日起（　　）个工作日内，作出是否同意或者批准的决定

　A. 10　　　　　　　B. 20　　　　　　　C. 30　　　　　　　D. 40

4.医疗机构制剂批准文号的有效期为（　　）年

A. 1　　　　　　　B. 3　　　　　　　C. 5　　　　　　　D. 7

5.医疗机构未经批准，擅自使用其他医疗机构配制的制剂的，依照《药品管理法》第（　　）条的规定给予处罚

A. 60　　　　　　　B. 70　　　　　　　C. 80　　　　　　　D. 90

## 二、多项选择题

6.对于医疗机构配制的制剂，以下说法正确的是（　　）

A. 应当是本单位临床需要而市场上没有供应的品种

B. 须经所在地省、自治区、直辖市人民政府药品监督管理部门批准后方可配制

C. 配制的制剂必须按照规定进行质量检验；合格的，凭医师处方在本医疗机构使用

D. 特殊情况下，经国务院或者省、自治区、直辖市人民政府的药品监督管理部门批准，医疗机构配制的制剂可以在指定的医疗机构之间调剂使用

7.下列关于医疗机构制剂的调剂，说法正确的是（　　）

A. 医疗机构制剂一般不得调剂使用

B. 发生灾情、疫情、突发事件或者临床急需而市场没有供应时，需要调剂使用的，需经相关部门批准

C. 省级辖区内申请医疗机构制剂调剂使用的，应当由使用单位向所在地省、自治区、直辖市药品监督管理部门提出申请

D. 医疗机构制剂的调剂使用，不得超出规定的期限、数量和范围

8.涉及医疗机构制剂的相关法律法规包括（　　）

A. 中华人民共和国药品管理法

B. 中华人民共和国药品管理法实施条例

C. 医疗机构药事管理规定

D. 医疗机构制剂注册管理办法（试行）

E. 医疗机构制剂配制监督管理办法（试行）

9.申请医疗机构制剂注册所需的证明性文件包括（　　）

A. 医疗机构执业许可证》复印件、《医疗机构制剂许可证》复印件

B. 医疗机构制剂或者使用的处方、工艺等的专利情况及其权属状态说明，以及对他人的专利不构成侵权的保证书

C. 提供化学原料药的合法来源证明文件，包括：原料药的批准证明性文件、销售发票、检验报告书、药品标准等资料复印件

D. 直接接触制剂的包装材料和容器的注册证书复印件

E.《医疗机构制剂临床研究批件》复印件

10.对于医疗机构制剂，有下列情形之一的，不予批准再注册，并注销制剂批准文号（　　）

A.市场上已有供应的品种

B.按照本办法应予撤销批准文号的

C.未在规定时间内提出再注册申请的

D.其他不符合规定的

## 三、问答题

11.不得作为医疗机构制剂申请的情形有哪些？

12.请写出医疗机构制剂批准文号的格式。

# 第十一章 药品国际注册

药品作为特殊商品，每一个国家对药品的准入都非常严格，必须审批。

《药品管理法》第二十四条规定，在中国境内上市的药品，应当经国务院药品监督管理部门批准，取得药品注册证书。第九十八条规定，禁止未取得药品批准证明文件生产、进口药品。

药品进入美国药品市场，必须由FDA批准。由于FDA在世界各国医药界的权威性，它的批准对于取得整个国际市场具有举足轻重的意义。

我国是最大的原料药生产国，而美国则是最大的原料药进口国。每年美国药品制剂的销售额中，所用原料的70%从外国进口，其中印度和中国是主要的来源国。美国市场成为中国众多原料药生产企业最具吸引力的市场之一。现在越来越多的企业，特别是其产品在国际市场上已经具有相当大的影响力的企业，已经意识到产品进入国际市场的重要性和必要性，开始为产品进入美国市场做准备工作。

## 第一节 基本概念

### 一、药品国际注册的定义

药品国际注册：是指药品出口到国外时必须获得进口国的许可，即获得许可证，按照进口国对进口药品注册登记管理办法编制相关文件，提出申请，递交资料，获得许可证的过程。

针对药品出口从事的一切申请注册活动，通常被人们称为DMF注册。

### 二 药品国际注册的分类

（一）按区域划分

**1. 美国注册** 在美国联邦药品、食品、化妆品管理局注册，简称FDA注册。

**2. 欧洲药典委员会注册** 即在欧洲药典委员会的32个成员国内注册，通称申请COS。COS即欧洲药典适应性证书，Certrificate Of Snitability 的缩写。

**3. EDMF注册** 在欧洲其他国家药品主管部门注册，即产品出口到欧洲的某个国家，则必须在那个国家获得许可证，在欧洲那个国家注册主要是针对产品只销售到那个国家或者是注册的产品没有收载到欧洲药典只收载到某个国家的药典里，通常称为EDMF注册。如产品在英国销售就必须在英国注册，在瑞士销售就在瑞士注册。

4. 在世界上其他国家注册，根据企业产品出口的需要，如果进口国要求注册的，则必须按照进口国的要求编制注册资料进行注册。如日本注册、俄罗斯注册、印度注册等，现在一般在FDA和欧洲药典委员会以及欧洲部分国家注册的较多，而在其它国家和地区注册的较少，国际上也有一些国家进口药品不需要注册。

### （二）按注册种类划分

（1）FDA注册。

（2）申请COS即欧洲药典适应性证明书。

（3）申请EDMF注册号。

### （三）按注册药品使用对象分

（1）人用药的注册，即DMF注册。

（2）兽用药的注册，即VMF注册。

### （四）按生产阶段分

#### 1.原料的注册

（1）美国DMF。

（2）欧洲EDMF、COS（CEP）。

#### 2.制剂（成品药）的注册

（1）NDA即505（b）（1） 即全新药申请。

（2）ANDA（即505 j） 仿制药申请。

（3）505（b）（2） 介于上述两者之间。

## 三、药品国际注册的区别

美国食品药品管理局注册即FDA注册，按照美国联邦法规（Code of Federal Regulation）第210及第211中的有关规定，任何进入美国市场的药品（包括原料药品）都需要先获得FDA的批准，而且所有有关药物的生产加工、包装均应严格符合现行药品生产质量管理规范（GMP）要求。到目前为止与国际其它地区和国家注册的最大的区别在于药品出口企业要申请FDA的现场检查。

欧洲药典委员会注册，即申请欧洲药典适应性证书。欧洲药典适应性证书是由欧洲药典委员会颁发的用以证明原料药品的质量是按照欧洲药典有关各论描述的方法严格控制的，其产品质量符合欧洲药典标准的一种证书。

COS证书在欧洲药典委员会的32个成员国内得到承认，它与欧洲药物管理档案（EDMF，European Drug Master File）在程序和作用上相类似，但又有不同。

1. 两者都是一种支持药品注册的材料，用于支持使用该原料药的制剂产品在成员国的上市申请。

2. 两者都是用于证明制剂产品中所使用的原料药质量的文件，是其他国家原料药品进入32个欧洲药典委员会成员国的市场必须提交的文件。

3. COS和EDMF都可以做为原料药进入欧洲市场的申请程序，可以任选其中之一，没有必要重复申请。

4. 不同的是COS可由原料药生产商独立申请，而EDMF则必须与使用该原料药的制剂的上市申请同时进行。即COS的申请不需要事先找到欧洲代理商，而EDMF的申请就必须事先找到使用该原料药的欧洲代理商。这个代理商可以是制剂厂家本身，也可以是供给制剂厂家的销售商。

5. COS是一个证书，而EDMF只给一个参考号（Reference No）。

### 四、获准注册的凭据

1. 一般情况下FDA对药品申请注册厂家进行现场检查后发给厂家一份483表，即现场检查缺陷表，厂家针对缺陷表中的缺陷问题迅速提出整改意见或方案，由FDA检查官检查并评估整改报告，并确认所有缺陷问题均得到整改后，结合现场检查的问题给厂家一份检查报告（EIR）拷贝，它是FDA官员依照FOIA和ZICFR Partzo编写的内容。在此报告中会提及该企业申请注册的品种符合GMP标题21联邦法规，210~211部分。

2. 欧洲药典委员会对药品注册获准后会发给申请药品注册企业一张欧洲药典适应性证明书，简称COS。

3. 在欧洲其他国家进行EDMF注册，注册当局对企业申请注册的资料即DMF资料或VMF资料审查后，如果没有什么需要补充的问题，则给申请企业该品种一个注册登记号（Reference No）。

# 第二节　药品国际注册程序

## 一、美国FDA注册程序

美国食品药品监督管理局（FDA）是美国的主要药品管理机构，其职责是及时帮助安全有效的产品更快的上市以促进和保护公众的健康，监督产品在使用中的持久安全性，并提供给公众所需的科学信息。FDA局长由美国总统任命并经参议院批准。整个FDA分为局长办公室、药品审评与研究中心（CDER）、生物制品审评与研究中心（CBER）、医疗器械与放射性产品健康中心（CDRH）、食品安全与营养中心（CFSAN）、兽药中心（CVM）、国家毒理学研究中心、监督管理办公室（ORA）等8个部门，它们既相互独立又紧密配合，共同履行FDA的各项职责。

（一）美国药品监督管理机构及其职责

药品审评与研究中心CDER是FDA最大的一个审评中心，其主要职责是确保处方药和非处方药的安全有效以促进和保护美国大众的健康，负责所有人用药品的审评工作

（包括新药、仿制药和非处方药等）并监管上市的10000多种药品，使其始终符合最高标准（highest standards）。

该中心分为10个办公室，分别是：中心主任办公室、日常事务管理办公室、培训与交流办公室、法规监督办公室、信息技术办公室、医学政策办公室、药物警戒与统计学办公室、项目执行办公室、新药审评办公室和药物科学办公室。新药审评办公室是CDER的重点办公室，其下划分有6个办公室，分别对各类不同的新药进行审评。药物科学办公室下设4个办公室，分别负责临床药理、仿制药审评、新药化学及检测等具体工作。

生物制品的审评工作由CBER负责，其分为9个办公室，分别是：中心主任办公室，日常事务管理办公室，法规监督与生物制品质量办公室，血液研究与审评办公室，治疗用生物制品研究与审评办公室，疫苗研究与审评办公室，交流、培训和企业扶持办公室，生物统计及流行病学办公室，信息技术办公室。

NCTR主要负责对FDA监管的产品进行毒理学研究，为产品注册提供技术支持。

（二）美国的药品注册申请类别

美国的药品注册申请一般分为三大类型，即创新药物及其制剂的申请（NDA），专利过期的处方药的申请（ANDA），非处方药（OTC）的申请。

新药的申请包括两个步骤，新药研究申请（investigational new drug application，IND）和新药申请（newdrugapplication，NDA），当新药申请人完成有关新药的实验室研究后，就可以向FDA提出IND申请，如IDA自收到IND申请之后的30天内未提出反对意见，申请人就可以自行开展新药的临床研究。

NDA申请的新药划分为七类：第1类指新的分子结构；第2类指已批准上市药品的新盐结构；第3类指已批准上市药品的新处方；第4类指两种或以上已批准药品的重新组合（复方）；第5类指已上市药品的仿制生产；第6类指已上市药品的新适应证；第7类指已批准上市的药品（该药以前未获NDA批准）。

（三）申请FDA注册的基本程序

按照美国联邦法规（Code of Federal Regulation）第210及第211中的有关规定，任何进入美国市场的药品都需要先获得FDA的批准，而且所有有关药物的生产加工、包装均应严格符合美国GMP的要求。FDA自2002年6月份正式执行原料药企业cGMP的新标准，即Q7A标准，把对原料药的管制从原来联邦大法典21章的第210和211部分分离出来。现在FDA主要依据Q7A对药品注册和监督进行管理。

申请FDA注册的基本程序如下：

1. 进行国际市场行情调研，摸清美国市场目前的销售情况，对市场发展趋势与方向做出正确的判断和预测，分析选择好申请注册的品种。

2. 选择申请代理人和代理经销商，并签订委托协议，签署委托书保密协议。

3. 编写申请文件，原料药为DMF文件（如果是兽用原料药就是VMF文件）由代理人完成申请文件终稿的编写，并向 FDA 递交取得 DMF 或 VMF 文件登记号。

4. FDA 收到申请文件后，经初审合格后，发通知函给申请人，并发给一个登记号，说明 DMF 文件持有人的责任和义务。

5. 企业按美国现行 GMP 即 cGMP 要求进行厂房、设施、设备的改造并严格按照 Q7A 条款建立企业药品生产质量管理的各项软件程序并对相关人员进行培训，让相关人员对 cGMP 所有程序熟悉，并严格执行。

6. 应美国制剂生产厂也就是该原料药品的最终用户的申请，FDA 派员到原料药生产厂家按照 FDA 现行的生产现场检查指南，对照已经被初步审核的 DMF 或 VMF 文件进行检查，FDA 官员在生产现场检查的基础上出具书面意见，即现场检查缺陷信或警告信，简称 483 表，并向 FDA 书面报告检查结果，同时给被查企业一份拷贝件。

7. FDA 审核批准后，将审核结果通知生产厂家，并将厂家基本信息和通过的厂家品种输入美国海关的管理监控系统，该原料药品即获准直接进入美国市场。

8. 被检查的原料药厂家每年向 FDA 递交一份 DMF 或 VMF 修改材料（注：无论有无修改都应向 FDA 递交一份报告）。

正常情况下，FDA 对已通过的厂家每 2 年复查一次。

原料药，通过 FDA 批准有两个阶段，第一阶段是 DMF 或 VMF 文件的登记，获得一个登记号，要求递交的 DMF 文件对所申请药品的生产和质量管理的全过程以及药品质量本身做一个详尽的描述。FDA 要为此文件保密，（如果该文件要通过代理商递交给 FDA，代理商必须与企业签订保密协议），该文件是由 FDA 的药物评价及研究中心（CDER）审核。

当 DMF 文件的登记已经完成，而且在美国的原料药品终端用户提出申请以后，FDA 官员对原料药物的生产厂家进行 GMP 符合性现场检查，通过对药品生产全过程的生产管理和质量管理状况的全面考察，做出原料药生产企业的生产和质量管理能否确保所生产的药品的质量的判断。

FDA 现场检查的基础上做出是否批准该原料药品在美市场上销售的决定。

（四）ANDA 申请（505 j）

ANDA：Abbreviated New Drug Application（简略新药申请）：即仿制药申请，针对成品药，相关法规 505（j）（see 21 CFR 314.101）。

相对于创新药而言，开发时间短，但竞争激励，利润也相对较少。获 FDA 批准后，该仿制药会被加入《已批准药品名录》（Orange Book）中，该公司可以生产和销售这种药物。美国仿制药约占整个处方药的一半左右，仿制药的价格约为品牌药的 20%~50% 之间，仿制药销售总额约占整个处方药的 10% 左右。为了减少医疗开支，美国政府是支持仿制药开发的，制订了很多相关政策、法规，如 Hatch- Waxman Act（药品价格竞争和专利期修正案，1984 年通过）规定仿制药可免安全性和有效性研究（简化申请），并且可在品牌药专利到期前开始研究（Bolar 修正条款）。在 1984 年以后，仿制药产业得以快速发展。

制剂是真正意义上的药品，有效性、安全性和稳定性是优良制剂的基本要求。有效、速效、长效是优良制剂的更高要求，药品质量与生产场地、原辅料、包材等密切相关。申报DMF的目的是确保生产场地、原辅料和包材等符合要求，以确保药品质量。

ANDA（简略新药申请），一般不需要提供临床前和临床数据（即免毒理和临床）来证明其安全性和有效性

作为替代，申报者必须合理证明其产品与原研药相比是生物等效的，包括详细的溶出度或释放度比较以及BE研究（24~36个健康志愿受试者），如果饱腹空腹均可服用，则要两两交叉（four-period single dose crossover design study，both products fed and fasted）。

申报批（ANDA批）一般需要使用具有DMF的原辅包材（如注射剂的西林瓶、胶塞和口服固体制剂的塑料瓶、铝塑包装等），这样不会延误药品审评。假如申报批使用的原辅包材需要但尚无DMF，则DMF应在药品申请前递交，以免延误制剂的审评。

**1.仿制药研制的基本要求**　仿制药必须与原研药（Reference Listed Drug，RLD，由FDA指定，在FDA网站上可以查到）化学相同（活性成分相同、剂型相同、规格相同）、用法相同（给药途径和适应证相同）和生物等效，批间质量稳定，在cGMP标准下生产。

对于注射剂仿制药，因为无需做BE研究，所以处方必须与RLD一致，只能在pH调节剂、抗氧剂和防腐剂的量上可以与RLD有差别，但要justify。对于口服固体制剂，处方工艺可以与RLD不相同（辅料种类、用量和片重等可以与RLD不一致），但BE研究要等效。

仿制药在包装、颜色、形状、味道等方面与RLD可以不一致，在不涉及专利的情况下也可以一致。

如果品牌药片剂有刻痕（"−"或"+"），FDA要求仿制药也要有刻痕，如果品牌药先有刻痕，后又取消，仿制药可以保留或取消刻痕。如果品牌药从无刻痕改变为有刻痕，仿制药也一定要增加刻痕。

当固体制剂有多个规格时，处方应尽可能采用等比放大的方式，对于特别小规格的制剂，也可以采用等片重的方式，目的是申请某些规格（通常是小规格）的BE研究豁免。

仿制药申请必须采用FDA指定的参照药品进行对比实验。注射剂进行配方比较，口服固体制剂进行体外溶出和生物等效性研究，其目的是使所有的仿制药都与同一标准比较，以避免可能出现的仿制药之间、以及与品牌药间仿制再仿制的差异不断叠加。

**2.仿制药有效成分和辅料要求**　有效成分，必须含有同样的活性成分（同样的晶型、同样的含水物、同样的盐型，否则就属于505b2）；辅料，可以不一样，只要能够证实生物等效性即可。辅料的选用，尽量使用列入非活性成分数据库（Inactive Ingredient Guide，IIG）的辅料，所用辅料的检测标准规范必须符合FDA的要求，用量一般不能超出FDA所规定的上限。

如果使用了不在非活性成分数据库IIG的辅料，如果用量超出了上限，申报者必须进行分析，确定其合理性。如有确切的科学依据（例如已有FDA审批产品曾用此辅料或此用量），也可以使用。如不肯定，应事先咨询FDA，必要时可进行毒理试验。

**3. 专利申明**　仿制药在递交ANDA申请时，必须做到以下几类。

（1）递交专利申明书

Paragraph I：申明RLD无专利。

Paragraph II：申明所有专利已经全部过期。

Paragraph III：列出所有未过期专利号及有效期，并申明不在专利过期前上市销售。

Paragraph IV：申明所涉及的专利不成立，即专利挑战（不侵犯橙皮书中所列专利或认为橙皮书中所列专利无效或不可执行）。

如果递交了Paragraph IV certification，ANDA申请者必须在递交后的20天内通知品牌药持有者。如果是前三段申明，一般会有很多竞争者。

（2）做好法律诉讼准备　如果是第四段申明，就要做好法律诉讼准备。FDA要求品牌药公司向FDA登记其有关药品的专利（列在橙皮书内）是为了便于对仿制药的审批。品牌药公司必须在FDA新药批准的30天内登记所有相关的专利，并可随时加列新专利。FDA并不审查专利的合理合法性，被FDA登记不等于专利就是成立的。

第一家专利挑战获胜的仿制药申报者可获得180天市场专营行政保护期。获胜包括两方面：品牌药生产商未申诉，或仿制药公司法律胜诉。还有一种情况就是在30个月内官司未了但专利已经到期了，FDA也会批准该仿制药上市。

180天市场独占期从该仿制药上市的第一天，或从仿制药公司法律胜诉的当天起算，两者取其早。180天内仿制药价格可高达品牌药的80%，并获取较大的市场份额。在180天内，FDA不再批准相同的仿制药上市，直至180天期满后。

（3）FDA授予的市场专营保护期种类　新化学实体（NCE）5年保护期，外加的临床研究3年保护期，罕见病药品7年保护期，儿科实验6个月保护期，首次仿制药（专利第四段申明）180天保护期。

Drug Price Competition and Patent Term Restoration Act（1984）允许药品专利获得长达5年的专利期延长，目的是鼓励新药的研发、补偿专利持有者在药品研发和等候审批过程中所失去的时间，但药品批准后的附有延长的总专利期不得超过14年。如果药品在批准上市时仍持有14年以上的专利保护期，该药品便不具专利延长资格。

**4. 注册文件要求**

CMC：ChemistryManufacturingControl

CTD：Common Technical Document

ANDA内容和形式要求：FDA不直接与外国公司联络，所有外国公司需指定在美国的代理人；ANDA申请表（FDA 356h）需由代理人签字；FDA交流函件也均由代理人转交外国公司。ANDA Checklist包括18个部分的内容。

### 5.仿制药的审批

由FDA药品评审与研究中心（CDER）属下的仿制药办公室（Office of Generic Drugs，简称OGD）审批。由于仿制药审评不需要提交有关证明药品安全有效的临床前试验数据和临床试验数据，OGD按照简略审评程序（ANDA）办理仿制药审评手续，正式受理仿制药申请后，OGD会立即向CDER的法规监督办公室提出请求，要求该办公室对产品的生产企业、原料药供应生产企业以及外部检测或包装企业是否符合cGMP情况进行调查。法规监督办公室根据原先的有关情况作出决定，必要时要针对产品生产企业进行现场核查。生物等效性审评是仿制药审评的重要内容，其目的是评价仿制药与原研发药在人体的血药浓度与代谢方面是否一致。

如果仿制药参照药不在橙皮书上所列，则按NDA途径申报；审批时间一般为12个月至几年不等（受申请资料的质量和专利因素的影响），审查重点是生物等效性、化学生产/微生物控制、标签说明、现场检查。

第一步完整性检查。初步审查合格，FDA会向申报者发函（Acknowledgment Letter），通知正式受理日期，并给予ANDA申请编号（任何与FDA的交流均应引用该号）。如有一项或多项最基本资料遗漏，申报者会收到拒收通知，并注明如不补齐，ANDA将不被接受。

第二步ANDA审查。ANDA主要审查内容包括八大部分，重点是其中的四个部分：CMC评审（化学/微生物学）、生物等效性（BE研究）、标签、批准前现场检查（PAI）。前三项同时进行，一般约在6个月左右先后收到三个部门的评审意见。如评审通过，或FDA对缺陷信回复满意，FDA即安排现场检查（PAI）。

### （五）美国新药注册审评

美国的新药申请包括两个步骤：①新药研究申请（investigational new drug application，IND）；②新药申请（new drug application，NDA）。故新药审评程序也包括两个过程：临床前审评和上市前审评。

一个新药当决定进入临床试验时，则要向FDA提交新药研究的申请，同时报送所有研究资料，FDA在收到IND申请后，在一个月内必须给予答复。如果公司在一个月内得不到FDA的答复，即表示已经批准进入人体试验，可自动进入临床研究。

临床研究主要侧重于对安全性的评价，其目的是确保新药临床研究的安全性，避免临床试验受试者的风险。新药在三期临床试验结束后，申请人就可以向FDA进行新药上市申请。在申请人提交NDA申请之前，FDA新药审评部门通常会和申请人举行一次会议，称为预备会议（pre-NDA meeting）。在会议上，申请人提交临床试验的概述报告，让FDA及评阅人员了解所申请新药的NDA格式和内容。新药申请的审评程序包括申请书的受理、新药技术审评、现场考察、通知审评结果、双方的交流（中期会议、审评终结会议和其他会议）等。NDA的主要目的是验证申请人所得出的结论是否正确，并确保上市药品的安全有效、质量可控。NDA审评结束后，CDER将根据审评结果，分别作出同意上市、可考虑上市或不考虑上市三种决定。

CDER的新药审评有两种机制：一般审评机制和优先审评机制。一般审评机制是针对与目前已上市药品功效相似的药品；优先审评机制是针对较目前已上市药品有明显疗效优势的药品。

## 二、欧洲药品管理委员会注册程序

欧盟于1993年1月22日在伦敦建立了欧洲药品审评署（European Medicines Evaluation Agency，简称EMEA）。

### （一）EMEA的主要职责

EMEA的主要职责是通过评价和监管人用药和兽药来保护和促进公众和动物的健康。其主要工作包括为药品研发部门提供技术建议，对申请集中审评的药品进行科学的评估，对未达成相互认可程序的产品进行仲裁，协助药物监察，协助各国进行药品的GMP、GCP、GLP的审查。EMEA设有人用药技术审评委员会（CHMP）、兽药审评委员会（CVMP）、孤儿药审评委员会（COMP）和草药审评委员会（HMPC）。CHMP负责所有人用药品的审评工作，不仅要对上市前药品进行全面的评估，而且还要负责审批后的维持工作，包括修改和增加现有审批事项的评估工作。欧盟国家目前已成为中药和草药产品的最大消费国，中国的中药产品出口到这些国家可不作为保健食品，而是药品接受审批。欧盟正在不断扩大和完善HMPC的规模和职能以适应草药产品市场逐渐繁荣的现状，并逐步规范对中草药产品在质量、安全性和传统用法三个方面的审评工作。

### （二）欧洲药品注册的申请类别

欧洲药品注册的申请类别可以分为两大类：一是提供全套资料的完整申请，提供和药品安全性、有效性和质量可控性有关的全部研究或文献资料；二是仅提供全套资料中的一部分申报资料，被称之为简化申请。完整申请包括：全套资料的申请、固有应用的申请、固定组方的复方制剂的申请；而简化申请则包括：化学药品的简化申请、传统植物药的简化申请、补充申请和变更申请。

其中，完整申请中的全套申报资料一般由五部分所组成，第一部分：药品一般信息和相关文件；第二部分：药品研究工作的综述和概要；第三部分：药学；第四部分：临床前研究；第五部分：临床研究。完整申请必须提供上述五部分申报资料。固有应用药品申请可以用正式出版的科技文献资料代替药理学、毒理学和临床医学的实验研究内容，但是药学研究资料不得使用文献资料代替，必须提供自己的实验研究结果。因此，固有应用药品申请虽然大量使用了文献，但是和完整申请一样提供五部分申报资料。在欧盟，复方配伍的药品完全是另外一个新药，并不因为其中含有药品成分是已上市的药品而减免申报内容，必须要提供该复方制剂的药理学、毒理学及临床研究等数据，但不需要提供组方中每种化合物的研究数据，所以固定组方的复方制剂的申请需要提供全套资料进行申请。

简化申请包含两种类型，一是知情同意申请（Informed Consent Application），申请的药品从本质上相似于在某成员国家已被批准上市的药品，并且该上市药品的负责人同意在他人的简化申请审评中，允许将其药品申报时所用的药理毒理实验结果或临床试验结果被用作核对或参考材料。二是仿制药申请（Generic Application），申请的药品从本质上相似于在欧盟内已被批准上市至少6年的一种药品，同时该药品已经在某一成员国生产销售，然后再向该成员国申请。

在欧洲药品管理委员会注册程序相对简单，原来只是对递交的申请和注册的EDMF资料进行审核，通过后就发证书COS，不进行现场检查。但是从2003年开始，欧洲药品管理委员会对国外企业注册的产品也开始进行现场抽查，逐步过度到对每个申请注册的企业进行现场检查。

COS证书是考察药品生产企业对欧洲药典符合性的法律文件，过去只注重考查申请品种的生产技术特性，现在逐步加强了对原料药生产条件，即ICH GMP的Q7A标准的检查。COS证书的重要性在于，它是外埠药品进入欧洲销售的质量标准凭证，并且在32个欧洲国家通行无阻。

COS针对的是欧洲药典收载的品种，欧洲药典的特色是只提出对原料药的要求，因此COS证书可以看作是对原料药的证书。对于那些未能载入欧洲药典的生物制品和高科技新产品，由欧洲药品审评委员会（EMEA）负责审评，一旦被其采纳，则该药物可以在欧洲通行而无须到各个国家分别接受审批。

（三）欧盟药品注册审评

欧盟药品注册申请的程序并非按申请的类别划分，每种审批程序都会有不同的申请类别（完整申请或简化申请）。为了提高药品注册的效率，减少成员国之间的重复审评工作，消除成员国之间的上市核准结果互不承认和药品贸易的障碍，欧盟采用中央集中审评和各国分散审评相结合的双重药品审评机制。一个药品无论通过哪一个申请获得批准，所有成员国都必须承认这种核准结果，并允许该药品在本国上市。对于中央集中审评机制而言，药品首先报送欧洲专利药品委员会（CPMP），210天后送交EMEA，在咨询了各国代表的意见之后，EMEA做出对欧洲理事会有拘束力的决定。对于各国分散审评机制而言，它的运行是以各国药品审评部门对彼此决定的认可为前提保障的，故也称为相互认可审评机制。申请人也可以向欧盟中的某一国家药品审评机构提出申请。

集中审评程序在原"协商药品注册程序"基础上发展而成。欧盟规定，对生物技术产品必须按集中审评程序申请药品上市许可，对其它创新药品则可遵循自愿申请的原则。按集中审评程序申请上市的药品，直接向EMEA提交申报材料。然后专利药品委员会指定一个成员国作为该药品的注册审评国家，另一成员国作为该药品的注册审评协助国，并将全部申报材料转交给这二个国家，该药品的注册审评国及注册审评协助国对申报材料进行全面的评估，并草拟产品特点概述、标签及说明书等。最后专利药品委员会对注册审评工作提交的评估报告进行审核，并做出建议上市或不上市的决定。

对于相互认可审评程序申请药品上市许可，申请人可直接将申请材料递交给一个或多个欧盟成员国，申请材料必须内容一致。同时申请人须通知所有成员国，说明该产品正在办理注册相关手续。一旦一个成员国决定对产品进行评估，它就成为"参考成员国"，并应将自己的决定通知其它所有收到申报材料的成员国（"相关成员国"）。"相关成员国"此时可停止进一步产品评估。等待"参考成员国"的详细评估报告。"参考成员国"在完成评估后，应将详细的评估报告分送每一欧盟成员国。欧盟成员国在收到评估报告的90天内对评估报告做出反应。如果各成员国对"参考成员国"的审评意见存在分歧，评估报告将被送到专利药品委员会进行仲裁，专利药品委员会的仲裁结果也将递交给欧盟委员会做最终裁决。一旦欧盟委员会做出决定，所有成员国均必须接受这一决定。

除此以外，2004/27/EC人用药品管理法令又引入了一套新的上市许可程序——非集中审评程序（DP），它与互认可审评程序并存。在相互认可审评程序中，参考成员国（RMS）的药品上市许可证必须要通过其他成员国的认可。在DP中，RMS准备药品审评报告，然后这份报告将报送其他成员国批准。如果没有问题，所有的成员国各自颁发本国的上市许可证。这是为了避免在相互认可审评程序中经常出现的问题，即其他成员国常会拒绝接受参考成员国的上市许可。

## 第三节　药品国际注册资料的编写

### 一、FDA注册资料的编写

（一）概述

根据美国联邦管理法规定，药品进入美国须向美国FDA申请注册并递交相关文件，化学原料药按要求提交一份药品主档案即DMF或VMF（兽用药），DMF或VMF是生产企业提供的申请注册药品生产全过程的详细资料，便于FDA对该公司产品有一个全面了解，内容包括生产、加工、包装、贮存整个过程，以及生产所用的厂房、设施、设备（含分析设备）等和监控的资料，以判定药品生产是在GMP条件下生产的。

**1.通用格式要求**　FDA要求这些文档是提交在 8.5"×11" 纸上。如果需要较大的纸，例如平面图，综合用图或批记录，装订时这些页必须被折成8.5"×11"大小。

在提交的这些文档中的所有信息必须是用英语或如果原始文档不是英语，则必须提交原始文献和英语翻译件。

每页必须有编号和日期（月/年）。

这些文档的副本必须提交给FDA的人用药评价和研究中心（DMF）或兽药（VMF）中心。

拷贝将被U.S.代理人和厂商持有。

**2.具体内容要求**

A 部分:地址文件

A.1.管理总部　提供地址

A.2.制造设施　提供地址

A.3.代理人　地区联系人

简要说明地区联系人的调整目的。

U.S.代理人　FDA需要外国厂商在美国内指定一个代理人的商业地址。代理人的责任必须明确(销售/调整或独家调整)。

B部分:委托申明

C部分:组织机构图和成员

C.1.组织机构图　包含不同的管理层次(维护/工程、产品、仓储、质量保证和控制)。

C.2.成员　摘要描述每位成员在特别的工作上的专业经验和学校教育。

D部分:设备描述

D.1.平面布置图　标明重要的建筑物(仓储、产品和质量控制)。

D.2.仓储设备描述　包含区域和任何特殊构造。

D.3.生产设备　简要描述,设备平面布置图,生产设备列表,设备维护和校准描述

D.4.实验室质量控制　简要描述,主要的实验室设备列表,设备维护和校准

E部分:原材料处理程序

E.1.原材料输入程序　简洁描述。

E.2.原材料批编号系统　描述原材料的批编号系统。

E.3.原材料的抽样和发放　简洁描述。

E.4.原材料分类　简洁描述。

F部分:产品(药物)的名称

F.1.药品描述　化学名称和结构式

F.2.结构说明和物理描述　建立在适当分析方法基础上的全部理化性质描述和结构说明。对于包含在美国药典或英国药典上产品,用官方参考标准比较分析的配置文件将是适当的。

产品的物理属性描述包括可能的多晶体数据(验证数据)。

F.3.产品流程图　化学流程、工艺流程图、产品工艺描述。

批反应式,工艺描述,干燥和抽样,过筛和磨粉,混合和抽样。

最终产品包装和贴签。

F.4.最终产品批编号系统　描述最终产品批编号系统(商业批号)。

G部分:质量控制

G.1.原材料:代码,供应商和规格　包含所有原材料及其代码和经核准的供应商。一

个原材料一页。

G.2.原材料:测试方法　描述测试方法,如果是法定方法(USP)除外。但应包括参考药典和页码。

G.3.包装材料:代码,供应商和规格　按照上述格式描述。

G.4.包装材料:测试方法。

G.5.过程控制:规格　分别列表所有的过程控制和规格,除了被分离的中间体的规格之外。

G.6.过程控制:测试方法　分别描述测试方法过程控制和中间体分析。

G.7.最终产品:规格　最终产品规格将包括与参考概论一致的详述。

G.8.最终产品:测试方法　描述详细测试方法遵循最终产品的分析。当适用时,包含详细的药典参照。方法必须被确认。

G.9.最终产品:杂质描述　最终产品必须根据其特点描述任何潜在杂质。

H部分:稳定研究

H.1.加速稳定研究　在文档中最少应有三批的二年的货架寿命,满意的验证数据(在长期的存放场所数据)。被推荐的"复检期"必须包括在标签内。

H.2.长期的稳定研究　稳定试验在环境约束的条件下进行,开始必须三批产品。

H.3.强制性降解研究:分析方法验证　必需补足的上面描述的研究,同样必须确定选定的分析方法用于评价物质的稳定性是科学的。

如果设计的方法在实验中证实有降解和变化发生,即使仅仅在极端的条件下,选定的分析方法将能检测和鉴别。

I部分:留样

简要说明每批产品留样。描述它们的量,包装(模拟市场容器)和储藏条件。这些样品将被留存到截止日期或重检期到后的一年后。

J部分:投诉文件

简要说明关于"投诉文件"的处理承诺(提交和归档)。同时,简要说明每个投诉会完全调查和提交调查报告并由质量保证部门归档。

K:环境的评估

包含工厂的官方检查报告和遵守本地环境的法律。

附录

附录1.包含在稳定性研究过程中的一批产品的批记录,用英语表示。

附录2.包含对应原材料分析的证书。

附录3.展示最终产品标签:符合附件。

3.DMF更新要求

DMF的持有人必须每年提供更新。

更新将包含下列信息:

＊经公司审定的DMF变更表

＊摘要描述变更主题（页码和摘要描述变更）。

＊更新稳定性数据（长期稳定性数据的变更表）。

＊分别告知消费者此经核准的变更。如果变更是主要的，则应在变更被核准后方可执行。

## 二、欧洲药品管理委员会注册资料的编写

### （一）申请COS资料的编写

#### 1.一般资料

（1）命名　应说明欧洲药典专论名称、INN和其它化学名及文件中所用的实验室编号。

生产厂家和生产场所的完整名称和地址。在特殊情况下，当证明持有者不是生产厂家时，应提供双方正式签署的协议，声明生产厂家不愿成为持有者而愿意将必要的资料提供给他们的授权代理。

长期在欧洲市场作为产品原料进行贸易的（使用专用生产路线）产品在哪些国家使用并且用于哪些药品中。

声明生产的进行按照规定的起始原料GMP要求，在文件中描述所用的专用指南。

声明生产者愿意在被授予适应性证之前或之后应有关当局的要求依照有关法律接收检查。

（2）质量标准和常规化验　如果使用欧洲药典专论描述之外的纯度化验方法，必须作相对欧洲药典方法的验证。这种情况也适用于代替欧洲药典方法的其他药典方法。附加的质量标准应证明其合理性（例如，通过几个批号的原始数据）。

#### 2.化学和制药资料

（1）描述。

（2）生产方法　简述（流程图，包括起始原料和所有中间体的结构式）。

每一生产步骤的详细描述，包括关键溶剂和试剂、催化剂、反应的条件等资料，中间体的离析和精制的资料，最后精制和所使用的溶剂的详细资料；规定最大批量，应符合已生产的批号并与文件中对应。

生产方法的描述必须追溯到起始原料为非合成物并商业上有的分子的那一步骤。如果起始原料是欧洲药典中有的物资并且其合成路线仅包括一步或几步，此起始原料必须有一份欧洲药典的证明并需要此物资合成的详细描述。

如果是半合成物质，应描述发酵的起始原料并讨论发酵过程将杂质带入成品中的可能性。

如果有代用的合成路线，应清楚地规定和描述并不增加可选择方案，不同的生产场所和不同的生产方法或代用方法可在一个文件中描述，条件是要证明在每一种情况下质

量标准是完全一致的。

（3）生产过程控制　用于保证所使用的起始原料的质量的分析控制描述。

进行的主要中间体质量控制描述。

**3.化学研究**

（1）分析验证（如果使用欧洲药典以外的或附加的纯度化验方法）。

（2）杂质　应研究可能从合成路线或降解产生的杂质通过与简明药典中杂质名单比较证明欧洲药典专论的方法测定这些杂质的能力，或如果不可行，用杂质参照标准品来证明其方法。

在研究可能降解产品中，参照实时稳定性或破坏性试验的数据，或参照文献会很有帮助。正式的稳定性研究通常不作要求。

如果可代用的合成路线存在可能性杂质，应分别进行描述和讨论。

如果申请证明的药物未在欧洲批准的药品市场上市（新工艺，新来源），具有代表性的批号的杂质应进行更彻底的研究。所有可能鉴定的超过0.1％的杂质并且如果与药典专论中所描述的不一样，应描述它们潜在毒性。或者应用其他的方法证明药物的杂质分布（数目，属性，含量）与已上市的产品有可比性。

（3）溶剂　应采用国际通用人用药注册的技术要求提出的残余溶剂指南的规定，即文件应证明溶剂是否在生产过程中使用，包括所使用的溶剂或由所使用的起始原料产生的溶剂。

毒性溶剂（一级和二级）要一直使用专用化验方法控制，例如欧洲药典通用方法中所述方法。如果毒性溶剂仅用于生产过程的前面的步骤（例如非最后步骤），应证明此溶剂在成品不存在。

非毒性溶剂（第三级）使用专用方法或如果含量不超过0.5％使用干燥失重化验来命名和控制。

控制溶剂将在证明中使用相关化验的控制来描述。

（4）批分析

①为符合欧洲药典专论，应至少提供两个批号的化验结果。如果文件中描述有不同的生产方法和或代用方法，应提供每种方法生产的批号分析结果。应给出批号大小和分析时间。

②分析结果尽可能以实际图示提供，从而代替诸如"符合"，"一致"的声明。

（5）技术特性　如果生产超过一个物理特性等级的产品，生产商可能希望根据是否需要申请单独的证明而提交一份或几份文件。例如：压制的，特殊粒度的和特定晶型的（专论没有只限于单一晶型的）产品。任何情况下不同的质量应符合专论中规定的总的质量标注。如果在同一文件中描述超过一种等级的产品（即只申请一个证明），批分析结果应包括所有等级的有关杂质分布，并且每一单独级别应在证明中的各个小标题下描述。

这种可能性不适用于那些不同等级要求不同质量标准和/或方法的情况，而需要单独的证明。在其它情况下生产商可能要提交各个级别单独的文件以得到各级别的单独证明，在此后一种情况下应在每份文件中注明级别，这在证明中小标题下将包括描述和相关的附加化验。

如果文件中采用特定晶型应有一个适用的质量标准（方法和极限）来控制晶型纯度。证明中应包括一个小标题说明晶型的化验和含量。

（6）无菌性　无菌产品的（专论中包括无菌性化验）证明与提及的无菌化验必须相符合。非无菌性和无菌性，apyrogenic或无细菌内毒素的药物需要各自分开的文件。灭菌，除内毒素或apyrogenic外，在证明中描述所使用的方法。

（7）辅料、添加剂　如果生产商生产的两种药物包括添剂、分散剂或悬浮剂，需要分别的证明（根据分别的文件）：证明中副标题下将描述专用的级别。证明中应包括辅料名称和相关方法。只有专论中允许的辅料或添加剂才能使用。

（8）专家报告　对文件内容的关键性评价应提供专家报告。

要特别判断可能性杂质化验可以的省略情况，例如事实上任何批号都未检出的杂质或由于特殊的合成路线无潜在杂质。

（9）杂质的潜在毒性　申请人提供的资料，如果有关，应包括通过参照存在的数据来判断杂质潜在毒性的拟用极限。

（二）欧洲药典专论适用性证明的修改

根据修改是由生产商还是秘书处发起的，可分为几种不同的情况。

**1.证明每五年一次的修改**　依照程序规定，生产商在到达证明有效期时即五年必须修订文档。要求有一个简单的声明没有发生可能影响药品质量、安全或有效性的变更，因为程序中规定，如果生产商没有此类变更报告给欧洲药典秘书处，证明将会被宣告无效。然而这一次修改提供了一个修订文档的机会，将小的变更和技术、科学改进包括进去。

**2.管理或技术变更之后生产商开始修改**　生产商必须依照程序要求，提交原文档之后任何可能影响药品质量安全或有效性的重大变更，必须报告欧洲药典秘书处，否则证明会被宣告无效。

生产商也必须报告行政（管理）变更，如公司名称、地址变更或不影响药品质量的技术变更（分析方法变更，等）。

应注意有关一个证明的证明持有者或生产商的同一性不能改变。如果改变，必须重新申请证明，原证明作废。

所有的变更依照对药品质量、安全或有效性的影响划分为小变更或重大变更并在所附清单中规定。

**3.秘书处开始的变更**　依照欧洲药典专论的修改或新的版本而做出的变更。

## 三、其他国家注册DMF资料内容

（一）公开部分（open part）

公开资料的主要内容列举如下。

II.C.1.活性成分

II.C.1.1.标准和常规测试

II.C.1.1.1 包括在药典中的活性成分

II.C.1.1.2.不包括在药典中的活性成分

特性

鉴别试验

纯度测试（包括命名、总未知，单个未知和未知总杂质的限度）

物理性质

化学性质

生物学特性

II.C.1.2.科学资料

II.C.1.2.1.命名法

国际非专用名称（INN）化学名称 其他名称

II.C.1.2.2 描述

物理形态 溶解性 结构式 分子式 分子量

II.C.1.2.3.生产方法

生产场所的名称和地址 反应流程

II.C.1.2.4. 化学结构确认

潜在的同分异构体 理化特性 分析和验证

II.C.1.2.5.分析验证和常规测试

检验方法验证报告

II.C.1.2.6.杂质

有反应过程产生的潜在杂质

已发现的杂质 包括检测限的程序

II.C.1.2.7.批分析

测试批（生产日期、生产场所、批量、包括用于临床前和临床测试批的用途）

分析结果 结论

II.F.稳定性

II.F.1.活性成分的稳定性测试

三个批号的测试

测试条件（分加速试验、普通试验）

分析测试程序（含量、降解产物的检测，包括有检测限度的所有测试产物的含量）

测试结果（有效期和贮存条件）

（二）保密部分（closed part）

（三）资料更新

DMF的所有人必须在每年提供更新。

更新将包含下列信息：

①经公司审定的DMF变更表 摘要描述变更主题（页码和摘要描述变更）。

②更新稳定性数据（长期稳定性数据的变更表）。

③分别告知消费者此经核准的变更。如果变更是主要的，则应在变更被核准后方可执行。

# 第四节 现场检查的重点

## 一、美国FDA对企业的检查特点

### （一）时效性

强调以现行GMP为依据（即cGMP）。因为GMP是一个不断提高、螺旋式上升的一种管理模式，没有最好，只有更好，因此，现行GMP就代表了一定时期内较先进的管理水平。

### （二）动态性

（1）检查时申请注册的品种在生产状态下动态检查。

（2）每隔两年要对申请企业进行复查，以保证企业处于良好的、持续的按照现行GMP管理的状态。

## 二、美国FDA对企业的检查重点

FDA检查官按原料药的生产顺序从原料到成品包装及出厂的顺序来进行检查，FDA对工艺过程中的一些关键步骤的操作条件、方法及设备进行的验证（Validation）非常重视。

FDA检查官对原料药的原材料的质量控制与管理极为重视，其中包括原材料入库、堆垛、标记及标签、检验及发放的制度、库房的仓储条件。

FDA在对企业进行检查时很严格，如影响产品质量的关键工艺控制、防止交叉污染措施、工艺验证、清洁方法、设备验证、变更控制、水、环境、检验以及检验方法验证等。

原料药生产工艺，通常重点检查生产关键中间体的第一次反应的步骤，对于非合成药物，则重点放在药物的分离与提取的第一步上。

FDA从1991年起决定要对生产工艺进行验证，凡未进行过工艺验证的厂家，FDA要强调进行工艺验证的检查，对于一个新产品，从中试阶段起应建立起完整的验证体系直到放大到工业规模，对已采用多年的生产工艺则应作一次回顾性的验证，生产工艺验证一般不是永恒性的。

凡有变动（工艺、设备、原材料、质量标准检验方法），应重新进行验证。对生产设备诸如发酵罐、种子罐、结晶罐、反应罐、离心机、干燥器、混合器的清洗规程均应经过验证，在交叉使用设备生产不同的产品时尤为重要。供出口美国的成品批量对于一般的美国终端用户来说批量较大为好，这样可以减少批检验所需的成本。但是批的划分一定要能达到均质性，而且要对均质性进行验证，包括每一桶、每一机等。

FDA对工厂的生产工艺用水等均要求提供质量标准及检验结果的资料。对制剂用水的要求比对原料药的要求更为严格，每月每季每年要作趋势分析。

对原料药的包装容器上的标签应与对制剂药的要求一样进行严格的控制。

对生产上的每一道工序及岗位的操作过程，仓库的成品及原材料管理，质量控制及质量保证的操作及管理等的标准操作规程。

FDA非常重视对生产记录的检查，对原材料的入库、检验及发放、生产工艺过程的控制、成品的质量检验以及各项重点项目的验证等均要求有完整的原始记录及整套的批记录，FDA官员在工厂检查要任意取样抽查批记录，批记录的真实性与完整性能具体体现工厂的GMP管理的水平。

生产设备包括生产车间及质检等部门的房屋建筑结构、生产线的系列设备、水、电、汽及压缩空气等的附属设施，设备的布局等。FDA均要求申报厂家在DMF文件中作详细的描述。FDA官员只择重点进行检查。

凡属于生产所用的需要定期加以校正的衡器、仪器等均应制定校正的规程及周期并应有完整的校正记录。无论自校或委外校都要保存记录，并要有资质证明。

FDA认为在原料厂中化验实验室的管理最重要。对产品的杂质状况不了解，则该生产工艺就不能进行充分验证，也不能对该工艺的变化进行评估，在DMF中工厂应对此作出叙述。

FDA对工艺过程控制的要求是过程管制的分析，操作应由称职的人员采用完整的分析仪器来进行。

FDA要求原料药，特别是抗生素原料药有一个规定的有效期，并且有一套完整的产品稳定性试验的规程及正确的实施。在DMF中对此要加以描述，并提供实例及数据。

FDA要求所有≥0.1%的杂质必须要有确定的名称和结构。

杂质检查要求使用二级管矩阵检测器，要求检查杂质的纯度。

对分析方法的验证特别严格，必须按ICHQ7A中规定的验证方法进行验证。在具体检验样品时做HPLC方法系统适应性必须进5针，测定RSD标准。

要求对微生物超净工作台每年重新鉴定一次，按照超净工作台的参数来判定是否符合要求。

要求对菌种的传代次数作出规定，一般不超过5次。

## 三、现场检查的结论

FDA官员对申请企业进行检查后，在最后一次检查通报会上，将存在的问题写在483表（检查问题清单）中通报给企业。当然此时FDA检查官会让企业相关人员证实存在问题的客观性，企业如果认为483表的问题与实际情况不符合时可以重新拿出证据证明驳回或修改；如果企业不能拿出证明，那么就要写在483表中。

在通报存在问题的同时，如果存在的问题不是严重警告，可以当场口头宣布企业通过检查；如果是严重警告，他们也会口头宣布企业未通过检查。最终是否通过要以书面报告为准。

企业接到483表后要针对存在的每一个问题提出整改计划或整改措施。能当场整改完成的，一定要在FDA官员填写483表之前完成，让他们确认已经完成，就不会写在483表中。不能当场完成的，列出计划、提出措施反馈给FDA官员，FDA官员结合企业最终的整改结果和现场检查的情况给FDA总部写一份检查报告（EIR），另外FDA给企业一份信函，即简称FMD-145信函，同时附一份EIR复印件，此信函告诉企业审核结果。

## 练习题

### 一、单项选择题

1. 进口药品，需经（　　）组织审查
   A. 国务院药品监督管理部门　　　　B. 国家药品审评中心
   C. 省级药品监督管理部门　　　　　D. 市级药品监督管理部门

2. 药品出口到国外时必须获得（　　）的许可，即获得许可证
   A. 出口国　　　　　　　　　　　B. 进口国
   C. 出口国或进口国　　　　　　　D. 出口国与进口国

3. 在欧洲药典委员会的32个成员国内注册，即欧洲药典委员会注册，通称申请（　　）
   A. FDA　　　　　　B. EDMF　　　　　　C. DMF　　　　　　D. COS

4. ANDA是指（　　）
   A. 新药申请　　　　　　　　　　B. 仿制药申请
   C. 原料药注册申请　　　　　　　D. 兽用药注册申请

5. FDA注册与国际其他地区和国家注册的最大的区别在于（　　）
   A. 需要提交注册申请资料
   B. 制剂注册申请分为新药申请与仿制药申请
   C. 药品出口企业要申请FDA的现场进行检查
   D. 药品出口企业要符合GMP要求

6. 确保处方药和非处方药的安全有效以促进和保护美国大众的健康，负责所有人用药品的审评工作的机构简称是（　　）
   A. CDER　　　　　　B. CBER　　　　　　C. CDRH　　　　　　D. CFSAN

7. 对于仿制药与RLD，以下说法错误的是（　　）

    A. 仿制药必须与RLD用法相同　　　　B. 仿制药必须与RLD辅料相同

    C. 仿制药必须与RLD化学相同　　　　D. 仿制药必须与RLD生物等效

8. 第一家专利挑战获胜的仿制药申报者可获得（　　）市场专营行政保护期

    A. 100天　　　　　B. 150天　　　　　C. 180天　　　　　D. 200天

9. 通过评价和监管人用药和兽药来保护和促进公众和动物的健康是（　　）的主要职责

    A. CHMP　　　　　B. COMP　　　　　C. HMPC　　　　　D. EMEA

10. 针对药品出口从事的一切申请注册活动，通常被人们称为（　　）

    A. FDA　　　　　B. DMF　　　　　C. NDA　　　　　D. INDA

## 二、问答题

11. 药品国际注册分哪几类？

12. 美国的药品注册申请一般分哪几个类型？

# 第十二章 药品注册管理改革进展

创新是国家发展战略的核心，技术创新和制度创新是医药产业创新驱动发展的引擎。当药品、技术市场失灵时，政府对阻碍制药产业创新发展的问题，推行有针对性的制度改革，遵循药物研发的科学规律、市场规律和创新规律，驱动医药行业创新发展战略的前行。

## 第一节 药品审评审批制度改革

近年来，我国医药产业快速发展，药品质量和标准不断提高，较好地满足了公众用药需要。与此同时，药品审评审批中存在的问题也日益突出：注册申请资料质量不高，审评过程中需要多次补充完善，严重影响审评审批效率；仿制药重复建设、重复申请，市场恶性竞争，部分仿制药质量与国际先进水平存在较大差距；临床急需的新药上市审批时间过长；药品研发机构和科研人员不能申请药品注册，影响药品创新的积极性。针对上述药品注册审评审批中存在的问题，2015年8月，国务院发布《关于改革药品医疗器械审评审批制度的意见》，提出了12项改革任务；2017年10月，中共中央办公厅、国务院办公厅发布《关于深化审评审批制度改革鼓励药品医疗器械创新的意见》，提出鼓励药品创新36条意见，标志着我国药品注册审评审批的改革力度正在加大、加快（表12-1）。

表12-1 我国近年来药品管理改革文件表

| 时间 | 内容 | 文号 |
| --- | --- | --- |
| 2015年8月18日 | 国务院关于改革药品医疗器械审评审批制度的意见 | 国发（2015）44号 |
| 2016年3月4日 | 总局关于发布化学药品注册分类改革工作方案的公告 | 总局（2016年第51号） |
| 2016年3月5日 | 国务院办公厅关于开展仿制药质量和疗效一致性评价的意见 | 国办发〔2016〕8号 |
| 2016年05月26日 | 总局关于落实《国务院办公厅关于开展仿制药质量和疗效一致性评价的意见》有关事项的公告 | 总局（2016 第106号） |
| 2016年6月6日 | 国务院办公厅关于印发药品上市许可持有人制度试点方案的通知 | 国办发〔2016〕41号 |
| 2017年10月8日 | 中共中央办公厅、国务院办公厅印发《关于深化审评审批制度改革鼓励药品医疗器械创新的意见》 | 厅字〔2017〕42号 |
| 2019年8月26日 | 《中华人民共和国药品管理法（第二次修订案）》 | |

### 一、改革主要目标

我国于 2015 年 8 月 18 日，正式发布《国务院关于改革药品医疗器械审评审批制度的意见》，提出了药品审评审批制度改革的五个目标，即：提高审评审批质量、解决注册申请积压、提高仿制药质量、鼓励研究和创制新药、提高审评审批透明度。该文件的实施为我国药审制度的改革奠定了基础。

#### （一）提高审评审批质量

建立更加科学、高效的药品审评审批体系，使批准上市药品的有效性、安全性、质量可控性达到或接近国际先进水平。

#### （二）解决注册申请积压

严格控制市场供大于求药品的审批。提出限时消化药品注册申请积压存量，实现注册申请和审评数量年度进出平衡，按规定时限审批的计划。推出"简化药品审批程序，完善药品再注册制度"的改革措施，推行药品与药用包装材料、药用辅料关联审批，将药用包装材料、药用辅料单独审批改为在审批药品注册申请时一并审评审批。在改革的过程中，借鉴欧美的 DMF（Drug Master File）管理制度，建立登记平台对原辅包产品进行管理，同时，强化制剂企业在关联审评中的主体地位，从根本上提高药品的质量。

#### （三）提高仿制药质量

我国是仿制药的大国，但不是仿制药的强国。为提高仿制药质量，开展仿制药的一致性评价本质上是药品质量的升级工程。即对已经批准上市的仿制药，按与原研药品质量和疗效一致的原则，分期分批进行质量一致性评价。随着一致性评价工作的开展，化药行业洗牌不可避免，大批老文号清理出市场，为新药进入市场减少市场竞争。国家对仿制药一致性评价制定了时间表。以基本药物的一致性评价为例，根据 2016 年 6 月国务院办公厅出台的《关于开展仿制药质量和疗效一致性评价的意见》，要求凡是 2007 年 10 月 1 日前批准上市并列入"国家基本药物目录"的化药仿制药须在 2018 年底前完成一致性评价。

#### （四）鼓励研究和创制新药

鼓励以临床价值为导向的药物创新，优化创新药的审评审批程序，对临床急需的创新药加快审评。开展药品上市许可持有人制度试点，允许药品研发机构和科研人员申请注册新药，解决了药品研发机构和科研人员不能申请药品注册的弊端，鼓舞了药品研发工作者的热情。同时，强化申请人主体责任，严格要求申请人要按照规定条件和相关技术要求进行申请。

#### （五）提高审评审批透明度

全面公开药品注册的受理、技术审评、产品检验和现场检查条件与相关技术要求，公开受理和审批的相关信息，引导申请人有序研发和申请。提出"健全审评质量控制体系，全面公开药品审评审批信息"，向社会公开审评信息，提高审评审批透明度。同时，健全处罚机制，严肃查处注册申请中的弄虚作假行为，规范申请人的行为。尤其是存在多年的临床数据造假问题，逐步推行临床数据检查的常态化，助力注册管理体系的良性发展。

## 二、改革措施

要达到上述目标，文件同时确定了十一项具体措施，它们是：提高药品审批标准、推进仿制药质量一致性评价、加快创新药审评审批、开展药品上市许可持有人制度试点、落实申请人主体责任、及时发布药品供求和注册申请信息、改进药品临床试验审批、严肃查处注册申请弄虚作假行为、简化药品审批程序，完善药品再注册制度、健全审评质量控制体系以及全面公开药品审评审批信息。

### （一）提高药品审批标准

将药品分为新药和仿制药。将新药法定概念由"未曾在中国境内上市销售的药品"调整为"未在中国境内外上市销售的药品"。根据物质基础的原创性和新颖性，将新药分为创新药和改良型新药。将仿制药概念由"仿已有国家标准的药品"调整为"仿与原研药品质量和疗效一致的药品"。根据上述原则，调整药品注册分类。仿制药审评审批要以原研药品作为参比制剂，确保新批准的仿制药质量和疗效与原研药品一致。设立绿色通道，如企业自愿申请按与原研药品质量和疗效一致的新标准审批，可以按新的药品注册申请收费标准收费，加快审评审批。上述改革在依照法定程序取得授权后，在化学药品中进行试点。

### （二）推进仿制药质量一致性评价

对已经批准上市的仿制药，按与原研药品质量和疗效一致的原则，分期分批进行质量一致性评价。药品生产企业应将其产品按照规定的方法与参比制剂进行质量一致性评价，并向国家药品监督管理局报送评价结果。参比制剂由国家药品监督管理局征询专家意见后确定，可以选择原研药品，也可以选择国际公认的同种药品。无参比制剂的，由药品生产企业进行临床有效性试验。在规定期限内未通过质量一致性评价的仿制药，不予再注册；通过质量一致性评价的，允许其在说明书和标签上予以标注，并在临床应用、招标采购、医保报销等方面给予支持。在质量一致性评价工作中，需改变已批准工艺的，应按《药品注册管理办法》的相关规定提出补充申请，国家药品监督管理局设立绿色通道，加快审评审批。质量一致性评价工作首先在2007年修订的《药品注册管理办法》施行前批准上市的仿制药中进行。在国家药典中标注药品标准起草企业的名称，激励企业通过技术进步提高上市药品的标准和质量。提高中成药质量水平，积极推进中药注射剂安全性再评价工作。

### （三）加快创新药审评审批

对创新药实行特殊审评审批制度。加快审评审批防治艾滋病、恶性肿瘤、重大传染病、罕见病等疾病的创新药，列入国家科技重大专项和国家重点研发计划的药品，转移到境内生产的创新药和儿童用药，以及使用先进制剂技术、创新治疗手段、具有明显治疗优势的创新药。加快临床急需新药的审评审批，申请注册新药的企业需承诺其产品在我国上市销售的价格不高于原产国或我国周边可比市场价格。

### （四）开展药品上市许可持有人制度试点

允改变以往只允许生产企业申请药品注册上市的情况，允许药品研发机构和科研人员申请注册新药，后者在转让给企业生产时，只进行生产企业现场工艺核查和产品检验，不再重复进行药品技术审评。试点工作在依照法定程序取得授权后开展。

药品上市许可持有人制度（Marketing Authorization Holder，MAH制度）通常指拥有药品技术的研发机构、科研人员、药品生产企业等主体，通过提出药品上市许可申请，获得药品上市许可批件，并对药品质量在其整个生命周期内承担主要责任的制度。从2015年开始，药品上市许可持有人制度在北京、天津等10个省（市）开展了试点，在试点行政区域内，药品研发机构或者科研人员可以作为药品注册申请人，提交药物临床试验申请、药品上市申请，申请人取得药品上市许可及药品批准文号的，可以成为药品上市许可持有人。该制度允许药品上市许可持有人自行生产药品，或者委托其他生产企业生产药品。

### （五）落实申请人主体责任

按照国际通用规则制定注册申请规范，申请人要严格按照规定条件和相关技术要求申请。将现由省级药品监管部门受理、国家药品监督管理局审评审批的药品注册申请，调整为国家药品监督管理局网上集中受理。对于不符合规定条件与相关技术要求的注册申请，由国家药品监督管理局一次性告知申请人需要补充的内容。进入技术审评程序后，除新药及首仿药品注册申请外，原则上不再要求申请人补充资料，只作出批准或不予批准的决定。

### （六）及时发布药品供求和注册申请信息

根据国家产业结构调整方向，结合市场供求情况，及时调整国家药品产业政策，严格控制市场供大于求、低水平重复、生产工艺落后的仿制药的生产和审批，鼓励市场短缺药品的研发和生产，提高药品的可及性。国家药品监督管理局会同发展改革委、科技部、工业和信息化部、卫生健康委制定并定期公布限制类和鼓励类药品审批目录。国家药品监督管理局及时向社会公开药品注册申请信息，引导申请人有序研发和控制低水平申请。

### （七）改进药品临床试验审批

允许境外未上市新药经批准后在境内同步开展临床试验。鼓励国内临床试验机构参与国际多中心临床试验，符合要求的试验数据可在注册申请中使用。对创新药临床试验申请，重点审查临床价值和受试者保护等内容。强化申请人、临床试验机构及伦理委员会保护受试者的责任。

### （八）严肃查处注册申请弄虚作假行为

加强临床试验全过程监管，确保临床试验数据真实可靠。申请人、研究机构在注册申请中，如存在报送虚假研制方法、质量标准、药理及毒理试验数据、临床试验结果等情况，对其药品注册申请不予批准，已批准的予以撤销；对直接责任人依法从严处罚，对出具虚假试验结果的研究机构取消相关试验资格，处罚结果向社会公布。

### （九）简化药品审批程序，完善药品再注册制度

实行药品与药用包装材料、药用辅料关联审批，将药用包装材料、药用辅料单独审批改为在审批药品注册申请时一并审评审批。简化来源于古代经典名方的复方制剂的审批。简化药品生产企业之间的药品技术转让程序。将仿制药生物等效性试验由审批改为备案。对批准文号（进口药品注册证/医药产品注册证）有效期内未上市，不能履行持续考察药品质量、疗效和不良反应责任的，不予再注册，批准文号到期后予以注销。

### （十）健全审评质量控制体系

参照国际通用规则制定良好审评质量管理规范。组建专业化技术审评项目团队，明确主审人和审评员权责，完善集体审评机制，强化责任和时限管理。建立复审专家委员会，对有争议的审评结论进行复审，确保审评结果科学公正。加强技术审评过程中共性疑难问题研究，及时将研究成果转化为指导审评工作的技术标准，提高审评标准化水平，减少审评自由裁量权。

### （十一）全面公开药品审评审批信息

向社会公布药品审批清单及法律依据、审批要求和办理时限。向申请人公开药品审批进度和结果。在批准产品上市许可时，同步公布审评、检查、检验等技术性审评报告，接受社会监督。

## 三、改革保障措施

改革的配套保障措施是：加快法律法规修订、调整收费政策、加强审评队伍建设、加强组织领导。

### （一）加快法律法规修订

及时总结药品上市许可持有人制度试点、药品注册分类改革试点进展情况，推动加快修订《中华人民共和国药品管理法》。结合行政审批制度改革，抓紧按程序修订《中华人民共和国药品管理法实施条例》和《药品注册管理办法》等。

### （二）调整收费政策

整合归并药品注册、审批、登记收费项目。按照收支大体平衡原则，提高药品注册

收费标准，每五年调整一次。对小微企业申请创新药品注册收费给予适当优惠。收费收入纳入财政预算，实行收支两条线管理。审评审批工作所需经费通过财政预算安排。

### （三）加强审评队伍建设

改革事业单位用人制度，面向社会招聘技术审评人才，实行合同管理，其工资和社会保障按照国家有关规定执行。根据审评需要，外聘相关专家参与有关的技术审评，明确其职责和保密责任及利益冲突回避等制度。建立首席专业岗位制度，科学设置体现技术审评、检查等特点的岗位体系，明确职责任务、工作标准和任职条件等，依照人员综合能力和水平实行按岗聘用。推进职业化的药品检查员队伍建设。健全绩效考核制度，根据岗位职责和工作业绩，适当拉开收入差距，确保技术审评、检查人员引得进、留得住。将国家药品监督管理局列为政府购买服务的试点单位，通过政府购买服务委托符合条件的审评机构、高校和科研机构参与医疗器械和仿制药技术审评、临床试验审评、药物安全性评价等技术性审评工作。

### （四）加强组织领导

国家药品监督管理局要会同卫生健康委、中医药局、总后勤部卫生部等部门，建立药品审评审批制度改革部际联席会议制度，加强对改革工作的协调指导，及时研究解决改革中遇到的矛盾和问题。

## 第二节　仿制药一致性评价

### 一、开展仿制药一致性评价的原因

2016年6月，《国务院办公厅关于开展仿制药质量和疗效一致性评价的意见》出台，凡是2007年10月1日前批准上市并列入"国家基本药物目录"的化药仿制药须在2018年底前完成一致性评价。2016年11月7日，我国发布"十三五"《医药工业发展规划指南》，将一致性评价列入产品质量升级工程，其全面开展对提升中国制药行业整体水平、保障公众用药安全具有重大意义。

对已批准上市的仿制药进行一致性评价，是在补"历史的课"。过去批准上市的药品没有与原研药做一致性评价的强制性要求，所以有些药品在疗效上与原研药存在一些差距。

### 二、仿制药一致性评价的目的

#### （一）解决注册申请积压

严格控制市场供大于求药品的审批。消化完积压存量，实现注册申请和审评数量年度进出平衡，按规定时限审批。

（二）提高仿制药质量

加快仿制药质量一致性评价，限时完成国家基本药物口服制剂与参比制剂质量一致性评价，提高我国仿制药质量。

（三）提升我国制药行业整体水平

开展仿制药质量和疗效一致性评价工作，对提升我国制药行业整体水平，保障药品安全性和有效性，促进医药产业升级和结构调整，增强国际竞争能力，都具有十分重要的意义。

## 三、仿制药一致性评价的任务

1. **确定参比制剂**　仿制药审评审批要以原研药品作为参比制剂，确保新批准的仿制药质量和疗效与原研药品一致。对改革前受理的药品注册申请，继续按照原规定进行审评审批，在质量一致性评价工作中逐步解决与原研药品质量和疗效一致性问题。

药品生产企业应将其产品按照规定的方法与参比制剂进行质量一致性评价，并向国家药品监督管理局报送评价结果。参比制剂由NMPA征询专家意见后确定，可以选择原研药品，也可以选择国际公认的同种药品。无参比制剂的，由药品生产企业进行临床有效性试验。

2. **开辟绿色通道**　如企业自愿申请按与原研药品质量和疗效一致的新标准审批，可以设立绿色通道，按新的药品注册申请收费标准收费，加快审评审批。

在质量一致性评价工作中，需改变已批准工艺的，应按《药品注册管理办法》的相关规定提出补充申请，NMPA设立绿色通道，加快审评审批。

3. **分期分批进行**　推进仿制药质量一致性评价。对已经批准上市的仿制药，按与原研药品质量和疗效一致的原则，分期分批进行质量一致性评价。质量一致性评价工作首先在2007年修订的《药品注册管理办法》施行前批准上市的仿制药中进行。

4. **政策支持**　在规定期限内未通过质量一致性评价的仿制药，不予再注册；通过质量一致性评价的，允许其在说明书和标签上予以标注，并在临床应用、招标采购、医保报销等方面给予支持。在国家药典中标注药品标准起草企业的名称，激励企业通过技术进步提高上市药品的标准和质量。

## 四、具体实施方案

（一）评价对象和时限

化学药品新注册分类实施前批准上市的仿制药，凡未按照与原研药品质量和疗效一致原则审批的，均须开展一致性评价。国家基本药物目录（2012年版）中2007年10月1日前批准上市的化学药品仿制药口服固体制剂，应在2018年底前完成一致性评价，其中需开展临床有效性试验和存在特殊情形的品种，应在2021年底前完成一致性评价；逾期未完成的，不予再注册。

化学药品新注册分类实施前批准上市的其他仿制药,自首家品种通过一致性评价后,其他药品生产企业的相同品种原则上应在3年内完成一致性评价;逾期未完成的,不予再注册

**(二)参比制剂的遴选原则**

参比制剂原则上首选原研药品,也可以选用国际公认的同种药品。药品生产企业可自行选择参比制剂,报NMPA备案;NMPA在规定期限内未提出异议的,药品生产企业即可开展相关研究工作。行业协会可组织同品种药品生产企业提出参比制剂选择意见,报NMPA审核确定。对参比制剂存有争议的,由NMPA组织专家公开论证后确定。NMPA负责及时公布参比制剂信息,药品生产企业原则上应选择公布的参比制剂开展一致性评价工作。

**(三)合理选用评价方法**

药品生产企业原则上应采用体内生物等效性试验的方法进行一致性评价。符合豁免生物等效性试验原则的品种,允许药品生产企业采取体外溶出度试验的方法进行一致性评价,具体品种名单由NMPA另行公布。开展体内生物等效性试验时,药品生产企业应根据仿制药生物等效性试验的有关规定组织实施。无参比制剂的,由药品生产企业进行临床有效性试验。

**(四)落实企业主体责任**

药品生产企业是一致性评价工作的主体,应主动选购参比制剂开展相关研究,确保药品质量和疗效与参比制剂一致。完成一致性评价后,可将评价结果及调整处方、工艺的资料,按照药品注册补充申请程序,一并提交药品监管部门。国内药品生产企业已在欧盟、美国和日本获准上市的仿制药,可以国外注册申报的相关资料为基础,按照化学药品新注册分类申报药品上市,批准上市后视同通过一致性评价;在中国境内用同一生产线生产上市并在欧盟、美国和日本获准上市的药品,视同通过一致性评价。

**(五)加强对一致性评价工作的管理**

NMPA负责发布一致性评价的相关指导原则,加强对药品生产企业一致性评价工作的技术指导;组织专家审核企业报送的参比制剂资料,分期分批公布经审核确定的参比制剂目录,建立我国仿制药参比制剂目录集;及时将按新标准批准上市的药品收入参比制剂目录集并公布;设立统一的审评通道,一并审评企业提交的一致性评价资料和药品注册补充申请。对药品生产企业自行购买尚未在中国境内上市的参比制剂,由NMPA以一次性进口方式批准,供一致性评价研究使用。

**(六)鼓励企业开展一致性评价工作**

通过一致性评价的药品品种,由NMPA向社会公布。药品生产企业可在药品说明书、标签中予以标注;开展药品上市许可持有人制度试点区域的企业,可以申报作为该品种药品的上市许可持有人,委托其他药品生产企业生产,并承担上市后的相关法律责

任。通过一致性评价的药品品种，在医保支付方面予以适当支持，医疗机构应优先采购并在临床中优先选用。同品种药品通过一致性评价的生产企业达到3家以上的，在药品集中采购等方面不再选用未通过一致性评价的品种。通过一致性评价药品生产企业的技术改造，在符合有关条件的情况下，可以申请中央基建投资、产业基金等资金支持。

## 五、一致性评价工作程序

为贯彻落实国务院办公厅《关于开展仿制药质量和疗效一致性评价的意见》（国办发〔2016〕8号），规范仿制药质量和疗效一致性评价工作申报流程。NMPA制定了仿制药一致性评价的工作程序，具体程序如下：

（一）评价品种名单的发布

国家药品监督管理局发布开展仿制药质量和疗效一致性评价的品种名单。药品生产企业按照国家药品监督管理局发布的品种名单，对所生产的仿制药品开展一致性评价研究。

（二）企业开展一致性评价研究

药品生产企业是开展一致性评价的主体。对仿制药品（包括进口仿制药品），应参照《普通口服固体制剂参比制剂选择和确定指导原则》（原国家食品药品监督管理总局公告2016年第61号），选择参比制剂，以参比制剂为对照药品全面深入地开展比对研究。参比制剂需履行备案程序的，按照《仿制药质量和疗效一致性评价参比制剂备案与推荐程序》（原国家食品药品监督管理总局公告2016年第99号）执行。仿制药品需开展生物等效性研究的，按照《关于化学药生物等效性试验实行备案管理的公告》（原国家食品药品监督管理总局公告2015年第257号）进行备案。

对为开展一致性评价而变更处方、工艺等已获批准事项的仿制药（包括进口仿制药品），应参照《药品注册管理办法》的有关要求，提出补充申请，按照本工作程序执行。其他补充申请，按照《药品注册管理办法》的有关规定执行。

（三）资料的提交和申报

完成一致性评价研究后，国产仿制药生产企业向企业所在地省级药品监督管理部门提交和申报有关资料。未改变处方工艺的，提交《仿制药质量和疗效一致性评价申请表》、生产现场检查申请和研究资料（四套，其中一套为原件）；改变处方工艺的，参照药品注册补充申请的要求，申报《药品补充申请表》、生产现场检查申请和研究资料。已在中国上市的进口仿制药品按照上述要求，向国家药品监督管理局行政事项受理服务和投诉举报中心（以下简称NMPA受理中心）提交和申报一致性评价有关资料。

（四）资料的接收和受理

省级药品监督管理部门负责本行政区域内一致性评价资料的接收和补充申请资料的受理，并对申报资料进行形式审查。符合要求的，出具一致性评价申请接收通知书或补充申请受理通知书；不符合要求的，出具一致性评价申请不予接收通知书或补充申请不予受理通知书，并说明理由。省级药品监督管理部门对申报资料形式审查后，组织研制现场核查和生产现场检查，现场抽取连续生产的三批样品连同申报资料（一套，复印件）送国家药品监督管理局仿制药质量一致性评价办公室（以下简称一致性评价办公室）指定的药品检验机构进行复核检验。

NMPA受理中心负责进口仿制药品的一致性评价资料的接收和补充申请资料的受理，并对申报资料进行形式审查。符合要求的，出具一致性评价申请接收通知书或补充申请受理通知书；不符合要求的，出具一致性评价申请不予接收通知书或补充申请不予受理通知书，并说明理由。NMPA受理中心对申报资料形式审查后，将申报资料（一套，复印件）送国家药品监督管理局药品审核查验中心（以下简称NMPA核查中心），由NMPA核查中心组织对进口仿制药品境外研制现场和境外生产现场进行抽查；将申报资料（一套，复印件）送一致性评价办公室指定的药品检验机构，并通知企业送三批样品至指定的药品检验机构进行复核检验。

（五）临床试验数据核查

对生物等效性试验和临床有效性试验等临床研究数据的真实性、规范性和完整性的核查，由NMPA核查中心负责总体组织协调。其中对申请人提交的国内仿制药品的临床研究数据，由省级药品监督管理部门进行核查，NMPA核查中心进行抽查；对申请人提交的进口仿制药品的国内临床研究数据，由NMPA核查中心进行核查；对申请人提交的进口仿制药品的国外临床研究数据，由NMPA核查中心进行抽查。一致性评价办公室可根据一致性评价技术评审过程中发现的问题，通知NMPA核查中心开展有因核查。

（六）药品复核检验

承担一致性评价和补充申请复核检验的药品检验机构，收到申报资料和三批样品后进行复核检验，并将国内仿制药品的复核检验结果报送药品生产企业所在地省级药品监督管理部门；进口仿制药品的复核检验结果报送NMPA受理中心。

（七）资料汇总

各省级药品监督管理部门将形式审查意见、研制现场核查报告、生产现场检查报告、境内临床研究核查报告、复核检验结果及申报资料进行汇总初审，并将初审意见和相关资料送交一致性评价办公室。

NMPA受理中心对进口仿制药品的申报资料进行形式审查，将形式审查意见、境内研制现场核查报告、境内临床研究核查报告、复核检验结果及申报资料进行汇总初审，并将初审意见和相关资料送交一致性评价办公室。

由NMPA核查中心开展的国内仿制药品的境内抽查、进口仿制药品的境外检查和境外核查的结果，及时转交一致性评价办公室。

## （八）技术评审

一致性评价办公室组织药学、医学及其他技术人员，对初审意见、药品研制现场核查报告、药品生产现场检查报告、境内临床研究核查报告、已转交的境外检查和核查报告、药品复核检验结果和申报资料进行技术评审，必要时可要求申请人补充资料，并说明理由。一致性评价办公室形成的综合意见和补充申请审评意见，均提交专家委员会审议。审议通过的品种，报国家药品监督管理局发布。

## （九）结果公告与争议处理

国家药品监督管理局对通过一致性评价的结果信息，及时向社会公告。申请人对国家药品监督管理局公告结果有异议的，可以参照《药品注册管理办法》复审的有关要求，提出复审申请，并说明理由，由一致性评价办公室组织复审，必要时可公开论证。

## （十）咨询指导

一致性评价办公室建立咨询指导平台，负责对一致性评价有关政策和工作程序等内容提供咨询指导；国家药品监督管理局药品审评中心负责对生物等效性试验和临床有效性试验等工作的技术要求进行咨询指导；NMPA核查中心负责对生产现场检查、研制现场核查和临床研究核查等工作的技术要求进行咨询指导；中国药品检定研究院和各承担复核检验工作的药品检验机构负责对各品种复核检验等工作的技术要求进行咨询指导。

## （十一）信息公开

对一致性评价工作中参比制剂备案信息、接收与受理信息、核查和检查结果、复核检验结果、评审结果和专家审议信息等内容，由国家药品监督管理局及时向社会公布，确保一致性评价工作的公开和透明。

## 六、参比制剂备案与推荐程序

参比制剂备案与推荐工作，是指药品生产企业、行业协会、原研药品生产企业、国际公认的同种药物生产企业等作为申请人或推荐人，参照《普通口服固体制剂参比制剂选择和确定指导原则》（原国家食品药品监督管理总局公告2016年第61号），通过备案、推荐、申报等方式，选择参比制剂的过程。

### （一）备案与推荐

参比制剂可以来自于行业协会的推荐，或是满足参比制剂条件的原研药品生产企业或其他企业的主动申报。最后由国家药品监督管理局确定参比制剂并向社会公布。药品生产企业原则上应选择NMPA公布的参比制剂。

药品生产企业可通过备案的方式选择参比制剂。生产企业填写《参比制剂备案表》；撰写《综述资料》，详述参比制剂选择理由；提交所生产品种现行有效的批准证明文件，生产产品首次批准和上市后变更等历史沿革情况的说明。

行业协会可组织同品种生产企业提出参比制剂的推荐意见。行业协会填写《参比制剂推荐表》；撰写《综述资料》，详述参比制剂选择理由；提交行业协会资质证明复印件、推荐过程记录与说明、相关同品种生产企业同意推荐的证明性文件。

原研药品生产企业、国际公认的同种药物生产企业其产品如满足参比制剂的条件，可主动申报作为参比制剂。生产企业填写《参比制剂申报表》；撰写《综述资料》，详述参比制剂选择理由；提供申报参比制剂品种近三年生产、销售情况说明。

进口原研药品申报参比制剂，申报者需同时提交生产证明、销售证明、出口证明等证明文件，及进口原研药品与其原产国上市药品一致的承诺书。原研地产化药品申报参比制剂，申报者需同时提交原研地产化药品与原研药品一致的相关证明材料，具体要求见《原研地产化产品申报口服固体制剂参比制剂资料要求》。

申请人或推荐人应对提交资料的真实性负责。纸质版邮寄至中国食品药品检定研究院仿制药质量研究中心，并标注"一致性评价参比制剂备案与推荐材料"；电子版同时发送至cbzjbatj@nifdc.org.cn，邮件标题为"申请人名称—参比制剂备案与推荐"。

国家药品监督管理局仿制药质量一致性评价办公室对参比制剂的企业备案信息、行业协会等推荐的选择信息，及时向社会发布，供药品生产企业参考；国家药品监督管理局对审核确定的参比制剂信息，及时向社会公布，药品生产企业原则上应选择公布的参比制剂开展一致性评价。

（二）综述资料

综述资料包括拟评价品种基本信息、国内外研发历史沿革与目前使用情况、国内上市情况、参比制剂选择结论、其他需要说明的问题、参考文献及附件。

**1. 拟评价品种基本信息**

1.1　通用名称

1.2　规格

1.3　剂型

**2. 拟评价品种国内外研发历史沿革与目前使用情况**

2.1　品种国内外研发历史

2.2　国外使用情况（包括临床使用情况与销售情况）

2.3　美国食品药品管理局《经过治疗等效性评价批准的药品》（橙皮书）和日本《医疗用医药品品质情报集》（橙皮书）参比制剂收载情况

2.4　国内使用情况（包括临床使用情况与销售情况）

**3. 拟评价品种国内上市情况**

3.1　国内该品种批准规格、文号情况

3.2　原研产品进口情况

3.3　原研地产化产品上市情况

3.4　国际公认的同种药物进口情况

3.5　国际公认的同种药物地产化产品上市情况

**4.** 参比制剂选择结论

**5.** 其他需要说明的问题

**6.** 参考文献

**7.** 附件（参考文献复印件）

### （三）原研地产化产品申报口服固体制剂参比制剂资料要求

原研地产化产品申报口服固体制剂参比制剂资料包括：品种概述、产品比较、临床研究数据、参考文献及附件。

**1. 品种概述**

1.1　原研产品和地产化产品历史沿革

1.2　原研产品和地产化产品批准及上市情况

1.3　原研产品和地产化产品临床信息及不良反应

1.4　生物药剂学分类

**2. 产品比较**

2.1　处方比较

2.1.1　原研产品处方

2.1.2　地产化产品首次批准处方

2.1.3　原研产品和地产化产品处方比较

2.1.4　地产化产品上市后历次处方变更情况说明

2.1.5　地产化产品上市后历次处方变更对质量和疗效影响的说明

2.2　生产工艺比较

2.2.1　原研产品生产工艺

2.2.2　地产化产品首次批准生产工艺

2.2.3　原研产品和地产化产品生产工艺比较

2.2.4　地产化产品上市后历次生产工艺变更情况说明

2.2.5　地产化产品上市后历次生产工艺变更对质量和疗效影响的说明

2.3　原辅料控制比较

2.3.1　原研产品原辅料控制

2.3.2　地产化产品原辅料控制

2.3.3　原研产品和地产化产品原辅料控制比较

2.3.4　地产化产品上市后历次原辅料控制变更情况说明

2.3.5　地产化产品上市后历次原辅料控制变更对质量和疗效影响的说明

2.4　包装材料比较

2.4.1　原研产品包装材料

2.4.2　地产化产品包装材料

2.4.3　原研产品和地产化产品包装材料比较

2.4.4 地产化产品上市后历次包装材料变更情况说明

2.4.5 地产化产品上市后历次包装材料变更对质量和疗效影响的说明

2.5 质量控制比较

2.5.1 原研产品和地产化产品的质量标准比较

2.5.2 原研产品和地产化产品的分析方法比较

2.5.3 原研产品和地产化产品的批检验报告比较

2.5.4 原研产品和地产化产品的杂质谱比较

2.6 稳定性比较

2.6.1 原研产品稳定性数据

2.6.2 地产化产品稳定性数据

2.6.3 原研产品和地产化产品稳定性数据比较

2.7 体外评价

2.7.1 质量一致性评价

2.7.1.1 申报产品和原产地产品的关键指标比较（影响一致性评价的关键参数，例如杂质分析、晶型等）

2.7.2 申报产品和原产地产品的溶出曲线相似性评价

2.7.2.1 体外溶出试验方法建立（含方法学验证）

2.7.2.2 不同溶出仪之间结果差异考察

2.7.2.3 批内与批间差异考察

2.7.2.4 溶出曲线相似性比较结果（与原研产品的比较）

**3. 临床研究数据（包括生物等效性研究数据）**

3.1 原研产品临床研究数据

3.2 地产化产品首次批准临床研究数据

3.3 地产化产品历次注册变更临床研究数据

**4. 综合评价（原研产品与地产化产品一致性的综合评价）**

**5. 参考文献**

**6. 附件**

# 第三节 药品上市许可持有人制度

2015年11月4日，第十二届全国人民代表大会常务委员会第十七次会议通过，授权国务院在北京、天津、河北等十个省、直辖市开展药品上市许可持有人（Marketing Authorization Holder，MAH）制度试点。开展药品上市许可持有人制度试点，允许药品研发机构和科研人员申请注册新药，在转让给企业生产时，只进行生产企业现场工艺核查和产品检验，不再重复进行药品技术审评。原定试点期限是3年，为和《药品管理法》

的修订取得一致，更好地总结试点省（市）经验，现在原基础上延长一年。

## 一、MAH制度概述

**1. MAH与MAH制度的概念**　药品上市许可持有人是指药品上市许可证明文件的持有者，即药品生产企业、研发机构或者科研人员。药品上市许可持有人制度通常指拥有药品技术的研发机构、科研人员、药品生产企业等主体，通过提出药品上市许可申请，获得药品上市许可批件，并对药品质量在其整个生命周期内承担主要责任的制度。

药品上市许可人制度是指将药品上市许可与生产许可分离的管理模式。这种机制下，上市许可和生产许可相互独立，上市许可持有人可以将产品委托给不同的生产商生产，药品的安全性、有效性和质量可控性均由上市许可人对公众负责。

**2.我国现行的药品上市许可制度及其弊端**　在我国，按照现行的《药品管理法》、《药品注册管理办法》，只有药品生产企业可以申请药品批准文号，在取得药品批准文号后组织生产。药物研发机构和科研人员是不能申请批准文号的，这种药品上市许可和药品生产的"捆绑式"管理是计划经济时代的产物，已经跟不上市场经济的步伐，也严重遏制了药物研发机构和科研人员的积极性，不利于研发创新，导致相关主体权责不清，药品生产重复建设，国家药品监督管理局重复审批、监管资源浪费等问题。

MAH制度的实施，对药品的研发机构、科研人员、生产企业等都将带来深刻的影响。国家需要修改相应法律法规，逐步建立并完善相关制度，在一整套行之有效的法律法规体系指导下有效规范地实施。

**3.国际通行的MAH制度及其优势**　MAH制度是欧洲、美国、日本等发达国家在药品监管领域的通行做法，该制度采用药品上市许可与生产许可分离的管理模式，允许药品上市许可持有人自行生产药品，或者委托其他生产企业生产药品。例如，2005年日本《药事法》引入了新的生产许可和销售许可，使药品生产和销售分离。这种改变使得制药业可以将其生产部门剥离出去，市场中的产品质量责任由生产商和供应商共同负责。从此，彻底的生产外包成为可能，委托专门的生产商进行产品的生产，产品产量产能得以提高。同时，为保证产品质量，受托方必须在先进的生产条件和符合GMP原则的质量控制体系下生产。MAH制度为非日本本地的药品生产商带来了机遇，通过委托生产、合同生产，使得日本制药公司可以选择劳动力价格相对低廉的国家进行生产，也使得日本制药业降低了生产成本。但是，无论在哪里，任何在日本销售的药品都要有日本的药品生产许可证，并符合日本cGMP的要求，日本厚生省会对国外向日本供应药品的工厂进行检查，并授予证书。

MAH制度是市场经济体制下的药品管理制度，是药品管理法律制度中的基本制度，是代表未来药品管理方向的重要制度。MAH制度是国际较为通行的药品上市、审批制度，是一项与世界接轨的制度，具有一定的制度优势，可在一定程度上缓解目前"捆绑"管理模式下出现的问题，从源头上抑制制药企业的低水平重复建设，提高新药研发的积极性，促进委托生产的繁荣，从而推进我国医药产业的快速发展。

## 二、我国实施 MAH 制度的意义

2015年8月，国务院印发《关于改革药品审评审批制度的意见》（国发〔2015〕44号）揭开了深化我国药品监管制度改革的大幕。此轮改革的目的不仅在于解决审评审批积压、申报资料质量不高、仿制药质量不高等实际问题，更在于建立一个科学、有效和完善的药品监管体制。在这一监管体制中，药品上市许可持有人制度可谓其重要支柱之一。

此后，我国在北京、天津、河北、上海、江苏、浙江、福建、山东、广东、四川十个省、直辖市开展药品上市许可持有人制度试点，允许药品研发机构和科研人员取得药品批准文号，对药品质量承担相应责任。"经深入研究和广泛征求意见，国务院于2016年6月6日正式发布《药品上市许可持有人制度试点方案》（国办发〔2016〕41号），采取"特定区域，特定剂型，新药优先"试点推行的方案，积累经验，稳步过渡。这意味着，药品上市许可持有人制度作为深化药品监管体制改革的重头戏业已登台。通过试点，它将进一步在实践中验证其科学性和可行性，并将成为正在酝酿修订的《药品管理法》的核心制度之一，进而在我国药品领域全面推广实施。我国药品注册制度将形成以药品上市许可持有人制度为中心的新制度。

随着社会经济不断发展、市场经济建立与完善，科学发展呼声和科学监管要求也越来越高涨和迫切，不断出现的新问题、新情况摆在了我们面前。例如：药品生产重复建设现象严重、生产设备闲置率过高，严重影响制药行业整体效益；研发机构短视行为非常普遍，以仿制药为主，药物创新不足，新药研发积极性没有得到最大程度调动，同时新药研发的安全意识不强，对研发时的设计缺陷、合理风险内的药品不良反应缺少关注；出现药品安全问题时，因责任难以明晰，责任主体之间互相推诿，尤以协议形式进行的技术转让更是如此，药品安全、消费者权益得不到很好保障。对于这些问题，近年来国家也出台了许多针对性政策，但一直没有得到有效解决。

与我国不同，发达国家通行的是药品上市许可与生产许可分离的药品上市许可持有人制度，即药品上市许可持有人和生产许可持有人既可以是同一主体，也可以是两个独立主体，除了生产企业以外，药品研发机构或经营企业（注意：在我国经营企业目前还不可以成为药品上市许可持有人），甚至自然人，都可以提交药品上市许可申请，获得上市许可后而成为MAH，享有该药品的所有权。

在MAH制度下，上市药品的所有权与生产权可以分离，MAH持有新药时不一定转让，而可以以委托生产或其他形式合作生产，从而减少重复建设、提高生产设备利用率、促进医药产业的专业化分工；同时，MAH对药品安全负全责，生产企业仅对生产过程负责，MAH可依合同约定对生产企业进行追偿，法律责任更加明晰。因此，MAH制度理论上可以优化资源配置、加快技术发展，充分调动研发机构对研发真正创新药的积极性，从而推动医药产业快速发展；同时，强化企业质量、安全责任意识，利于事故责任追索，更好地保障消费者权益。可见，MAH制度较"捆绑管理"具有更好科学性和合理性，有助于解决我国目前医药领域的上述顽固性问题。

建立药品上市许可持有人制度，这是药品监管体制创新的重要和关键举措，也是我国药品监管体系改革的一个突破口。新制度可在一定程度上缓解目前'捆绑'管理模式下出现的问题，激发研发人员的积极性，从源头上抑制低水平重复建设，促进医药产业升级改造。

该制度的实施将使得我国的药品资源配置最大化，责任主体更加明确，同时为药物创新注入活力，还有利于规避药物研发过程中的风险，推动管理创新，实现管理升级，有利于保障用药者的安全。

（一）改革现行药品注册制度对我国药品行业发展的制约

药品是关乎人民群众生命健康的不可或缺的特殊商品。随着我国经济社会发展，人民群众对于药品安全性和有效性的期待不断提高。老百姓在盼望用上"放心药"的同时，也在期待着有更多"好药"进入市场。

与欧、美、日等药品产业发达国家和地区不同，在我国现行药品注册制度是上市许可与生产许可"捆绑制"的管理模式，也就是说，药品上市许可（药品批准文号）只颁发给具有《药品生产许可证》的生产企业，药品研发机构、科研人员则不具备独立获取药品上市许可的资质。这种"捆绑制"的制度设计，自20世纪80年代以来是惟一的上市许可模式。在市场经济秩序尚未建立、社会研发创新能力有限、企业以仿制药生产为主的情况下，以药品生产为基础进行注册和监管尚有其一定的合理性。但是，随着我国市场经济体制逐步完善，医药产业创新研发能力不断发展，人民群众对安全、有效和可及药品的需求不断增长的情况下，这种"捆绑制"注册管理的弊端日益凸显，已成为制约我国药品行业进一步发展的因素之一。

首先，药品研发动力不足。由于上市许可和生产许可捆绑在一起，为把研发成果转化为可使用的医药产品，研发者或投资建厂，从而导致成本增大，无力再从事其他新药研究；或追求短期利益，进行技术转让，从而不再关心药品的进一步改进和完善；甚至还有一些研发者采用"暗箱操作"的手法私下多次转让、分段转让或"重复研发"，导致药品研发低水平重复和创新乏力等一系列问题。

其次，行业资源配置效率低下。生产企业为追求市场效益，不断扩大生产的品种或建设新的生产线，从而造成药品生产重复建设和生产设备闲置率过高的虚假"繁荣"；更有少数企业以剂型、包装、规格等不同为由重复申报批准文号，造成上市许可泛滥和空置，影响我国制药行业的良性有序发展和创新。

再次，相关主体权责不清。现行许可制度并未清晰界定药品生产者、经营者和医疗机构等相关主体的法律责任，导致其各管一段，没有对药品质量在其整个生命周期始终负担全责的主体，既使得患者权益得不到有效的法律保障，又无法保障药品质量在其整个生命周期中的系统监控。尤其是现行制度没有明确规定研发者的法律责任，导致研发者以技术转让为由将质量责任转移至生产企业，从而使药品质量无法自始至终地得到一致性保障，更无法有效地形成上市后药品不良反应的监控和改进。

最后，政府行政资源浪费。"捆绑"监管虽然曾经起到了严格监管的作用，但由于该制度内在的不足，导致监管部门把大量资源浪费在低水平重复申报的审评审批上，无法形成有效的药品全生命周期的监管，无力推动药品产业创新，也难以建立科学、有效的药品监管体制。

上述现行药品注册制度的不足已充分证明该制度与我国药品产业发展不相适应，亟须通过深层制度改革破解僵局，以切实提升药品质量、推动药品创新。

### （二）MAH是深化药品注册制度改革的突破口

药品上市许可持有人制度落地试点标志着我国药品注册制度改革的深化。在该制度下，上市许可持有人和生产许可持有人可以是同一主体，也可以是两个相互独立的主体。根据自身状况，上市许可持有人可以自行生产，也可以委托其他生产企业进行生产。如果委托生产，上市许可持有人依法对药品的安全性、有效性和质量可控性负全责，生产企业则依照委托生产合同的规定就药品质量对上市许可持有人负责。可见，上市许可持有人制度与现行药品注册许可制度的最大区别不仅在于获得药品批准文件的主体由药品生产企业扩大到了药品研发机构、科研人员，而且对药品质量自始至终负责的主体也更为明确，从而有利于确保和提升药品质量。也就是说，以药品上市许可持有人制度试点为突破口，我国药品注册制度将由上市许可与生产许可的"捆绑制"，向上市许可与生产许可分离的"上市许可持有人制度"转型。

推动这一制度转型的必要性包括以下四个方面。

**1.有利于药品研发和创新** 药品上市许可和生产许可分离的管理模式有助于研发者获得和集中资金、技术和人力进行持续研究和新药研发；有助于明确和强化研发者在药品研发、生产、流通和使用的整个周期中承担相应的法律责任，促使其不断改进和完善技术，保障药品安全，提高药品质量；有助于改变研发者为眼前利益而"一女多嫁"或"隐形持有"的现象；有助于成为上市许可持有人的研发者通过技术转让、委托生产或其他合作形式生产药品，提高现有生产设备利用率，促进药品产业的专业化分工，真正实现产学研紧密结合的机制，从而改变我国药品研发投入不足和研发乏力的被动局面。

**2.有利于优化行业资源配置** 该制度有利于改变生产企业把"批文号"作为资本，以逐利为导向，忽视药品安全，低层次重复，低水平发展的表面"繁荣"，而实际上设备重复或空置浪费的混乱现状，进而优化药品产业的资源配置；有利于药品研发和生产企业的优胜劣汰、结构调整和升级换代。

根据现行的《药品管理法》，我国对药品上市采取的是上市许可与生产许可的"捆绑式"管理，即申请药品批准文号的单位必须是药品生产单位。这种"捆绑式"管理最大的优势是，生产企业有固定资产，"跑得了和尚跑不了庙"。然而，在市场实践中，研发和生产的捆绑管理也出现了一些明显弊端。比如，药品研发机构为了将技术转化为利润，不得不先期投入大量资金进行生产建设，购置生产设备，从事自己不太熟悉的药品生产和经营管理。否则，他们只能尽早卖掉专利或者技术。然而，药品从研发到获取批准文号需要巨额投入和较长周期，为报批产品而准备的生产线一直闲置，一旦报批过程中出现问题，此前投入的生产线就会变成一种浪费。而且，现实中还存在大量所谓的药品批准文号隐形持有人。一些机构或者个人，或者持有药品生产技术，或者拥有药品销售渠道，于是选择规避政策，与生产企业私下达成协议，由生产企业去为机构或者个人获取药品批准文号，委托企业进行生产。这样的合作游走于法律边缘，一旦发生质量安全事故和产生利益分配纠纷，则很难解决。

MAH制度是国际上通行的药品管理制度，也是国际发展的大潮流。将上市药品的所有权与生产权分离，好处之一就是使资源配置最大化。实行MAH制度后，允许药品研发机构申请注册新药，MAH对产品具有支配权、处置权，极大地调动了创新的积极性，从而也减少了重复建设，提高了生产设备利用率，并促进专业化分工。获得药品上市许可的机构可以将产品委托给任何一家通过GMP认证的生产企业生产，用更多的精力关注推进新药开发。同时，还能促进生产企业分类细化，使具规模、成本低的生产企业被优选出获得生产许可资格。而一些规模逐渐扩大的创新型企业，也可以不用通过扩大生产线建设，而是通过委托生产来发展壮大。

MAH制度对国内医药行业影响可能是深远的。节约大量资源，减少重复生产，研发产业链条得以趋于完整，药物创新、研发、注册、市场（临床接受度）变得更加重要，药品研发特别是新药研发更加积极，而仿制药的空间受到一定挤压，最后的归结点仍在于鼓励创新。

**3.有利于提升行政监管效能**　该制度能够使药品监管机构集中精力和资源建立与上市许可持有人进行沟通交流的稳定和有效机制，对"上市许可申请"进行全过程监管并落实其主要责任；能够以"上市许可持有人"为龙头，并通过其在药品整个生命周期的全程参与和监管，形成"政府主导、多元参与"的药品监管新模式。

当然，MAH制度的实施也需相应的监管配套措施，同时这项制度也涉及目前法律和规章的调整与修改。试点工作预计在依照法定程序取得授权后展开。可以简化药品审批程序、提高药品质量，明确责任主体，并加快我国新药上市的速度和质量。

在现有的制度框架下，为防止"一抓就死，一放就乱"，要思考的是如何将几个环节顺畅衔接。目前，我国以研发为主的公司都是小型企业，大规模的很少，这点与国外不同。小公司是否有能力成为MAH，能不能管理好流通和使用环节，还需要求证，并通过试点积累经验，以保证该制度的顺利实施。

MAH制度是发达国家的通行做法，我国引入但不能照搬，原因是我国的国情和法律法规与国外不同。值得注意的是，上市许可持有人不仅仅针对科研人员，企业、研究机构甚至流通企业都可以，但是必须要具备要求的相应条件。与此相关的管理制度、规定都将陆续出台。

除了NMPA采取的一系列的飞行检查、自查等严格监管措施外，我国可以借鉴国外的经验，通过完善各项法规和政策，推动MAH制度的实行。

**4.有利于厘清各主体法律责任** 该制度有助于厘清和落实药品生命周期中所有参与方的法律责任，强化研发者、生产者和其他参与者的药品质量、安全责任意识，有利于在发生药品安全事件时明确各主体相应的法律责任，更好地保障用药者的健康权益。生产企业在目前GMP管理政策下，大部分不愿意接受委托生产，而新药注册必须要在GMP条件下生产，这样注册单位只能找没有生产任务的GMP车间。为此，有些企业还专门申请了用于药物研发的小型GMP车间。这样，实际上拥有研发用GMP车间或生产GMP车间、有研发分支机构的大型药企仍然占据优势。而实施MAH制度，可以盘活那些完全小型药企，这类企业也应抓住机遇，实现突破。

MAH制度的另一个优势是责任主体明确化，产品的质量问题能追溯至源头。MAH要承担完全的法律责任。按原来的管理模式，生产企业持有上市和生产许可证，是质量责任的主体。但由于产品可能并非生产企业研发，其并不熟悉产品的全面情况，真正研发的主体"躲"在幕后，使得生产企业承担的责任与能力不相匹配。

这种责任主体不明的现象在仿制药上体现得还不是太明显，在创新药上却相当突出。创新药由于临床样本量小，通常还需要通过5~8年大样本的上市后临床观察才能发现其不良反应等问题。谁承担上市后的药品风险监测、评估和控制工作？当然是研发者更加熟悉情况。因此，明确责任主体有利于保障药品安全，有利于在上市前和上市后很好地控制风险。在MAH制度下，药品的安全性、有效性和质量可控性均由上市许可持有人承担法律责任。这也要求研发机构和个人，不但要从开发上提高质量，也要更谨慎地筛选委托加工企业。

MAH制度使药品责任主体更加明晰。药品的质量、不良反应等一切责任都由MAH负责，接受委托的生产者只对生产负责，必须完全按照委托人要求的工艺条件和质量标准进行生产。如果因生产原因导致产品质量出现问题，MAH在对使用者承担赔偿责任后，可依合同对生产企业进行追偿。

该制度下，MAH的管理理念贯穿于药品的全生命周期，触角将延伸到整个链条。在角色转换后，MAH应更加熟悉自身的定位。在管理上，除了上游的研发环节外，更要管理好生产和流通环节，不仅要介入生产质量控制，还要学会与终端使用者——医生和患者进行良好沟通。

而对于生产企业来说，具备研发能力的大型生产企业，可以进行创新药研发；而不具备研发实力但质控比较强的生产企业，则应考虑不以研发为主，而着力于提升质控水平，以接到更多的生产订单。"毋庸置疑，越是高标准、质量稳定、有信誉的企业，越容易获得许可生产的机会。"

MAH制度将在一定程度上促进制药业进一步的发展，为新药研发和委托生产提供更好的政策环境，同时也将强化MAH的责任，保障药品上市后的安全性，同时也保障患者的切身利益。

尽管该制度可能具有上述优势和效果，但是，若不考虑我国国情而机械地照搬域外国家和地区的做法，有可能会出现上市许可持有人数量过多、素质不高、不利于进行药品上市后监管、药品质量风险失控等一系列问题。因此，在我国建立上市许可持有人制度还应当考虑我国现实国情和可行性等具体问题。当前上市许可持有人试点规划已充分考虑到了上述情况和循序渐进式制度转轨的可行性，通过顶层设计，搭建出我国上市许可持有人制度的基本框架。在方向已经明确的前提下，坚定不移地推动这一制度的建立和完善则成为深层制度改革成败的关键。

## 三、我国上市许可持有人制度的建构

建立上市许可持有人制度是我国药品注册制度改革的核心内容。《MAH试点方案》就该制度的试点内容、试点药品范围、申请人和持有人条件、受托生产企业条件、申请人和持有人的义务与责任、受托生产企业的义务与责任、持有人的申请、监督管理等八方面进行了规划。从宏观角度看，《MAH试点方案》主要规范了以下三个问题。

**1.上市许可持有人制度试点的基本框架和长远发展趋势** 上市许可持有人制度最明显的变化是把获得药品批准文件的主体由原先的药品生产企业扩大到药品研发机构、科研人员。可以预见，开展上市许可持有人制度试点后，将出现"上市许可持有人"和"批准文号持有人"并存以及相应的两种管理方式的"双轨制"现象。

**2.上市许可持有人制度的申请资质和程序** 上市许可持有人制度必须面对的棘手问题是如何建立新型的药品监管模式和药品之风险控制机制。这一问题既关乎广大人民群众的生命健康安全，更是"上市许可持有人制度试点能否成功"的关键所在。《MAH试点方案》对药品注册申请人和上市持有人、受托生产企业的资质分别作了规定。就申请人和持有人而言，确保注册上市药品风险可控的关键措施是要求其"具备药品质量安全责任承担能力"，即提供"药物临床试验风险责任承诺书"及"药品质量安全责任承诺书"等相关文件，以担保协议或者保险合同的形式确保其"质量安全责任承担能力"。就受托生产企业而言，主要考察的是其是否持有相应药品生产范围的《药品生产许可证》以及药品GMP证书。

当然，具备相应资质并不代表相关主体就能够直接成为上市许可持有人。符合资质的申请人须在取得药品上市许可及药品批准文号之后，才能够成为上市许可持有人。这意味着，药品审评审批的标准并不会因上市许可持有人制度的实施而降低，相反，上市许可持有人制度进一步用持有人（即药品生产企业、药品研发机构、科研人员）的"药品质量安全责任承担能力"要求取代了现行"捆绑制"下的单一企业责任能力，并进一步发挥市场在资源配置中的决定作用，以担保协议或者保险合同的形式落实了持有人的责任能力。只有这一机构和机制建立并完善了，药品主管部门才能真正发挥"主管"作用,才能更好地推动"多元参与""社会共治"的药品监管新模式,实现药品监管体制创新。

**3.上市许可持有人制度中各利益相关方的义务与责任** 注册申请人和上市许可持有人在药品研发注册、生产、流通、监测与评价等环节均应承担相应义务,并承担相应的法律责任。这样的义务与责任设计,实际上明确了上市许可持有人作为药品全生命周期中质量首要负责人的地位。持有人如果通过合同约定的方式委托开展药品生产和销售,就必须根据合同对其委托的生产、经营等主体进行监管,督促其遵守有关法律法规规定,落实生产、经营等环节的质量责任。

对广大消费者而言,上市许可持有人制度也能更好地保障用药者的合法权益。简而言之,当批准上市药品造成人身损害时,持有人、受托生产企业、销售者负有法律上的连带责任,消费者可以向其任何一方请求赔偿;赔偿后,赔偿方再根据实际责任归属依法向负有责任的一方进行追偿。这种制度设计将消费者的合法权益放置在了优先地位,无论出现问题的是药品生命周期中的哪一方,消费者的利益都必须首先得到合理维护;同时它也把上市许可持有人置于药品风险管控的中心地位,使其在药品整个生命周期中都承担药品质量首要责任人的角色。从药品研发生产的一般经验看,上市许可持有人是研发的主体,应当对药品的功效和质量有最透彻的了解,应当有对生产、经营和使用的监管能力,因此将其定位为首要质量责任人恰如其分,完全符合药品风险控制的规律。

在新的注册制度推进过程中,各级药品监管部门还须加强主动公开,既让行政相对人掌握监管环境动态变化、享有市场主体应有的权益,又让广大消费者充分知晓产品信息、促进安全合理用药。监管部门必须清醒地看到药品行业发展的趋势和规律,与时俱进,改革监管模式,从而更好地履行其监管职责。监管部门不仅要建立健全对上市许可持有人的监管体制,而且要延伸到对受托生产和经营的企业进行监管;不仅要在审评审批等节点上进行静态监管,而且要对药品全生命周期进行动态监管;不仅要自身切实负起监管责任,而且要通过上市许可持有人制度推动"多元参与"和"社会共治"新监管模式和体制的形成。如何履行药品安全性监测的职责?如何履行对要药品安全性持续研究的职责?如何履行药品监督管理法律法规所规定的相关职责?这些都是MAH制度绕不开的门槛。

**4.MAH制度还需要实施配套改革** 建立药品不良反应救济基金制度,药品上市许可持有人必须缴纳药品风险基金,并且通过多种渠道筹集资金,对药品不良反应受害者给予必要救济;探索强制性的药品伤害商业保险制度,药品上市许可持有人必须强制性购买商业保险,加强其责任承担的能力;落实"先民事赔付再行政罚没"的特殊民事制度,同时建立惩罚性赔偿制度,更好地保障受害者权益。

## 四、MAH制度试点方案介绍

根据《全国人民代表大会常务委员会关于授权国务院在部分地方开展药品上市

许可持有人制度试点和有关问题的决定》，在北京、天津、河北、上海、江苏、浙江、福建、山东、广东、四川等10个省（市）开展药品上市许可持有人制度试点。2016年5月26日，《国务院办公厅关于印发药品上市许可持有人制度试点方案的通知》（国办发〔2016〕41号）下发，试点工作3年至2018年11月4日结束，现在继续延长试点1年。2017年08月21日，原国家食品药品监督管理局发布《总局关于推进药品上市许可持有人制度试点工作有关事项的通知》食药监药化管〔2017〕68号，进一步推进药品上市许可持有人试点工作，对国办发〔2016〕41号文的前期试点过程中发现的问题和障碍予以排除，在鼓励创新，优化资源配置方面释放了更多重要利好。

（一）试点内容

试点行政区域内的药品研发机构或者科研人员可以作为药品注册申请人（以下简称申请人），提交药物临床试验申请、药品上市申请，申请人取得药品上市许可及药品批准文号的，可以成为药品上市许可持有人（以下简称持有人）。法律法规规定的药物临床试验和药品生产上市相关法律责任，由申请人和持有人相应承担。

持有人不具备相应生产资质的，须委托试点行政区域内具备资质的药品生产企业（以下称受托生产企业）生产批准上市的药品。持有人具备相应生产资质的，可以自行生产，也可以委托受托生产企业生产。

在药品注册申请审评审批期间或批准后，申请人或持有人可以提交补充申请，变更申请人、持有人或者受托生产企业。

（二）试点药品范围

**1.该MAH试点方案实施后批准上市的新药** 具体包括：①按照现行《药品注册管理办法》注册分类申报的化学药品第1~4类、第5类（仅限靶向制剂、缓释制剂、控释制剂），中药及天然药物第1~6类，治疗用生物制品第1类、第7类和生物类似药；②化学药品注册分类改革实施后，按照新的化学药品注册分类（以下简称新注册分类）申报的化学药品第1~2类。

**2.按与原研药品质量和疗效一致的新标准批准上市的仿制药** 具体包括：化学药品注册分类改革实施后，按照新注册分类申报的化学药品第3~4类。

**3.试点方案实施前已批准上市的部分药品** 具体包括：①通过质量和疗效一致性评价的药品；②试点行政区域内，药品生产企业整体搬迁或者被兼并后整体搬迁的，该企业持有药品批准文号的药品。

麻醉药品、精神药品、医疗用毒性药品、放射性药品、预防用生物制品、血液制品不纳入试点药品范围。

（三）申请人和持有人条件

药品研发机构或者科研人员成为申请人和持有人的条件。

**1.基本条件**

（1）属于在试点行政区域内依法设立且能够独立承担责任的药品研发机构，或者在试点行政区域内工作且具有中华人民共和国国籍的科研人员。

（2）具备药品质量安全责任承担能力。

**2.申报资料**

（1）资质证明文件　药品研发机构应当提交合法登记证明文件（营业执照等）复印件。

科研人员应当提交居民身份证复印件、个人信用报告、工作简历（包含教育背景、药品研发工作经历等信息）以及诚信承诺书。

（2）药品质量安全责任承担能力相关文件　科研人员申请药物临床试验的，应当提交药物临床试验风险责任承诺书，承诺在临床试验开展前，向其所在地省级药品监督管理部门提交与担保人签订的担保协议或者与保险机构签订的保险合同。

药品研发机构或者科研人员申请成为持有人的，应当提交药品质量安全责任承诺书，承诺在药品上市销售前，向其所在地省级药品监督管理部门提交与担保人签订的担保协议或者与保险机构签订的保险合同；对于注射剂类药品，应当承诺在药品上市销售前提交保险合同。

（四）受托生产企业条件

受托生产企业为在试点行政区域内依法设立、持有相应药品生产范围的《药品生产许可证》以及药品生产质量管理规范（GMP）认证证书的药品生产企业。

（五）申请人和持有人的义务与责任

（1）履行《中华人民共和国药品管理法》（以下简称《药品管理法》）以及其他法律法规规定的有关药品注册申请人、药品生产企业在药物研发注册、生产、流通、监测与评价等方面的相应义务，并且承担相应的法律责任。

（2）持有人应当与受托生产企业签订书面合同以及质量协议，约定双方的权利、义务与责任。

（3）持有人应当委托受托生产企业或者具备资质的药品经营企业代为销售药品，约定销售相关要求，督促其遵守有关法律法规规定，并落实药品溯源管理责任。

（4）持有人应当通过互联网主动公开药品上市许可批准信息、药品说明书、合理用药信息等，方便社会查询。

（5）批准上市药品造成人身损害的，受害人可以向持有人请求赔偿，也可以向受托生产企业、销售者等请求赔偿。属于受托生产企业、销售者责任，持有人赔偿的，持有人有权向受托生产企业、销售者追偿；属于持有人责任，受托生产企业、销售者赔偿的，受托生产企业、销售者有权向持有人追偿。具体按照《中华人民共和国侵权责任法》等的规定执行。

## （六）受托生产企业的义务与责任

（1）履行《药品管理法》以及其他法律法规规定的有关药品生产企业在药品生产方面的义务，并且承担相应的法律责任。

（2）履行与持有人依法约定的相关义务，并且承担相应的法律责任。

## （七）持有人的申请

**1.新注册药品**　对于试点方案实施后的新注册药品，符合试点要求的，申请人可以在提交药物临床试验申请或者药品上市申请的同时，申请成为持有人。

对于试点方案实施前已受理临床试验申请或者上市申请、尚未批准上市的药物，符合试点要求的，申请人可以提交补充申请，申请成为持有人。

申请人拟委托受托生产企业生产的，在提交药品上市申请或者补充申请的同时，应当提交受托生产企业信息。

**2.已批准上市药品**　对于试点方案实施前已批准上市的药品，符合试点要求的，申请人可以提交补充申请，申请成为持有人。

申请人拟委托受托生产企业生产的，在提交补充申请的同时，应当提交受托生产企业信息。

**3.变更申请**　持有人的药品上市申请获得批准后，可以提交补充申请，变更持有人及受托生产企业。在已受理药物临床试验申请或者药品上市申请、尚未批准阶段，申请人可以提交补充申请，变更申请人及受托生产企业。

变更持有人或者申请人的，由转让和受让双方共同向受让方所在地省级药品监督管理部门申请，由省级药品监督管理部门报国家药品监督管理局审批；变更受托生产企业的，由持有人或者申请人向其所在地省级药品监督管理部门申请，由省级药品监督管理部门报国家药品监督管理局审批。

**4.其他要求**　试点品种药品的批准证明文件应当载明持有人、受托生产企业等相关信息，并且注明持有人应当按照相关要求向其所在地省级药品监督管理部门提交与担保人签订的担保协议或者与保险机构签订的保险合同。

试点品种药品的说明书、包装标签中应标明持有人信息、生产企业信息等。

试点工作期间核发的药品批准文号，试点期满后，在药品注册批件载明的有效期内继续有效。

## （八）监督管理

**1.上市后监管**　持有人所在地省级药品监督管理部门负责对持有人及批准上市药品的监督管理，对不在本行政区域内的受托生产企业，应联合受托生产企业所在地省级药品监督管理部门进行延伸监管。加强对持有人履行保证药品质量、上市销售与服务、药品监测与评价、药品召回等义务情况的监督管理，督促持有人建立严格的质量管理体系，确保责任落实到位。

生产企业所在地省级药品监督管理部门应当加强对药品生产者在药品GMP条件下实施生产的监督检查，发现生产、经营环节存在风险的，及时采取控制措施。

药品监督管理部门发现批准上市药品存在质量风险的，应根据实际情况对持有人及相关单位采取约谈、发告诫信、限期整改、修订药品说明书、限制使用、监督召回药品、撤销药品批准证明文件以及暂停研制、生产、销售、使用等风险控制措施。

对于违反《药品管理法》等法律法规和试点方案有关规定的持有人及受托生产企业，持有人所在地省级药品监督管理部门应当依法查处，追究相关责任人的责任。

**2.信息公开**　省级药品监督管理部门应当主动公开持有人履行义务情况、日常监督检查情况和行政处罚等监督管理相关信息。

### （九）试点目标

试点的目标是建立完善的持有人与受托人的委托生产权利义务和保证质量的责任体系，建立完善跨区域监管的监督检查责任体系和质量保障体系，形成完善的上市许可持有人制度。

## 第四节　原料药、药用辅料和药包材一并审评审批制度

为贯彻落实中共中央办公厅、国务院办公厅《关于深化审评审批制度改革鼓励药品创新的意见》（厅字〔2017〕42号）与《国务院关于取消一批行政许可事项的决定》（国发〔2017〕46号），取消药用辅料与直接接触药品的包装材料和容器（以下简称药包材）审批，原料药、药用辅料和药包材在审批药品制剂注册申请时一并审评审批。

### 一、原料药、药用辅料和药包材一并审评审批范围

药品注册申请人在我国境内提出的化学药新注册分类2.2、2.3、2.4、3、4、5类药品制剂申请所使用的原料药，以及各类药品注册申请所使用的药用辅料、药包材。

### 二、登记平台

各级药品监督管理部门不再单独受理原料药、药用辅料和药包材注册申请，国家药品监督管理局药品审评中心建立原料药、药用辅料和药包材登记平台（以下简称为登记平台）与数据库，有关企业或者单位可通过登记平台按相关要求提交原料药、药用辅料和药包材登记资料，获得原料药、药用辅料和药包材登记号，待关联药品制剂提出注册申请后一并审评。

在登记平台建立的过渡期，药审中心在门户网站（网址：www.cde.org.cn）以表格方式对社会公示"原料药登记数据""药用辅料登记数据""药包材登记数据"，公示的信息主要包括：登记号、品种名称、企业名称、企业注册地址、国产/进口、包装规格、登记日期、更新日期、关联药品制剂审批情况等。

### 三、登记资料主要内容

**1.原料药登记资料主要内容**　基本信息、生产信息、特性鉴定、原料药的质量控制、对照品、药包材、稳定性等。具体内容应当符合《关于发布化学药品新注册分类申报资料要求（试行）的通告》（原国家食品药品监督管理总局通告2016年第80号）中原料药药学申报资料要求。

**2.药用辅料登记资料主要内容**　企业基本信息、辅料基本信息、生产信息、特性鉴定、质量控制、批检验报告、稳定性研究、药理毒理研究等。具体内容应当符合《关于发布药包材药用辅料申报资料要求（试行）的通告》（原国家食品药品监督管理总局通告2016年第155号）中药用辅料申报资料要求。

**3.药包材登记资料主要内容**　企业基本信息、药包材基本信息、生产信息、质量控制、批检验报告、稳定性研究、安全性和相容性研究等。具体内容应当符合原国家食品药品监督管理总局2016年第155号通告中药包材申报资料要求。

### 四、一并审评程序

原料药、药用辅料和药包材企业在药审中心门户网站"申请人之窗"填写品种基本信息后，将登记资料（含登记表）以光盘形式提交至药审中心，药审中心在收到资料后5个工作日内，对登记资料进行完整性审查。资料不齐全的，一次性告知所需补正的登记资料；资料符合要求的，由药审中心进行公示。

对已受理但未完成审评审批的原料药、药用辅料和药包材注册申请，由药审中心生成相应的原料药、药用辅料和药包材登记号，并将申报信息导入上述登记数据表后对社会公示。申请人应按相关要求将申报登记资料以光盘形式提交至药审中心。新申报的药品制剂（含变更原料药、药用辅料和药包材的补充申请）中使用已有批准文号的原料药、药用辅料和药包材，该原料药、药用辅料和药包材也应按要求进行登记。

药品制剂申请人仅供自用的原料药、药用辅料和药包材，或者专供特定药品上市许可持有人使用的原料药、药用辅料和药包材，可在药品制剂申请中同时提交原料药、药用辅料和药包材资料，不进行登记。

### 五、已获得登记号的原料药、药用辅料和药包材的管理

药品制剂申请人可选用已有登记号的原料药、药用辅料和药包材进行研究，提出上市申请或者变更原料药、药用辅料和药包材申请。药品制剂与原料药、药用辅料和药包材不是同一申请人的，药品制剂申请人应当在申报资料中提供原料药、药用辅料和药包材上市许可持有人或者企业的授权使用书。

已获得登记号的原料药、药用辅料和药包材企业，应当严格按照国家有关要求进行管理，保证产品质量，并在获得登记号后按年度提交产品质量管理报告；在产品发生变

更时应当及时在登记平台中变更相关信息，并在实施变更前主动告知使用其产品的药品制剂申请人。

药品制剂申请人应当对选用原料药、药用辅料和药包材的质量负责，充分研究和评估原料药、药用辅料和药包材变更对其产品质量的影响，按照国家药品监督管理局有关规定和相关指导原则进行研究，按要求提出变更申请或者进行备案。

药品制剂批准上市后或者已上市药品制剂批准变更原料药、药用辅料和药包材后（含变更原料药供应商，药用辅料和药包材种类和供应商），国家药品监督管理局在原料药、药用辅料和药包材的公示信息予以标识。各省级药品监督管理部门负责对本行政区域内的原料药、药用辅料和药包材生产企业的日常监督管理。药品制剂申请审评审批过程中，国家药品监督管理局根据需要组织对涉及的原料药、药用辅料和药包材进行现场检查和检验。

## 六、表格填写内容及说明

具体的原料药、药用辅料和药包材登记表格式和填写说明如下。

（一）原料药登记表

| 声明 |
| --- |
| 申请人保证：①本登记表内容及所提交资料均真实、来源合法，未侵犯他人权益，其中试验研究的方法和数据均为本产品所采用的方法和由本产品得到的试验数据。②一并提交的电子文件与打印文件内容完全一致。如查有不实之处，我们承担由此导致的一切法律后果。其他特别申明事项： |
| 登记号： |
| 登记事项<br>1.本登记属于：<br>登记品种情况<br>2.品种通用名称：<br>3.英文名称：<br>4.包装：包装规格： |
| 5.质量标准：○采用国家标准（是否有修订 ○是 ○否） ○自拟<br>来源：○中华人民共和国药典： 版　　　　　○生物制品规程： 版<br>○局颁标准：　　　　第　　册　　标准号：<br>○其他： |
| 相关情况<br>6.专利情况：□有中国专利 □化合物专利 □工艺专利 □处方专利 □其他专利<br>专利号：专利权人：<br>专利授权/公开日期：<br>□有外国专利 |

续表

| |
|---|
| 专利号：专利权人：<br>专利授权/公开日期：<br>专利权属声明：我们声明：本登记对他人专利不构成侵权。 |
| 申请人及委托研究机构（国产原料药）：<br>7.申请人：<br>中文名称：<br>英文名称：<br>社会信用代码/组织机构代码/身份证号：<br>法定代表人：　　　　　　　　　职位：<br>注册地址：　　　　　　　　　　邮编：<br>通讯地址：　　　　　　　　　　邮编：<br>登记负责人：　　　　　　　　　职位：<br>联系人：　　　　　　　　　　　职位：<br>电话：　　　　　　　　　　　　传真：<br>电子信箱：　　　　　　　　　　手机：<br>法定代表人（签名）：<br>（加盖公章处）　年　月　日<br>8.国内原料药生产企业：<br>所在省份：<br>中文名称：<br>英文名称：<br>社会信用代码/组织机构代码：<br>法定代表人：　　　　　　　　　职位：<br>注册地址：　　　　　　　　　　邮编：<br>生产地址：　　　　　　　　　　邮编：<br>通讯地址：　　　　　　　　　　邮编：<br>登记负责人：　　　　　　　　　职位：<br>联系人：　　　　　　　　　　　职位：<br>电话：　　　　　　　　　　　　传真：<br>电子信箱：　　　　　　　　　　手机：<br>药品生产许可证编号：<br>是否具有相应GMP证书：○是　　　编号：<br>○否　　原因：<br>法定代表人（签名）：<br>（加盖公章处）　年　月　日<br>9.新药证书申请人：<br>中文名称：<br>英文名称：<br>社会信用代码/组织机构代码/身份证号：<br>法定代表人：　　　　　　　　　职位：<br>注册地址：　　　　　　　　　　邮编：<br>通讯地址：　　　　　　　　　　邮编：<br>登记负责人：　　　　　　　　　职位：<br>联系人：　　　　　　　　　　　职位： |

电话：                              传真：

电子信箱：                          手机：

法定代表人（签名）：

（加盖公章处）  年  月  日

10.委托研究机构

| 序号 | 研究项目 | 研究机构名称 | 研究负责人 | 联系电话 |
|------|----------|--------------|------------|----------|
|      |          |              |            |          |

申请人及委托研究机构（进口原料药）：

7.境外制药厂商：

中文名称：

英文名称：

法定代表人：                        职位：

注册地址：

国家或地区：

登记负责人：                        职位：

电话：                              传真：

电子信箱：

法定代表人（签名）：                （加盖公章处）  年  月  日

8.进口原料药生产厂

中文名称：

英文名称：

法定代表人：                        职位：

生产地址：

国家或地区：

登记负责人：                        职位：

电话：                              传真：

电子信箱：

法定代表人（签名）：                （加盖公章处）  年  月  日

9.进口原料药国外包装厂

中文名称：

英文名称：

法定代表人：                        职位：

生产地址：

国家或地区：

登记负责人：                        职位：

电话：                              传真：

电子信箱：

法定代表人（签名）：                （加盖公章处）  年  月  日

10.进口原料药注册代理机构

中文名称：

英文名称：

社会信用代码/组织机构代码：

法定代表人：                        职位：

续表

| | | | |
|---|---|---|---|
| 注册地址： | 邮编： | | |
| 生产地址： | 邮编： | | |
| 通讯地址： | 邮编： | | |
| 登记负责人： | 职位： | | |
| 联系人： | 职位： | | |
| 电话： | 传真： | | |
| 电子信箱： | 手机： | | |

法定代表人（签名）：

（加盖公章处）　年　月　日

11.委托研究机构

| 序号 | 研究项目 | 研究机构名称 | 研究负责人 | 联系电话 |
|---|---|---|---|---|
| | | | | |

附：原料药登记表填表说明

申请人保证：本项内容是各登记机构对于本项登记符合法律、法规和规章的郑重保证，各登记机构应当一致同意。

其他特别申明事项：需要另行申明的事项。

登记号：需填写由"原辅包登记平台"生成的登记号。

**1.本登记属于**　系指如果属于登记国产原料药填写"国产原料药登记"，如果属于登记进口原料药填写"进口原料药登记"，如果属于登记港澳台原料药填写"港澳台原料药登记"。本项为必填写项目。

**2.品种通用名称**　应当使用正式颁布的国家药品标准或者国家药典委员会《中国药品通用名称》或其增补本收载的药品通用名称。本项为必填项目。

**3.英文名称**　英文名填写INN英文名。本项为必填项目。

**4.包装**　系指直接接触原料药的包装材料或容器，如有多个包装材质要分别填写，中间用句号分开，例如："玻璃瓶。塑料瓶"。包装规格是指基本包装单元的规格，原料药的基本包装单元，是原料药生产企业生产供上市的原料药最小包装，如：每瓶×毫升，对于按含量或浓度标示其规格的液体、半固体或颗粒，其装量按包装规格填写。配用注射器、输液器或者专用溶媒的，也应在此处填写。每一份登记表可填写多个包装规格，不同包装规格中间用句号分开，书写方式为"药品规格：包装材质：包装规格"，例如："0.25g：玻璃瓶：每瓶30片"，多个规格的按上述顺序依次填写。本项为必填项目。

**5.质量标准**　指本项原料药登记所提交药品标准的来源或执行依据。来源于中华人民共和国药典的，需写明药典版次；属局颁或部颁标准的，需写明何种及第几册，散页标准应写明药品标准编号；来源于进口药品注册标准的，写明该进口注册标准的编号或注册证号；来源于国外药典的，需注明药典名称及版次；其他是指非以上来源的，应该写明具体来源，如自行研究，国产药品注册标准等情况。本项为必填项目。

**6. 专利情况** 所登记原料药的专利情况应当经过检索后确定，发现本品已在中国获得保护的有关专利或国外专利信息均应填写。本项登记实施了其他专利权人专利的，应当注明是否得到其实施许可。已知有中国专利的，填写其属于化合物专利、工艺专利、处方专利等情况。如需填写多项专利，可以附件形式提交。

**7. 申请人及委托研究机构** 申请参加药品上市许可持有人制度试点的，申请人的相应信息应当填入上市许可持有人相应位置。申请人不具备相应生产资质的，应将受托生产企业信息填入国内原料药生产企业相应位置。申请人具备相应生产资质、拟委托受托生产企业生产的，应将受托生产企业信息填入国内原料药生产企业相应位置；申请人具备相应生产资质且拟自行生产的，同时填入上市许可持有人和国内原料药生产企业。对于进口原料药登记，应当填写境外制药厂商（持证公司）的名称。

（1）国内原料药生产企业 是指具备本品生产条件，登记生产本品的原料药生产企业，或为接受药品上市许可持有人/申请人委托的受托生产企业。对于登记生产本原料药的国内原料药生产企业，应当对其持有《药品生产质量管理规范》认证证书情况做出填写。本项为必填项目。

（2）新药证书申请人 对于新原料药登记，必须填写申请新药证书的机构，即使与国内原料药生产企业相同，也应当重复填写；对于已有国家标准的原料药登记，本项不得填写。仍有其他申请新药证书机构的，可另外附页。对于进口原料药申请，如有国外包装厂，则填写在进口原料药国外包装厂位置。对于新原料药申请，国家药品监督管理局批准后，在发给的新药证书内，将本登记表内各新药证书申请人登记为持有人，排列顺序与各申请人排名次序无关。

（3）各登记机构栏内 "名称"，应当填写其经过法定登记机关注册登记的名称。"所在省份"是指申请人、受托生产企业等所在的省份。"社会信用代码/组织机构代码"，是指境内组织机构代码管理机构发给的机构代码或社会信用代码，境外登记机构免填。"登记负责人"，是指本项原料药登记的项目负责人。电话、手机、传真和电子信箱，是与该登记负责人的联系方式，其中电话应当提供多个有效号码，确保能及时取得联系。填写时须包含区号（境外的应包含国家或者地区号），经总机接转的须提供分机号码。"联系人"，应当填写具体办理登记事务的工作人员姓名，以便联系。

各登记机构名称、公章、法定代表人签名、签名日期：已经填入的申请人各机构均应当由其法定代表人在此签名、加盖机构公章。日期的填写格式为×××年××月××日。本项内容为手工填写。

药品注册代理机构名称、公章、法定代表人签名、签名日期：药品注册代理机构在此由法定代表人签名、加盖机构公章。

**8. 委托研究机构** 系指药品申报资料中凡属于非申报机构自行研究取得而是通过委托其他研究机构所取得的试验资料或数据（包括药学、药理毒理等）的研究机构。

**9.填表要求**　填表应当使用中文简体字，必要的英文除外。文字陈述应简明、准确。选择性项目中，"○"为单选框，只能选择一项或者全部不选择；"□"为复选择框，可以选择多项或者全部不选择。需签名处须亲笔签名。

**10.注意事项**　本登记表必须使用国家药品监督管理局制发的原料药登记表（Word版本）填写、修改和打印，登记时应当将打印表格连同电子表格一并提交，并且具有同样的效力，登记人应当确保两种表格的数据一致。未提交电子表格，或者电子表格与打印表格、"原辅包登记平台"填写内容不一致、或者本登记表除应当亲笔填写项目外的其他项目使用非国家药品监督管理局制发的登记表填写或者修改者，其登记不予接受。

本登记表打印表格各页边缘应当骑缝加盖负责办理登记事宜机构或者药品注册代理机构的公章，以保证本登记表系完全按照规定，使用国家药品监督管理局制发的登记表填写或者修改。

（二）药用辅料登记表

| |
|---|
| 声明<br>申请人保证：①本登记表内容及所提交资料均真实、来源合法，未侵犯他人权益，其中试验研究的方法和数据均为本产品所采用的方法和由本产品得到的试验数据。<br>②一并提交的电子文件与打印文件内容完全一致。如查有不实之处，我们承担由此导致的一切法律后果。<br>其他特别申明事项： |
| 登记号： |
| 登记事项<br>1.本登记属于：<br>2.应用情况：<br>○高风险药用辅料　　　　○低风险药用辅料<br>3.来源：□动物或人　□矿物　□植物　□化学合成　□其他<br>4.拟用制剂给药途径：□注射　□吸入　□眼用　□局部及舌下　□透皮　□口服　□其他 |
| 登记品种情况<br>5.品种名称：<br>6.英文名称：<br>7.规格：<br>8.包装：包装规格： |
| 9.质量标准：○采用国家标准（是否有修订○是○否）　　　　○自拟<br>来源：○中华人民共和国药典：　版　　　　　　○生物制品规程：　版<br>○局颁标准：　　第　　册　　标准号：<br>○其他 |
| 相关情况<br>10.专利情况：□有中国专利<br>专利号：专利权人： |

专利授权/公开日期：

□有外国专利

专利号：专利权人：

专利授权/公开日期：

专利权属声明：我们声明：本登记对他人专利不构成侵权。

申请人及委托研究机构（国产药用辅料）

11.国内药用辅料生产企业：

所在省份：

中文名称：

英文名称：

社会信用代码/组织机构代码：

法定代表人：　　　　　　　　　　　　职位：

注册地址：　　　　　　　　　　　　　邮编：

生产地址：　　　　　　　　　　　　　邮编：

通讯地址：　　　　　　　　　　　　　邮编：

登记负责人：　　　　　　　　　　　　职位：

联系人：　　　　　　　　　　　　　　职位：

电话：　　　　　　　　　　　　　　　传真：

电子信箱：　　　　　　　　　　　　　手机：

药品生产许可证编号：

是否具有相应GMP证书：○是　　　　编号：

○否　　　原因：

法定代表人（签名）：　　　　　　（加盖公章处）　年　月　日

12.委托研究机构

| 序号 | 研究项目 | 研究机构名称 | 研究负责人 | 联系电话 |
|------|----------|--------------|------------|----------|
|      |          |              |            |          |

申请人及委托研究机构（进口药用辅料）：

11.境外制药厂商：

中文名称：

英文名称：

法定代表人：　　　　　　　　　　　　职位：

注册地址：

国家或地区：

登记负责人：　　　　　　　　　　　　职位：

电话：　　　　　　　　　　　　　　　传真：

电子信箱：

法定代表人（签名）：　　　　　　（加盖公章处）　年　月　日

12.进口药用辅料生产厂

中文名称：

英文名称：

法定代表人：　　　　　　　　　　　　职位：

生产地址：

国家或地区：

登记负责人：　　　　　　　　　职位：

电话：　　　　　　　　　　　　传真：

电子信箱：

法定代表人（签名）：　　　　　（加盖公章处）　年　月　日

13.进口药用辅料国外包装厂

中文名称：

英文名称：

法定代表人：　　　　　　　　　职位：

生产地址：

国家或地区：

登记负责人：　　　　　　　　　职位：

电话：　　　　　　　　　　　　传真：

电子信箱：

法定代表人（签名）：　　　　　（加盖公章处）　年　月　日

14.进口药用辅料注册代理机构

中文名称：

英文名称：

社会信用代码/组织机构代码：

法定代表人：　　　　　　　　　职位：

注册地址：　　　　　　　　　　邮编：

生产地址：　　　　　　　　　　邮编：

通讯地址：　　　　　　　　　　邮编：

登记负责人：　　　　　　　　　职位：

联系人：　　　　　　　　　　　职位：

电话：　　　　　　　　　　　　传真：

电子信箱：　　　　　　　　　　手机：

法定代表人（签名）：

（加盖公章处）　年　月　日

15.委托研究机构

| 序号 | 研究项目 | 研究机构名称 | 研究负责人 | 联系电话 |
|------|----------|--------------|------------|----------|
|      |          |              |            |          |

附：药用辅料登记表填表说明

申请人保证：本项内容是各登记机构对于本项登记符合法律、法规和规章的郑重保证，各登记机构应当一致同意。

其他特别申明事项：需要另行申明的事项。

登记号：需填写由"原辅包登记平台"生成的登记号。

**1.本登记属于**　系指如果属于申报国产药用辅料填写"国产药用辅料申报"，如果属于申报进口药用辅料填写"进口药用辅料申报"，如果属于申报港澳台药用辅料填写"港澳台药用辅料申报"。本项为必填写项目。

**2.应用情况**　根据《关于药包材药用辅料与药品关联审评审批有关事项的公告》

（原国家食品药品监督管理总局公告2016年第134号）的附件1《实行关联审评审批的药包材和药用辅料范围（试行）》第二部分药用辅料，填写本项内容。

需选择是否为高风险药用辅料选项，如果是高风险药用辅料请选择"高风险药用辅料"，不是请选择"低风险药用辅料"，此项为必选。

**3.来源** 根据《关于发布药包材药用辅料申报资料要求（试行）的通告》（原国家食品药品监督管理总局通告2016年第155号），选择药用辅料来源。此项为必选。

**4.拟用制剂给药途径** 根据《关于发布药包材药用辅料申报资料要求（试行）的通告》（原国家食品药品监督管理总局通告2016年第155号），选择拟用制剂给药途径。此项为必选。

**5.品种通用名称** 应当使用正式颁布的国家药品标准或者国家药典委员会《中国药品通用名称》或其增补本收载的药品通用名称。本项为必填项目。

**6.英文名称** 英文名填写INN英文名。本项为必填项目。

**7.规格** 应使用药典规定的单位符号。例如"克"应写为"g"。每一规格填写一份登记表，多个规格应分别填写登记表。

**8.包装** 系指直接接触药用辅料的包装材料或容器，如有多个包装材质要分别填写，中间用句号分开，例如"玻璃瓶。塑料瓶"。包装规格是指基本包装单元的规格，药用辅料的基本包装单元，是药用辅料生产企业生产供上市的药用辅料最小包装，如：每瓶×毫升，对于按含量或浓度标示其规格的液体、半固体或颗粒，其装量按包装规格填写。配用注射器、输液器或者专用溶媒的，也应在此处填写。每一份登记表可填写多个包装规格，不同包装规格中间用句号分开，书写方式为"药品规格：包装材质：包装规格"，例如："0.25g：玻璃瓶：每瓶30片"，多个规格的按上述顺序依次填写。本项为必填项目。

**9.质量标准** 指本项药用辅料登记所提交质量标准的来源或执行依据。来源于中华人民共和国药典的，需写明药典版次；属局颁或部颁标准的，需写明何种及第几册，散页标准应写明质量标准编号；来源于进口药品注册标准的，写明该进口注册标准的编号或注册证号；来源于国外药典的，需注明药典名称及版次；其他是指非以上来源的，应该写明具体来源，如自行研究，国产药品注册标准等情况。本项为必填项目。

**10.专利情况** 所登记药用辅料的专利情况应当经过检索后确定，发现本品已在中国获得保护的有关专利或国外专利信息均应填写。本项登记实施了其他专利权人专利的，应当注明是否得到其实施许可。已知有中国专利的，填写其属于化合物专利、工艺专利、处方专利等情况。如需填写多项专利，可以附件形式提交。

**11.申请人及委托研究机构** 国内药用辅料生产企业是指具备本品生产条件，登记生产本品的药用辅料生产企业，或为接受药品上市许可持有人/申请人委托的受托生产企业。对于登记生产本药用辅料的国内药用辅料生产企业，应当对其持有《药品生产质量管理规范》认证证书情况做出填写。本项为必填项目。

对于进口药用辅料登记，应当填写境外制药厂商（持证公司）的名称。如有国外包装厂，则填写在进口药用辅料国外包装厂位置。

各登记机构栏内："名称"，应当填写其经过法定登记机关注册登记的名称。"所在省份"是指申请人、受托生产企业等所在的省份。"社会信用代码/组织机构代码"，是指境内组织机构代码管理机构发给的机构代码或社会信用代码，境外登记机构免填。"登记负责人"，是指本项药用辅料登记的项目负责人。电话、手机、传真和电子信箱，是与该登记负责人的联系方式，其中电话应当提供多个有效号码，确保能及时取得联系。填写时须包含区号（境外的应包含国家或者地区号），经总机接转的须提供分机号码。"联系人"，应当填写具体办理登记事务的工作人员姓名，以便联系。

各登记机构名称、公章、法定代表人签名、签名日期：已经填入的申请人各机构均应当由其法定代表人在此签名、加盖机构公章。日期的填写格式为××××年××月××日。本项内容为手工填写。

药用辅料注册代理机构名称、公章、法定代表人签名、签名日期：药品注册代理机构在此由法定代表人签名、加盖机构公章。

**12.委托研究机构** 系指药用辅料登记资料中凡属于非登记机构自行研究取得而是通过委托其他研究机构所取得的试验资料或数据（包括药学、药理毒理等）的研究机构。

**13.填表要求** 填表应当使用中文简体字，必要的英文除外。文字陈述应简明、准确。选择性项目中，"○"为单选择框，只能选择一项或者全部不选择；"□"为复选择框，可以选择多项或者全部不选择。需签名处须亲笔签名。

**14.注意事项** 本登记表必须使用国家药品监督管理局制发的药用辅料登记表（Word版本）填写、修改和打印，登记时应当将打印表格连同电子表格一并提交，并且具有同样的效力，登记人应当确保两种表格的数据一致。未提交电子表格，或者电子表格与打印表格、"原辅包登记平台"填写内容不一致、或者本登记表除应当亲笔填写项目外的其他项目使用非国家药品监督管理局制发的登记表填写或者修改者，其登记不予接受。

15.本登记表打印表格各页边缘应当骑缝加盖负责办理登记事宜机构或者药品注册代理机构的公章，以保证本登记表系完全按照规定，使用国家药品监督管理局制发的登记表填写或者修改。

（三）药包材登记表

| 声明 |
| --- |
| 申请人保证：①本登记表内容及所提交资料均真实、来源合法，未侵犯他人权益，其中试验研究的方法和数据均为本产品所采用的方法和由本产品得到的试验数据。<br>②一并提交的电子文件与打印文件内容完全一致。如查有不实之处，我们承担由此导致的一切法律后果。<br>其他特别申明事项： |
| 登记号： |

| 登记事项 |
| --- |
| 1.本登记属于： |
| 2.拟用制剂给药途径：□吸入　□注射　□眼用　□透皮　□口服　□外用　□其他 |
| 新颖性：□新材料　□新结构　□新用途　□其他 |
| 登记的药包材类型：□包装系统　□包装组件　□其他 |
| ○高风险药包材　　　　　○低风险药包材 |

| 登记品种情况 |
| --- |
| 3.产品名称： |
| 4.英文名称： |
| 5.规格： |
| 6.包装组件名称： |
| 7.配方： |
| 8.本品用于包装的剂型： |
| 9.本品为 |
| □包装系统： |
| □包装组件： |
| ○其他： |

| 10.质量标准 |
| --- |
| 产品质量标准：○国家标准： |
| ○企业标准： |
| ○国外药典或标准及版次： |
| 配件质量标准：○国家标准： |
| ○企业标准： |
| ○国外药典或标准及版次： |

| 申请人（国产药包材） |
| --- |
| 11.生产企业名称： |
| 注册地址： |
| 生产地址： |
| 通讯地址：　　　　　　　　　邮政编码： |
| 法定代表人：　　　　　　　　职位： |
| 登记负责人：　　　　　　　　职位： |
| 电话：（可填写多个，包含区号与分机号）：　　　手机： |
| 电子信箱：传真： |
| 法定代表人（签名）：　　　（加盖公章处）　年　月　日 |

| 申请人（进口药包材） |
| --- |
| 11.公司名称 |
| 中文名称： |
| 英文名称： |
| 注册地址：　　　　　　　　国家或地区： |
| 法定代表人：　　　　　　　职位： |
| 登记负责人：　　　　　　　职位： |

| | | |
|---|---|---|
| 电话:（可填写多个，包含区号与分机号）： | | 手机： |
| 电子信箱： | 传真： | |
| 法定代表人（签名）： | （加盖公章处） | 年 月 日 |
| 12.生产厂名称 | | |
| 中文名称： | | |
| 英文名称： | | |
| 生产地址：国家或地区： | | |
| 法定代表人： | 职位： | |
| 登记负责人： | 职位： | |
| 电话:（可填写多个，包含区号与分机号）： | | 手机： |
| 电子信箱： | 传真： | |
| 法定代表人（签名）： | （加盖公章处） | 年 月 日 |
| 13.进口药包材注册代理机构名称： | | |
| 注册地址： | | |
| 通讯地址： | 邮政编码： | |
| 法定代表人： | 职位： | |
| 登记负责人： | 职位： | |
| 电话:（可填写多个，包含区号与分机号）： | | 手机： |
| 电子信箱： | 传真： | |
| 法定代表人（签名）： | （加盖公章处） | 年 月 日 |

附：药包材登记表填表说明

申请人保证：本项内容是各登记机构对于本项登记符合法律、法规和规章的郑重保证，各登记机构应当一致同意。

其他特别申明事项：需要另行申明的事项。

登记号：需填写由"原辅包登记平台"生成的登记号。

**1.本登记属于** 系指如果属于登记国产药包材填写"国产药包材登记"，如果属于登记进口药包材填写"进口药包材登记"，如果属于登记港澳台药包材填写"港澳台药包材登记"。本项为必填写项目。

**2.拟用制剂给药途径** 包括：经口鼻吸入制剂、注射制剂、眼用制剂、透皮制剂、口服制剂、外用制剂、药用干燥剂、其他，此项为必选。

新颖性：包括新材料、新结构、新用途及其他，此项为必选。

登记的药包材类型：包装系统、包装组件及其他，此项为必选。

需选择是否为高风险药包材选项，如果是高风险药包材请选择"高风险药包材"，不是请选择"低风险药包材"，此项为必选。

**3.产品名称** 填写药包材的中文通用名称、化学名称，对于尚无法确定通用名称的，需提供拟定名称。药包材名称应与品种质量标准中的名称一致，也可参考主管部门制定的命名原则进行命名。应当参照已批准的药包材名称或国家标准命名原则对产品进行命名。本项为必填项目。

**4.英文名称** 填写药包材的英文通用名称、化学名称。本项为必填项目。

**5. 规格**　应使用药典规定的单位符号。例如"克"应写为"g"。每一规格填写一份登记表，多个规格应分别填写登记表。本项为必填项目。

**6. 包装组件名称**　填写药包材的每一个单独配件的的产品名称，请按照《关于药包材药用辅料与药品关联审评审批有关事项的公告》（原国家食品药品监督管理总局公告2016年第134号）的附件1《实行关联审评审批的药包材和药用辅料范围（试行）》，第一部分药包材，填写包装系统各包装配件的名称。如：经口鼻吸入制剂应填写容器（如罐、筒）、阀门等配件。

对于某些制剂，如需在直接接触药品的药包材外增加功能性次级包装材料，如高阻隔性外袋，或者需包装初级以及次级包装材料后进行灭菌处理的制剂，需将初级以及次级包装材料作为包装系统，一并进行填写，如某些采用初级及次级塑料包装材料的注射制剂，对于所用的干燥剂，也应填写，如影响药品质量的，需订入包材的质量标准中。制剂生产过程中不参与灭菌处理，仅为防尘用的外袋，可不作为功能性次级包装材料。

**7. 配方**　应分别填写药包材中各个组件的配方信息，应覆盖药包材组件所涉及的所有组成部分，分别列出以下内容：名称、来源、标准、用量、用途、生产商。

如在不同组件组装过程使用润滑剂等添加剂，需提供添加剂的详细配方资料。

**8. 本品用于包装的剂型**　细化分类可参照《关于药包材药用辅料与药品关联审评审批有关事项的公告》（原国家食品药品监督管理总局公告2016年第134号）的附件1《实行关联审评审批的药包材和药用辅料范围（试行）》第一部分药包材，并根据需要进行填报。

**9. 本品为"包装系统""包装组件"**　细化分类可参照《关于药包材药用辅料与药品关联审评审批有关事项的公告》（原国家食品药品监督管理总局公告2016年第134号）的附件1《实行关联审评审批的药包材和药用辅料范围（试行）》第一部分药包材，并根据需要进行填报。包装组件可填写多项。

**10. 质量标准**　提供药包材的标准，包括产品质量标准和配件质量标准，仅可在国家标准、企业标准、国家药典或标准及版次等选项中选择一项，并填写具体内容。

**11. 申请人**　生产企业是指具备本品生产条件，登记生产本品的药包材生产企业，或为接受药品上市许可持有人/申请人委托的受托生产企业。本项为必填项目。

对于进口药包材登记，应当填写公司名称。

各登记机构栏内："名称"，应当填写其经过法定登记机关注册登记的名称。"所在省份"是指申请人、受托生产企业等所在的省份。"社会信用代码/组织机构代码"，是指境内组织机构代码管理机构发给的机构代码或社会信用代码，境外登记机构免填。"登记负责人"，是指本项药用辅料登记的项目负责人。电话、手机、传真和电子信箱，是与该登记负责人的联系方式，其中电话应当提供多个有效号码，确保能及时取得联系。填写时须包含区号（境外的应包含国家或者地区号），经总机接转的须提供分机号码。"联系人"，应当填写具体办理登记事务的工作人员姓名，以便联系。

各登记机构名称、公章、法定代表人签名、签名日期：已经填入的申请人各机构均应当由其法定代表人在此签名、加盖机构公章。日期的填写格式为×××年××月××日。本项内容为手工填写。

药包材注册代理机构名称、公章、法定代表人签名、签名日期：药品注册代理机构在此由法定代表人签名、加盖机构公章。

**12.填表要求** 填表应当使用中文简体字，必要的英文除外。文字陈述应简明、准确。选择性项目中，"○"为单选择框，只能选择一项或者全部不选择；"□"为复选择框，可以选择多项或者全部不选择。需签名处须亲笔签名。

**13.注意事项** 本登记表必须使用国家药品监督管理局制发的药包材登记表（Word版本）填写、修改和打印，登记时应当将打印表格连同电子表格一并提交，并且具有同样的效力，登记人应当确保两种表格的数据一致。未提交电子表格，或者电子表格与打印表格、"原辅包登记平台"填写内容不一致、或者本登记表除应当亲笔填写项目外的其他项目使用非国家药品监督管理局制发的登记表填写或者修改者，其登记不予接受。

本登记表打印表格各页边缘应当骑缝加盖负责办理登记事宜机构或者药品注册代理机构的公章，以保证本登记表系完全按照规定，使用国家药品监督管理局制发的登记表填写或者修改。

## 七、原料药、药用辅料和药包材企业授权使用书样式

国家药品监督管理局药品审评中心：

本原料药、药用辅料和药包材企业（或被授权人）_____，同意提供产品给药品上市许可持有人（申请人）_____用于_____制剂的研究、开发以及上市生产。

该产品登记名称为_____，给药途径为_____，产品登记号为_____。

原料药、药用辅料和药包材企业（或被授权人）

签字盖章_____日期：

注：1.本样稿仅供参考，如产品较多，可以采用列表的方式提供。

2.如为供应商需有原料药、药用辅料和药包材企业授权，并附授权信。

## 练习题

### 一、单项选择题

1.关于仿制药一致性评价的措施，以下描述正确的是（　　）

A.参比制剂只能选择国际公认的同种药品

B.参比制剂不能选择原研药品

C.对改革前受理的药品注册申请，继续按照原规定进行审评审批

D.中药注射剂安全性再评价工作可申请绿色通道加快审评审批

2.在MAH制度试点省（市），不可以申请成为药品上市许可持有人的是（　　）

A.药品生产企业　　　　　　　　B.药品经营企业

C.药物研发机构　　　　　　　　D.科研人员

3.以下关于"药品上市许可持有人制度"描述正确的是（　　）

A.药品上市的所有权与生产权可以分离

B.开展药品上市许可持有人制度试点期限是5年

C.药品上市许可持有人和生产许可持有人必须是是同一主体

D.药品研发机构和科研人员不能申请注册新药

4.药品上市许可持有人制度申报资料不包括（　　）

A.药品上市许可书

B.研发机构合法登记证明文件

C.科研人员居民身份证复印件

D.药物临床试验风险责任承诺书

5.药品上市许可持有人制度试点（　　）年，现延长（　　）年

A.1，3　　　　　　B.3，1　　　　　　C.5，1　　　　　　D.3，2

6.《国务院关于改革药品医疗器械审评审批制度的意见》发布的时间是

A.2015年8月　　　　　　　　B.2016年8月

C.2013年8月　　　　　　　　D.2017年8月

7.药品上市许可持有人制度的作用不包括（　　）

A.责任主体更加明确　　　　　　B.操作执行灵活化

C.药品资源配置最大化　　　　　D.扩展经营规模

## 二、多项选择题

8.药品审评审批制度改革的主要目的包括（　　）

A.提高药品经济性　　　　　　　B.简化审批流程

C.提高审评审批质量　　　　　　D.提高仿制药质量

E.提高审评审批透明度

9.药品审评审批制度改革为了提高审评审批质量，建立更加科学、高效的药品审评审批体系，使批准上市药品的（　　）达到或接近国际先进水平

A.有效性　　　　　　　B.质量可控性　　　　　C.经济性

D.安全性　　　　　　　E.时效性

10.可以和审批药品制剂注册申请时一并审评审批的是（　　）

    A.药包材           B.原料药           C.药用辅料

    D.注册商标         E.药品专科

## 三、问答题

11.药品审评审批制度改革的主要目标是什么？

12.何谓仿制药？开展仿制药一致性评价的目的是什么？

# 参考文献

［1］国务院.国务院关于改革药品医疗器械审评审批制度的意见.［EB/OL］.（2015-08-18）.http://www.gov.cn/zhengce/content/2015-08/18/content_10101.htm.

［2］国务院.国务院办公厅关于印发药品上市许可持有人制度试点方案的通知.［EB/OL］.（2016-06-06）.http://www.gov.cn/zhengce/content/2016-06/06/content_5079954.htm.

［3］国务院.国务院办公厅关于开展仿制药质量和疗效一致性评价的意见.［EB/OL］.（2016-03-05）.http://www.gov.cn/zhengce/content/2016-03/05/content_5049364.htm.

［4］国家食品药品监督管理局.［EB/OL］.（2007-07-10）.药品注册管理办法.http://www.nmpa.gov.cn/WS04/CL2077/300629.html.

［5］国家食品药品监督管理局.《医疗机构制剂注册管理办法》（试行）.［EB/OL］.（2005-06-22）.http://www.nmpa.gov.cn/WS04/CL2077/300619.html.

［6］国家食品药品监督管理总局.药品注册管理办法（修订稿）［EB/OL］.（2017-10-23）［2018-07-01］.http://www.sda.gov.cn/WS01/CL0050/178900.html.

［7］宋华琳.中国药品审评法律制度的行政法改革［J］.行政法学研究，2014（03）:3-12.

［8］国家食品药品监督管理局.［EB/OL］.（2010-09-25）.《关于按CTD格式撰写化学药品注册申报资料有关事项的通知》.http://www.cfda.gov.cn/WS01/CL0844/54391.html.

［9］韩培.中国新药注册与审评技术双年鉴2016-2017.北京：中国医药科技出版社，2018.5.

［10］杨世民.药事管理学［M］6版.北京：人民卫生出版社，2016.3.

［11］陈永法.药品注册指导原则［M］.北京：中国医药科技出版社，2011.9.

［12］李洪奇.药品技术转让应注意的几个法律问题.［EB/OL］.http://www.360doc.com/content/16/0311/07/27632892_541214745.shtml.

［13］李慧，孔玫，吕勇均.从药品注册专员的角度看药品审评中心的改革与发展［J］.中国药房，2013，24（45）:4231-4234.

［14］国家药品审评中心.药品审评中心公布《药品技术审评原则和程序》［EB/OL］（2011-03-23）［2013-01-12］.http://www.cde.org.cn/news.do?method=largeInfo&id=312103.